팬데믹 시대의
평생
건강법

'치유의 자아'를 깨우는 7일 프로젝트

팬데믹 시대의 평생 건강법

THE HEALING SELF

디팩 초프라·루돌프 탄지 지음 ——— 이원기·정경희 옮김

에디터
editor

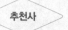

'치유의 자아'가 가져다줄 건강과 행복

– 전홍준(하나통합의원 원장, 의학 박사, 외과 전문의)

우리 모두 잘 알다시피 현재 전 세계인이 코로나19 감염에 대한 염려와 두려움에 사로잡혀 있다. 전 지구적 재앙 속에서 너나없이 불안에 떨며 어찌할 도리 없이 이 시기를 그저 견디는 중이다.

그뿐인가. 현대인의 3대 사망 원인인 암, 심장병, 뇌혈관 질환 등에서 벗어나지 못해 수많은 사람이 고통 속에서 하루하루를 보내고 있다. 또한 고혈압, 당뇨, 고지질 혈증, 비만 등의 대사 장애와 만성 염증 질환, 통증, 자가 면역 질환, 알츠하이머병, 파킨슨병, 우울증, 불면증, 공황 장애 등의 난치병으로 병원 치료는 받고 있지만 완치를 꿈꾸기 힘든 사람도 헤아리기 어려울 만큼 많다.

이 책의 〈들어가는 말〉에서 저자들이 진단하듯이 오늘날 현대인들의 건강과 웰니스(신체와 정신은 물론 사회적으로 건강한 상태를 의미한다)는 이처럼 사면초가의 위험에 처해 있는 것이 사실이다.

왜 이렇게 되었을까? 여러 가지 답을 찾을 수 있겠지만, 가장 근본적인 이유는 한마디로 '힐링의 비밀'을 알지 못해 잠들어 있는 '치유의 자아'를 일깨우지 않기 때문이다.

"우리는 내면의 의사를 돕고 격려할 뿐"

독일의 철학자이자 의사인 알베르트 슈바이처 박사는 이렇게 고백한 바 있다.

"의사로서 직업적인 비밀이지만, 어쨌든 말하겠다. 사실 의사들이 하는 일은 아무것도 없다. 우리는 그저 환자들 내면의 의사를 돕고 격려할 뿐이다."

슈바이처가 말하는 '내면의 의사'는 곧 이 책 저자들이 말하는 '치유의 자아'를 뜻한다.

파라셀수스는 2500여 년 서양 의학의 역사에서 '의학의 황제' 또는 '제2의 히포크라테스'로 불리며 많은 사람에게 존중받는 위대한 의사이자 의학 사상가이다.

그는 바젤 대학 교수로 부임하던 날, 학생들 앞에서 정통 의학 교과서를 불태우며 다음과 같이 외쳤다.

"정통 의학이야말로 의학 발전을 가로막는 가장 큰 장애다. 오직 환자와 네이처를 관찰하며 진실만을 추구하라. 치유의 힘은 의사(의술)에게서 나오는 것이 아니라 네이처에서 나온다. 그러므로 의사들은 열린 마음으로 네이처에서 출발해야 한다."

네이처(nature)는 '자연' 혹은 '본성'이라는 사전적 의미를 지닌 단어로, 물리적 자연(몸)과 생명의 본성(마음)을 함축하고 있다. 이 책의 보디마인드(bodymind)와 같은 뜻이라고 생각하면 된다.

오래된 병에서 회복되기를 염원하는 사람, 갖가지 질병에 대한 두려움에서 벗어나고 싶은 사람, 심신의 건강은 물론 사회적 건강까지 꾀하고 싶은 사람이라면 이 책을 깊이 탐독하기를 권한다. 그래서 이 책의 훌륭한 두 저자, 디팩 초프라와 루돌프 탄지의 조언과 가르침을 따라 힐링의 비밀을 배우고 잠든 치유의 자아를 일깨워 건강과 웰니스라는 행운을 얻기를 바란다.

우리 몸에 존재하는 만능 치유 시스템

나는 1992년 이 책의 저자인 디팩 초프라에게서 인도 전통 의학 아유르베다를 배운 적이 있다. 생명을 뜻하는 '아유르(ayur)'와 지식을 뜻하는 '베다(veda)'의 합성어인 아유르베다는 의학 역사상 최초로 체계화된 의학으로 알려져 있다. 아유르베다를 간단히 정의하기는 어렵지만, 쉽게 말해 우리 몸의 균형을 맞추어 질병에 대한 자연 치유력을 키우는 것이라고 할 수 있다.

아유르베다 교육의 초급과 중급 과정은 미국 아이오와주 페어필드의 아유르베다 메디컬 센터에서, 고급 과정은 보스턴의 하버드스퀘어 찰스 컨벤션 센터에서 진행되었다.

이 교육 과정을 마친 뒤 나는 전혀 새로운 의학의 세계를 만나게 되었다. 그 전까지는 수술을 하고 약을 쓰는 의술만 알고 있었는데, 마치 강물이 흘러가 바다를 만나는 것처럼 무한한 생명의 세계를 만난 느낌이었다. 이때부터 나는 병증 하나하나를 일일이 고치는 치료보다는 환자의 보디마인드를 바꾸어 인간 전체를 치유하는 의사로 탈바꿈했다.

오염되고 부패한 웅덩이에 파리나 모기 등 벌레가 생길 때 파리약이나 모기약을 뿌리는 대신 웅덩이를 깨끗하게 정화하면 모든 벌레가 사라지게 된다. 마찬가지로 오염되고 부패한 보디마인드에 고혈압, 당뇨, 암, 심장병이 생길 때 혈압약, 당뇨약, 항암제, 심장약을 쓰는 대신 보디마인드 전체를 깨끗하게 정화하면 모든 병증이 사라지고 건강과 웰니스가 드러나게 된다. 보디마인드의 전체론적 통합 치유를 통해 치유 혁명, 의학 혁명의 희망을 이룰 수 있다고 이 책이 말하는 이유가 여기에 있다.

의학 개혁, 의학 혁명을 말할 때 흔히 종교 개혁의 지도자 마르틴 루터의 사상이 거론되기도 한다. 마르틴 루터의 종교 개혁이 르네상스, 프랑스 혁명, 산업 혁명, 20세기 인권 혁명에 이르기까지 엄청난 영향을 미쳐 왔기 때문이다.

마르틴 루터는 수도원에서 자신의 모든 죄를 씻고 영적인 구원을 얻기 위해 매일같이 4~6시간씩 죄를 고백하면서 필사적으로 난행과 고행을 거듭했다. 그러나 날이 갈수록 죄가 가벼워지는 것이 아니라 점점 더 무거워지는 고통을 경험하게 되었다.

병을 낫기 위해 고혈압에는 혈압약, 당뇨에는 당뇨약 등으로 매일같이 치료하면 병이 가벼워지는 것이 아니라 오히려 점점 더 무거워지면서 전립선약, 갑상선약, 통증약, 불면증약이 추가되고, 그러다 나중에는 뇌경색, 협심증, 암, 신부전 등으로 병이 발전하는 경향을 보이는 것과 같은 이치라고 할 수 있다.

어느 날 마르틴 루터는 《성경》의 〈로마서〉를 보다가 깜짝 놀랐다. "모든 사람이 죄를 범하였으매 하나님의 영광에 이르지 못하더니 …… 그리스도 예수 안에 있는 구속으로 말미암아 하나님의 은혜로 값없이 의롭다 하심을 얻은 자 되었느니라"라는 내용 때문이었다. 그는 이 구절을 읽고 '아, 내 죄가 깨끗하게 씻어져 의롭게 되었구나'라는 깨달음을 얻었다고 한다. 그는 그 즉시 죄로부터 자유를 얻게 되었다.

죄를 일일이 고백하고 하나하나의 죄를 씻어야만 하는 게 아니라, 이미 깨끗하고 완전하게 되어 있는 자신을 발견하고 믿을 때 모든 죄로부터 해방될 수 있다는 의미다.

마찬가지로 이 책의 공동 저자 루돌프 탄지가 말하는 것처럼 '슈퍼 유전자'라는 만능의 치유 시스템이 모든 사람에게 완벽하게 존재하고 있다는 사실을 깨닫고 이 시스템을 원만하게 가동하면, 모든 병증이 사라지고 건강과 웰니스가 드러나게 된다.

병을 부르는 것도 내보내는 것도 내 선택

미국의 시사 주간지 《타임》의 2010년 1월 18일자 표지에 "당신의 유전자는 왜 당신의 운명이 아닌가? 후성 유전학이라는 새로운 과학은 당신의 선택이 당신 자신의 유전자와 후손의 유전자를 변화시킬 수 있음을 보여 준다"라는 혁명적인 메시지가 실렸다. 부모로부터 타고난 유전자는 이제 더는 고정불변의 운명이나 팔자가 아니고, 나의 선택에 따라 얼마든지 변화시킬 수 있는 것임을 확인한 것이다.

이 뉴스는 경천동지할 만한 희망의 메시지가 되었다. 지난 10년 동안 후성 유전학에 대한 엄청난 연구 성과가 나왔는데, 이 책도 그중 하나라고 할 수 있다.

후성 유전학이란 DNA 서열의 변화 없이도 유전자 발현의 패턴이나 활성이 변화하고, 이것이 다음 세대로 유전되는 현상을 연구하는 학문이다. 후성 유전학에 의하면, 모든 사람에게는 완전한 생명 설계도(유전자)와 생명 작동 시스템(호메오스타시스와 면역 능력)이 갖추어져 있는데, 각자가 식생활과 운동 등 '몸의 선택'을 어떻게 하느냐에 따라서, 그리고 생각과 신념 등 '마음의 선택'을 어떻게 하느냐에 따라서 타고난 유전자를 '슈퍼유전자'로 작동시킬 수도 있고, 반대로 '슈퍼유전자'의 스위치를 꺼서 잠들게 할 수도 있다. 후성 유전학에 나오는 유명한 집돼지와 산돼지 이야기, 상아가 없는 코끼리 이야기가 곧 몸의 선택과 마음의 선택에 대한 예이다.

집돼지와 산돼지는 본래 유전자가 같기 때문에 집돼지를 산에 풀어주면(자연의 질서에 따르는 몸의 선택) 슈퍼유전자의 스위치가 켜져서 금방 산돼지로 변하게 된다. 즉 다리가 길어지고 뚱뚱한 배가 홀쭉해져 잘 달리게 되고, 입이 길어지고 송곳니가 나와 나무뿌리를 잘 자르게 되며, 털이 무성하게 자라나는 등 병에 걸리지 않는 강인한 체형으로 바뀌는 것이다.

한편, 밀렵꾼들이 코끼리를 사냥해 상아를 채취해 가는 것을 보면서 코끼리 마음에 '상아가 없어야 죽지 않겠구나'라는 신념이 생겨(마음의 선택) 상아 재생 유전자의 스위치가 꺼지게 되면, 상아가 생기지 않는다고 한다. 지금 아프리카에서 상아 없는 코끼리가 흔히 발견되는 이유는 바로 이런 '슬픈 유전자' 때문이다.

이와 같이 사람들 마음을 두려움, 분노, 갈등, 절망 등 부정적인 생각과 신념이 지배하면 슈퍼유전자의 작동 스위치가 꺼져 병을 불러오게 되고, 반대로 마음 가운데에 평화, 사랑, 조화, 희망의 생각과 신념을 담아 놓으면 치유의 자아, 곧 슈퍼유전자가 깨어나 병을 사라지게 하고 건강과 웰니스가 드러나게 된다. 이것이 바로 후성 유전학이 발견한 과학적 사실이다.

치유의 자아가 가져다줄 건강과 행복

1992년 5월, 보스턴에서 디팩 초프라로부터 마음 챙김 명상을 배운 뒤 내가 살고 있던 위스콘신주 매디슨으로 돌아가는 비행기 안이었다. 어느 순간, 비행기가 돌풍을 만나 심하게 흔들렸다. 탑승객들이 소리를 지르며 두려움에 떨자, 승무원들이 그들을 진정시키려고 부산하게 움직였다. 나는 곧바로 초프라에게서 배운 마음 챙김 명상을 시작했다. 외부 분위기는 매우 소란스러웠지만, 내 마음은 이내 고요해지며 어떤 동요도 일어나지 않았다.

나는 지금도 그때 경험을 뚜렷하게 기억하고 있다. 당시 내 마음속에서는 '설사 이 비행기가 잘못되어 추락하는 일이 벌어지더라도 나는 조금도 손상을 입지 않는다'라는 믿음이 일어났다. 마음 챙김 명상의 놀라운 위력을 실감하는 순간이었다.

나는 올해로 의사가 된 지 43년째다. 우여곡절 많던 지난 삶을 돌이켜 보니 디팩 초프라에게서 배운 새로운 의학이 우리 환자들을 치유하고 나 자신의 심신의 건강을 보살피는 데 큰 도움이 되었다. 그를 만난 것은 내 일생의 큰 행운이었다.

　마르틴 루터가 죄가 씻어져 의롭게 되었다는 신념을 선택했을 때 모든 죄로부터 자유를 얻게 되었듯이, 우리 역시 지금 어떤 건강 상태에 놓여 있든 치유의 자아가 이미 힐링을 이루었다는 신념을 선택하면 병으로부터 자유를 얻고 건강과 웰니스를 누리게 될 줄로 믿는다.

　많은 사람이 이 귀한 책을 통해 힐링의 비밀을 깨닫고 온전하게 이루어져 있는 치유의 자아를 일깨워 최상의 건강과 행복을 누리길 바란다. 나의 동료 의사들도 이 책을 꼭 읽어 보길 권한다. 이 책을 통해 본인과 가족의 건강을 보살피는 것은 물론 환자들을 치료하는 지혜와 의술도 얻게 되리라 믿는다.

차례

추천사 　'치유의 자아'가 가져다줄 건강과 행복　　004

들어가는 말 　사면초가의 현대인 웰니스,

그러나 희망은 있다　　014

제 1 부

치유의 여정

chapter 1 　치유를 향한 첫걸음　　042

chapter 2 　웰니스 성공과 실패의 갈림길　　059

chapter 3 　사랑보다 더 나은 것은 없다　　077

chapter 4 　심장의 생명선　　095

chapter 5 　일상적인 스트레스에서 벗어나라　　117

chapter 6 　몸과 마음 사이의 장벽을 무너뜨려라　　144

chapter 7 　마음 챙김과 마음 방치　　163

chapter 8 　신념의 마력　　191

chapter 9 　지혜로운 치유자, 우리 몸　　214

chapter 10 　고통을 끝내는 길　　237

제 2 부

지금이 바로 치유할 때
: 7일 실행 계획

chapter 1   월요일 : 항염 식이 요법   267

chapter 2   화요일 : 스트레스 줄이기   292

chapter 3   수요일 : 항노화 활동   319

chapter 4   목요일 : 자리에서 일어서기,

            걷기, 휴식, 수면   338

chapter 5   금요일 : 핵심 신념 치유하기   350

chapter 6   토요일 : 투쟁 없는 삶   369

chapter 7   일요일 : 의식의 진화   383

부록 1   알츠하이머병의 오늘과 내일   408

부록 2   암에 관한 몇 가지 낙관적인 생각   422

사면초가의 현대인 웰니스, 그러나 희망은 있다

요즘은 거의 매일 건강 관련 뉴스가 쏟아진다. 주 55시간 이상 일하면 건강에 해로울 수 있다거나 임신부는 일반인보다 요오드 결핍 위험이 더 높다는 등 우리가 어떤 상황에 있든, 또는 무엇을 하든 걱정하지 않을 수 없는 건강상의 위험이 쉴 새 없이 제기된다. 이처럼 단편적인 정보가 넘쳐 나다 보니 사람들은 중요한 내용도 그냥 흘려듣곤 한다.

2017년 7월 말 텔레비전과 인터넷을 통해 흘러나온 한 편의 의학 관련 뉴스도 그런 소식 중 하나로 넘어갈 수 있었다. 그러나 겉으로는 대단하지 않아 보여도 찬찬히 의미를 되새겨 보면 시사하는 바가 아주 큰 뉴스였다. 마치 빙산의 일각처럼 그 아래에는 놀라운 사실이 숨겨져 있었다.

뉴스는 권위 있는 영국 의학 학술지 《랜싯(The Lancet)》에 발표된 고령자 치매 관련 논문을 소개하는 것이었다. 전문가 24명이 알츠하이머병을 포함한 모든 종류의 치매를 예방할 수 있는 전반적인 기회를 평가한 내용이었다. 논문에서 전문가들이 내린 결론은 치매가 세계 최대의 건강 위협으로 꼽히지만, 발병 건수 중 3분의 1은 예방할 수 있다는 것이었다. 어떻게 보면 그럴 수 있다는 생각도 들지만, 치매를 예방하거나 치료할 약이 아직 없다는 엄연한 사실을 고려하면 상당히 놀라운 소식이었다.

하지만 거기에는 그보다 더 의미심장한 내용이 들어 있었다. 전문가들이 제시한 치매 예방의 열쇠는 무엇일까? 그것은 바로 삶의 단계마다 초점을 달리하는 라이프 스타일의 변화였다. 그 전문가들은 치매의 약 35%와 관련된 아홉 가지 특정 요인을 지목하며 이렇게 설명했다.

"결론적으로 충분한 교육을 받고(15세 이상까지 학교에 다니기), 고혈압·비만·당뇨를 관리하며, 중년기의 난청을 예방하고 치료하며, 금연하고, 운동하며, 노년기의 우울증과 사회적 소외감을 줄이면 치매 위험을 낮출 수 있다."

그중 한 가지는 매우 뜻밖이었다. 적어도 15세까지는 학교에 다녀야 한다고? 도대체 그것이 치매와 무슨 상관이 있을까? 노년기에 찾아오는 치매의 위험이 어떻게 10대 시절 학교에 다녔는지 여부에 따라 달라질 수 있다는 말일까? 중년에 찾아오는 난청의 예방과 치료가 치매 위험 감소와 상관있다는 지적도 특이했다. 이 분야에서 지금까지와 다른 무엇인가 새로운 일이 진행되고 있는 게 분명했다. 그런 상관관계가 의학계의 중대한 혁명을 가져올 새로운 추세를 시사하기 때문이었다.

보통 우리는 감기에 걸리면 자신의 증상을 알아차리고 나서야 지난 며칠 사이 감기 바이러스에 노출됐다는 사실을 깨닫는다. 감기 잠복기는 짧고 눈에 보이지 않아 사람들은 증상이 나타나야만 감기에 걸린

줄 안다. 그러나 라이프 스타일과 관련된 질병은 그렇지 않다. 그 질병들의 잠복기 역시 우리 눈에 띄지 않지만, 기간은 수년 또는 수십 년에 이를 정도로 아주 길다. 이 간단한 사실이 의학적 사고에서 갈수록 더 중요해진다. 그 기나긴 기간에 무슨 일이 있었는지가 병에 걸리고 안 걸리고를 결정할 수 있기 때문이다. 따라서 그 요인이 개인의 웰빙에 무엇보다 중요하게 인식되기 시작했다.

지금까지 흔히 의사들은 환자에게 특정 증상이 나타난 뒤 라이프 스타일에 초점을 맞추거나, 아니면 특정 질병에 걸릴 위험이 커진다는 판단이 섰을 때 예방 조치를 처방했다. 그러나 이제는 환자가 정상적이고 건강하게 보이던 20년 또는 30년 전의 라이프 스타일부터 면밀히 조사하기 시작했다. 그에 따라 질병 대응의 새로운 비전이 등장하고 있다. 그 비전은 우리에게 아주 좋은 소식을 전한다. 어린 시절부터 시작해 평생 꾸준히 웰니스를 실천하면 중년기에 들어서면서 우리를 공격하는 수많은 위협을 거뜬히 막아 낼 수 있다는 사실이다. 비결은 위협의 조짐이 조금이라도 보이기 전에 선제적으로 행동하는 것이다.

이를 '점증 의료(incremental medicine)'라고 한다. 서두에서 예로 든 치매에 관한 기사는 점증 의료라는 거대한 빙산에서 수면 위로 보이는 작은 부분이다. 치매와 교육의 상관관계를 예로 들어 보자. 전문가들은 아이들이 15세 이상까지 학교에 다니면 전 세계적으로 치매가 8% 줄어들 수 있다고 추정한다. 다른 요인에 의한 감소보다 그 폭이 크다. 그 이유는 삶의 아주 긴 자취를 따라가야 알 수 있다. 교육을 많이 받을수록 뇌가 정보를 더 많이 저장하고 축적된 정보를 더 잘 활용한다. 어린 시절 시작되는 이런 정보의 축적이 신경 과학자들이 말하는 '인지 비축분'('인지 예비 능력' 또는 '두뇌 보유고'라고도 한다)으로 발전한다. 뇌에서 신경 세포 사이의 연결과 경로 추가를 통한 인지 능력이 증강하는 것이다. 그 결과 알츠하이머병이나 다른 형태의 치매와 관련된 기억력 상실에 효과적으로 대응할 수 있게 된다. 사용하던 신경 경로가 약해지거나 손상됐을 때 그것을 곧바로 대체할 다른 경로가 이미 뇌에 추가로 만들어져 있기 때문이다(이 문제는 부록 1의 〈알츠하이머병의 오늘과 내일〉에서 좀 더 자세히 알아보기로 하자).

삶과 라이프 스타일이 남긴 긴 자취는 의학적 논리에서 우리 모두의 사고를 바꿔 놓는다. 그 같은 긴 자취가 대다수 질병에 영향을 미치기 때문이다. 따라서 모든 사람의 꿈인 평생의 건강을 유지하려면 전체론적인 접근법이 필요하다. 금연, 체중 감량, 운동, 스트레스 완화 등의 요인을 별도로 생각하기보다 매일매일 모든 면에서 지속적으로 자신을 돌보는 치유의 라이프 스타일이 무엇보다 중요하다.

물론 금연과 체중 감량, 운동도 많은 혜택을 가져다준다. 그러나 평생의 웰니스는 어느 한 가지 질병이나 장애 위험을 낮추는 것만으로는 결코 충분하지 않다는 사실을 명심해야 한다. 궁극적으로는 전체론적인 접근법만이 의미가 있다. '나'라는 존재를 분리된 각 부분의 총합 이상으로 인식해야 하며, 건강상의 문제는 특정 증상보다는 전반적인 맥락에서 파악해야 한다.

이제 더는 웰니스가 일반적인 질병 예방의 유효한 대안에 그치지 않는다. 우리의 건강 장수를 보장할 큰 희망은 전체론에 입각한 웰니스에 있다. 대중이 이 사실을 완전히 이해하게 되면 예방도 이전과는 차원이 완전히 달라질 수밖에 없다. 그러나 앞으로 상황이 얼마나 급진적으로 변할지 이해하려면 한 걸음 뒤로 물러서서 갈수록 위협이 희망을 압도해 가는 의료의 현 상황부터 면밀히 살펴봐야 한다.

면역의 위기

현대 의학은 매일같이 수많은 뉴스를 쏟아 낸다. 그 뉴스들이 서로 뒤섞여 모호해지면서 배경 소음이 증폭된다. 그런 상황에서는 지금 이 순간 진짜 중요한 것을 가려내기가 거의 불가능하다. 들려오는 모든 건강 뉴스를 심각하게 받아들이면 살아 있는 것 자체가 건강에 위험한 것처럼 보일 수밖에 없다. 따라서 먼저 배경 소음을 줄이고 혼란스러운 상황을 단순하게 만들 필요가 있다. 결론은 지금 인간의 건강이 맞닥뜨린 가장 긴박한 위기는 우리 대다수가 아주 당연시하는 것에서 비롯된다는 사실이다. 바로 우리의 면역력이다.

면역은 건강과 질병이 충돌하는 중대한 상황을 의미한다. 의학적으로 정의하자면 면역이란 우리 몸에 침입하는 위협적 존재인 병원체(주로 박테리아와 바이러스)를 막아 내기 위한 방어 기제다. 병원체는 오직 한 가지 목적을 위해 존재한다. 오해하지 말기 바란다. 그 목적은 우리를 아프게 하는 것이 아니라 자신들의 DNA를 발전시키고 퍼뜨리는 것이다. 지구는 하나의 생물권으로서 각종 DNA가 자신만의 진화를 위해 서로 경쟁하는 거대한 각축장이다. 우리는 만물의 영장인 인간으로서 특별하고 유일무이하다고 느끼지만, 우리의 DNA는 수백만 가지의 유전자 풀 중 하나일 뿐이다.

면역은 우리가 가진 유전자를 진화시키고 강화함으로써 우리의 생존을 위협하는 병원체를 압도할 수 있게 해 준다. 지금까지 면역은 그런 측면에서 큰 성공을 거두었다. 역사적으로 여러 차례 재앙적인 질병의 확산이 쓰나미처럼 우리 DNA를 덮쳤다. 고대 세계의 천연두, 중세의 흑사병(림프샘 페스트), 현대의 에이즈 등이 대표적이다. 그러나 지금 우리가 당면한 위협의 수준은 그 모든 것을 뛰어넘는다.

지금까지는 천연두나 흑사병, 에이즈만이 아니라 다른 어떤 병원체도 호모 사피엔스로 불리는 현생 인류의 멸종을 가져오지 않았다. 다음 세 가지 요인이 작용한 덕분이었다.

첫째, 그런 질병은 지구상의 모든 인류가 감염될 정도로 전염성이 강하지 않았다. 그 어느 병원체도 야외 환경에서 계속 생존할 수 없었고, 사람들이 서로 멀리 떨어져 살았기 때문에 병원체가 그들 사이를 이동하는 도중 소멸할 수 있었다.

둘째, 우리의 면역 체계는 과돌연변이라는 과정을 통해 아주 신속하게 새로운 유전적 반응을 만들어 낼 수 있다. 알려지지 않은 박테리아나 바이러스가 우리 몸에 들어오는 순간 그 즉시 그들을 제거하기 위한 즉각적인 전술이 펼쳐진다.

셋째, 우리 몸의 면역 체계가 독자적으로 싸울 수 없을 때는 발전한 현대 의학의 의약품과 외과적인 치료로 병원체를 제거할 수 있었다.

이 세 가지 강력한 요인은 우리 건강 유지에 필요한 것이다. 그러나 어쩌면 이제 그 전부가 한계에 도달했는지 모른다. 세계적으로 수만 가지의 DNA가 서로 우위를 점하려고 벌이는 각축전이 전례 없는 수준으로 과열되면서 새로운 현실이 만들어졌다. 이제 우리는 세계 어디에 살든 면역을 당연한 것으로 생각할 수 없는 게 현실이다. 그러면서 과부하가 걸린 우리 몸의 질병 방어 체계가 점차 무너져 내린다. 신종 바이러스 등 각종 병원체에서 비롯되는 새로운 유행병의 잠재력도 무시무시하지만 다른 문제도 많다. 예를 들어 특정 신종 바이러스 창궐은 언론의 머리기사를 장식하지만, 의료 상황 전반이 여러 측면에서 어려움에 부닥쳤다는 사실은 어떤 매체에서도 자세히 언급되지 않는다.

현재 시스템이 한계에 가까워지는 이유

- 교통수단 발달로 사람들 사이의 거리가 크게 줄어들면서 새로운 병원체가 널리 전파되고 새로운 숙주를 찾기가 훨씬 더 쉬워졌을 뿐 아니라 감염 속도도 더 빨라졌다.
- 세계의 인구 증가율이 전례 없이 높아지면서 새로운 인간 숙주가 계속 증가함에 따라 바이러스와 박테리아가 어느 때보다 더 빨리 변이를 일으킨다.
- 신약 개발이 박테리아와 바이러스의 DNA 변이 속도를 따라잡지 못한다.
- 위협은 계속 커지지만, 의료 시스템은 타성과 소득 불균형, 비용 증가, 과학적 복잡성 등으로 과부하가 걸린 상태다.
- 예방 조치는 50년 전부터 꾸준히 이루어졌지만, 고질적인 심장병·고혈압·제2형 당뇨병, 만연한 우울증과 불안증, 그리고 가장 최근의 유행병인 비만을 근절하지 못했다.
- 고령 인구를 향한 암과 치매(주로 알츠하이머병에 의한) 위협이 증가하고 있다.

- 나이 든 사람들의 기대치가 이전보다 훨씬 더 높아졌다. 그들은 65세, 심지어 85세 넘어서도 건강하고 활동적인 상태를 유지하고 싶어 한다.
- 약물에 의존하는 문화가 만연하면서 아편 중독을 비롯한 수많은 문제가 생겨났다. 그런 극단적인 문제를 제외하더라도 평균적으로 볼 때 70세 미국인은 처방 약을 일곱 가지나 먹는 것으로 추정된다.
- 메티실린 내성 황색 포도알균 등 신종 슈퍼버그가 항생제와 항바이러스제에 대한 내성을 강화한다.

이 목록은 너무나 길고 섬뜩하지만 결코 외면할 수 없다. 우리 건강이 모든 요인과 밀접하게 얽혀 있기 때문이다. 특히 세계 전체가 이처럼 시스템의 한계에 이르는 상황에서 무엇보다 시급한 문제는 시스템이 그 한계를 넘어서지 않도록 만전을 기하는 것이다.

비결은 면역의 정의를 확대하고 면역을 강화한다는 한 가지 목표에 초점을 맞추는 것이다. 그 목표를 달성하기 위해 우리가 사용할 수 있는 방법은 다양하다. 먼저 면역의 정의를 확대하는 문제가 시급하다. 흔히 사람들은 겨울철에 유행하는 독감 바이러스에 대한 항체를 갖게 되면 면역이 강화된다고 믿으면서도 항염증 식이 요법으로는 면역을 강화할 수 없다고 생각한다. 그러나 염증은 면역에 매우 중요하다. 일반적으로 감지되는 확실한 증상이 없는 만성 염증이 심장병과 암 등 많은 질병과 연관이 있다는 사실이 최근 밝혀졌다. 따라서 염증과 싸우는 것이 총체적 면역에 절대적으로 중요한 일이다.

총체적 면역과 '치유의 자아'

총체적 면역이란 전체론에 입각한 웰니스의 기반이다. 이 책을 함께 쓴 루돌프 탄지 박사와 나는 이전에 우리가 공동으로 펴낸 책《슈퍼유 전자(Super Genes)》에서 그 중요한 측면을 자세히 다루었다. 특히 그 책 에서 우리는 DNA가 역동적이며 끊임없이 변하고 개인의 평생 경험에 전적으로 반응한다는 개념을 소개했다. 만약 DNA가 완전히 고정돼 있 어 변할 수 없다면 면역 강화는 단순히 희망 사항에 불과할 것이다. 실 제로 DNA 불변설이 과거 수십 년 동안 지배적이었다. 그러다가 유전 자 활동은 거의 전적으로 주변의 영향을 받는다는 것을 보여 주는 모 델이 과학자들에 의해 밝혀졌다. 그에 따라 DNA가 고정된 틀에서 해 방되면서 새로운 시대가 열렸다. 전 세계 DNA 종 사이의 경쟁이 갑자 기 훨씬 더 치열해진 것이다.

우리는 총체적 면역이 몸에 대한 것 그 이상을 요구한다고 판단한다. 마음의 역할이나 마음이 건강에 미치는 영향도 고려해야 하지 않을까? 행동과 습관, 가족의 영향은 어떨까? 질병의 다른 흔한 원인보다 병원 체가 실제로 더 중요할까? 예를 들어 암은 침투하는 미생물과는 거의 상관이 없지 않은가? 그 모든 것을 아우르는 총체적인 면역을 위해서 는 마음과 몸 사이의 경계를 허물고, 몸과 마음이 하나라는 심신 상관 개념을 도입해야 한다. 그에 따라 우리는 여기서 전체성의 진정한 의미 를 충족시키는 '치유의 자아'라는 새로운 용어를 도입하고자 한다.

치유의 자아를 간단히 설명하자면 이렇다. 아픈 사람이 있으면 치유 자가 있어야 한다. 그래야 건강을 지킬 수 있다. 치유자와 환자라는 이 두 가지 역할은 오랫동안 서로 분리돼 있었다. 지금도 이 두 가지 역할은 외부 치유자와 그에게 의존하는 환자가 각각 맡고 있다. 외부 치유자가 반드시 의사일 필요는 없다. 여기서 중요한 단어는 '외부'다. 의료와 돌봄을 다른 사람에게 맡긴다는 뜻이다.

그러나 우리 몸에 관한 한 이런 전통적인 역할 분담이 더는 현실적이지 않다. 면역은 외부 치유자가 아니라 자신을 중심으로 이루어진다. 우리가 아는 의사의 역할은 일상적으로 환자의 면역 반응을 증강하는 것이 아니다. 일반적으로 의료상의 처치는 증상이 나타날 때, 다시 말해 면역 반응이 효과를 발휘하지 못할 때 적극적으로 이루어진다. 더 넓은 의미로 말하자면 면역이 핵심인 전반적인 치유 반응이 먹혀들지 않을 때 의사가 외부 수단을 동원해 개입한다.

그러나 의사가 의학적으로 할 수 있는 것과 우리 몸이 병원체 DNA의 각축전으로부터 자신을 보호하고 싶을 때 필요한 것 사이에는 간극이 크다. 의사-환자의 파트너십은 겉으로 드러난 증상을 완화하거나 제거하기 위한 것이지 DNA의 경쟁에서 이기기 위한 것은 아니다. 그래서 필요한 것이 치유의 자아다. 외부적인 치유자를 동원하는 대신 환자가 내면적으로 치유자와 자신의 역할을 통합함으로써 갈수록 커지는 면역에 대한 위협을 막아 낼 수 있기 때문이다(그렇다고 질병에 걸렸을 때 의사의 치료를 무시하거나 피하라는 뜻은 절대 아니다).

우리가 늘 자신의 면역을 염두에 두고 선제적으로 행동하면 전체적인 웰빙 상황이 우리에게 더 유리하게 전개될 수 있다. 앞에서 제시한 위협의 목록을 고려할 때 치유의 자아를 활용하는 것이 무엇을 의미하는지 정확히 파악한다면 시급히 필요한 상황 개선을 이룰 수 있다.

치유의 자아가 주는 혜택

- 인체에 고통을 주지 않으며 외부적인 치료에 의존하지 않는다.
- 자연적인 균형을 유지하고 바람직한 라이프 스타일을 선택해 면역 체계를 강화한다.
- 바람직한 라이프 스타일을 선택함으로써 많은 종류의 암을 예방할 수 있고, 알츠하이머병을 예방할 가능성도 있으며, 심지어 치매 증상을 역전시킬 수도 있다.
- 결과적으로 '나이 수명'과 더불어 '건강 수명'도 길어진다. 성공적인 노화의 비결이다.
- 치유의 자아를 적극 활용하면 증상이 시작되는 단계 이전부터 치유가 이루어지기 때문에 약물 의존을 막을 수 있다. 대부분의 약은 질병의 진행 과정에서 뒤늦게 처방된다. 하지만 일찍 선제적으로 개입하면 약이 필요한 단계까지 가지 않아도 된다. 심장병과 암은 현재로서는 약물 치료 필요성이 가장 크지만 그런 병을 포함한 거의 모든 라이프 스타일 관련 질병에 선제적인 행동 방식을 적용할 수 있다.

이런 혜택은 자신이 환자인 동시에 치유자를 의미하는 치유의 자아라는 이중 역할을 채택한 실질적인 결과다. 치유의 자아를 활용하려면 의식의 수준을 높여야 한다. 의식하지 못하는, 다시 말해 알아차리지 못하는 것을 바꿀 수는 없기 때문이다. 우리 대다수가 의식하지 못하는 가장 큰 사안은 자가 치유 가능성이다. 이것이 면역에 어떻게 적용되는지 살펴보자.

모든 생물은 자신의 DNA를 외부 위협으로부터 보호해야 한다. 그러기 위해 면역이 필요하다. 현대 의학은 면역을 크게 수동 면역과 능동 면역으로 나눈다. 수동 면역은 용어 자체가 의미하듯이 우리가 제어할 수 없는 면역으로, 유전자를 바탕으로 하는 항체가 그 바탕이다. 우리는 태어나기 전 자궁 속에서 어머니의 항체를 물려받는다. 태어난 뒤에는 어머니의 모유를 통해 다른 항체를 받아들인다(다른 사람의 혈액과 혈장 주입을 통하거나 다른 사람의 T세포를 이식함으로써 항체를 받는 의학적인 방법도 있지만, 이런 방법은 아주 드물게 사용되며 중대한 부작용과 위험이 따를 수 있다).

그와 대조적으로 능동 면역은 최전선에서 병원체와 직접 싸운다. 식물, 균류, 다세포 동물을 포함해 어느 수준 이상의 생물은 전부 타고난 선천적인 면역 체계를 갖추고 있다. 이런 선천적인 면역 체계는 병원체가 숙주에 침투하는 것을 감지하고 그 위협을 제거할 목적으로 화학 물질을 방출하는 것같이 상당히 일반적인 역할을 담당한다. 그러나 인간을 포함한 고등 동물의 능동 면역은 그 단계를 훨씬 넘어서도록 진화했다. 우리는 특정 면역 세포(T세포와 B세포 등)를 갖고 있다. 침입하는 병원체에 맞춰 적절히 대응할 수 있는 거의 기적적인 능력을 발휘하도록 진화한 세포들이다.

우리의 면역 체계는 쉴 새 없이 수천 가지 가능성 중에서 한 종류의 병원체를 확인하고 그 침입자를 화학적으로 제거하기 위해 즉각적인 행동에 돌입한다. 또 특정 백혈구(대식 세포)는 그 전투에서 파괴된 병원체의 잔해를 삼켜 신속히 체외로 내보낸다. 하지만 이런 정밀하면서 연속적인 과정에 오류가 발생할 수 있다. 그때 알레르기가 나타난다. 우리 면역 체계가 꽃가루, 고양이 비듬, 글루텐 같은 무해한 물질을 위협적인 적으로 오인하고 과도한 화학 반응을 일으키는 상태가 알레르기다. 다른 한편으로 우리 몸에 해로울 수 있는 이런 화학 반응은 무해한 물질에 묻어 우리 몸으로 침입하는 박테리아 때문에 생기기도 한다. 예를 들어 꽃가루도 여러 박테리아로 구성된 마이크로바이옴(미생물총)을 갖고 있다. 또 면역 체계가 체내의 특정 단백질을 공격하기 위해 활성화되기도 한다. 그럴 경우 류머티즘성 관절염이나 루푸스(낭창) 같은 자가 면역 질환이 생긴다.

우리가 살아남으려면 그런 오류를 최소화해야 한다. 따라서 우리 조상들이 잘 싸워 이긴 모든 질병은 항체 형태로 우리 몸에 저장돼 다음 번에 그 질병과 만날 때 새로운 질병으로 오인하지 않도록 대물림이 된다. 예를 들어 신종 바이러스 같은 새로운 질병을 한 번 막아 내면 항체가 생겨 면역의 거대한 기억 장치에 새로운 요소로 추가된다. 이런 능동 면역 기능은 1921년 영국 면역학자 알렉산더 글레니가 발견했지만 그 정확한 기제를 이해하기까지는 수십 년이 더 걸렸다. 그 과정은 생물학적으로 믿을 수 없을 정도로 복잡하다. 능동 면역을 강화하는 외부적인 방법 한 가지는 이미 2세기 전에 등장했다. 바로 예방 접종이다.

우리 모두 학교에서 배웠듯이 18세기 말 영국의 시골 의사 에드워드 제너가 백신을 처음 개발했다. 그 공로로 그는 후세에 '면역학의 아버지'로 일컬어졌다. 제너는 우유 짜는 여성들이 천연두에는 걸리지 않지만 그보다 훨씬 가벼운 우두에는 잘 걸린다는 사실에 주목했다. 당시 천연두는 유럽에서 유행병으로 기승을 부렸다. 프랑스의 철학자 볼테르는 인구의 60%가 천연두에 걸리며, 그중 20%가 목숨을 잃는다고 추정했다. 제너는 우두에 걸린 여성의 고름을 채취한 뒤 그 추출물을 천연두 환자에게 주입했다. 우두에 걸렸던 여성이 가진 항체를 천연두 환자에게 전달하기 위해서였다. 그의 실험이 성공하면서 면역의 새로운 시대가 열렸다.

요즘은 일부 부모가 종교적인 이유나 부작용 우려 등 개인적인 선택으로 자녀의 예방 접종을 거부하면서 논란이 일고 있지만, 당시 제너의 시도는 능동 면역을 인위적으로 강화할 수 있다는 증거를 제시했다. 진화에 의해 자연적으로 항체가 생길 때까지 수십만 년 또는 수백만 년을 기다릴 필요가 없다는 뜻이다.

예방 접종과 마찬가지로 섭식과 운동, 수면, 체중 관리에 대한 표준적인 권고 사항도 개인의 면역에 도움을 준다. 하버드 의대의 건강 웹사이트(www.health.harvard.edu)에는 섭식과 운동 등에 더해 감염을 피하기 위해 손을 자주 씻고 육류를 완전히 익혀 먹으라는 권고 사항이 나와 있다. 그러나 하버드 의대의 웹사이트는 백신 외 면역 반응을 인위적으로 강화하는 문제에 대해서는 어느 정도 회의적이다.

"시판되는 많은 제품이 면역을 강화하는 효과가 있거나 면역에 도움을 준다고 주장한다. 그러나 과학적인 측면에서 면역 강화라는 개념은 타당성이 별로 없다. 사실 면역 세포든 아니든 몸 안의 세포 수를 늘리는 것이 반드시 좋은 일은 아니다. 예를 들어 운동선수의 혈액 도핑(지구력 강화를 위해 다른 사람의 피를 수혈하거나 혈액 관련 약물을 투여하는 등 인위적으로 적혈구 수를 증가시키는 행위)은 심장 마비나 뇌졸중을 일으킬 위험이 있다."

그러면서도 그 웹사이트는 이렇게 덧붙였다.

"그렇다고 해서 라이프 스타일이 면역 체계에 미치는 영향이 대수롭지 않다거나 연구할 필요가 없다는 뜻은 아니다. 현재 연구자들은 동물과 사람 둘 다에서 섭식, 운동, 나이, 심리적 스트레스 등의 요인이 면역 체계 반응에 미치는 영향을 탐구하고 있다. 그 결론이 나올 때까지 일반적으로 잘 알려진 건강한 삶을 위한 전략을 채택하는 것이 면역 체계의 개선을 위한 좋은 방법이 될 수 있다."

하버드 대학이 인위적인 면역 강화에 이처럼 회의적인 태도를 보이는 주된 이유는 우리의 면역 체계에 서로 다른 기능을 수행하는 세포가 수없이 많다는 사실에서 찾을 수 있다.

그러나 그 반대되는 측면에서 보면 면역과 관련된 강력한 증거를 마음과 몸의 연결에서 찾을 수 있다. 가족을 잃어서 생기는 비탄과 우울 등의 여러 심리 상태는 면역 기능을 약화해 병에 걸릴 위험을 높인다. 이런 면역 약화를 현미경으로 확인할 수는 없다. 특정 세포에서 물리적인 변화로 나타나지 않기 때문이다. 예를 들어 스트레스를 면역 체계의 물리적인 변화에 직접 연결한 연구 결과는 많지 않다. 그럼에도 높은 수준의 스트레스와 질병 발생의 연관성을 보여 주는 논문은 많다. 우리의 건강을 유지하는 모든 것을 포함하도록 면역의 정의를 좀 더 넓게 확장한다면 경제적인 여유가 없거나 우울하거나 외롭거나 소외된 삶을 살 경우 고혈압과 심장병 같은 라이프 스타일 관련 질병이 찾아올 위험이 훨씬 더 높다는 증거는 더 많아진다.

이런 연구 결과는 전부 같은 방향을 가리킨다. 면역은 총체적인 면역으로 전환될 수 있으며, 신체적인 측면만 포함하는 면역 체계로 한정해서는 안 된다는 것이다. 몸만이 아니라 마음도 똑같이 중요하게 인식해야 한다. 치유의 자아에서 '자아'가 핵심인 이유가 여기에 있다.

치유의 미스터리

'자아'라고 하면 심리적인 측면이 강조된다. 몸과 관련 없이 우리가 소유하고 있는, 보이지 않는 독립체를 가리킨다. 난소낭이 생겼거나 고혈압이라면 대다수는 그것이 자아와 상관없이 우리 몸에 물리적으로 뿌리를 둔 문제라고 생각할 것이다. 하지만 절대 그렇지 않다. 지금 자기 자신을 어떻게 생각하느냐가 상당한 세월이 지난 뒤 자신의 몸이 어떻게 될지에 큰 영향을 미친다.

이렇게 상상해 보자. 낯선 두 사람이 찾아와 현관문 초인종을 누른다. 한 사람은 남성, 다른 사람은 여성이다. 집주인이 현관문을 열자 두 사람 모두 그에게 놀라운 제안을 한다. 찾아온 남성이 먼저 이렇게 말한다.

"나는 의사로서 노화에 대한 첨단 연구를 진행하고 있습니다. 내 일생의 목표가 노화를 일으키는 유전자를 변화시키는 약을 찾는 것이었습니다. 이제 아주 유망한 약을 발견했다고 생각합니다. 그래서 그 약을 시험할 자원자를 모집하고 있습니다."

그는 작고 푸른 알약이 담긴 병을 들어 보이며 말을 이어 간다.

"시험은 오늘 시작됩니다. 당신이 자원하면 좋겠습니다. 하루 두 차례씩 6개월 동안 약을 먹어야 하는데, 자원자의 절반은 실제 약을 먹고 나머지 절반은 플라세보(속임약 또는 위약이라고도 한다)를 먹게 됩니다. 블라인드 테스트(맹검 시험)이기 때문에 자신은 진짜 약을 먹는지 플라세보를 먹는지 알 수 없습니다. 하지만 이것이 가져올 효과만 생각하십시오. 노화를 역전시킨다는 것 말입니다. 모든 것을 바꾸는 유전자 자물쇠를 열 수 있는데도 노화를 불가피한 현상으로 그냥 받아들여야 할 이유가 없지 않을까요?"

그의 열정이 상당히 인상적이다. 그러나 두 번째 낯선 사람인 여성은 그 말을 들으며 희미한 미소를 머금는다. 그래서 집주인은 그에게 두 사람 모두 같은 테스트를 위해 왔는지 묻는다.

그러자 여성이 이렇게 대답한다.

"아닙니다. 나는 약 없이 나이를 되돌릴 방법을 보여 주려고 왔습니다. 플라세보든 진짜 약이든 절대 사용하지 않습니다. 내가 말하는 방법을 사용하면 당신은 5일 안에 젊어지기 시작할 것입니다. 일주일이 지나면 그 외 다른 이로운 변화도 많이 나타날 수 있습니다. 나의 시험 기간은 짧지만 대신 아주 효과적입니다."

그녀는 같이 찾아온 남성을 가리키며 말을 잇는다.

"이 사람의 약은 심각한 부작용을 동반할 수 있습니다. 이 시험약이 효과를 보인다고 해도 일반인이 사용하려면 미국식품의약국(FDA)의 승인을 받아야 하는데, 그 과정에 어마어마한 액수의 비용이 들고 종결되기까지 수년이 소요됩니다."

그녀는 또다시 희미한 미소를 띠며 말한다.

"물론 선택은 당신의 몫입니다."

독자 여러분이라면 어느 쪽을 선택하겠는가? 물론 이 상황은 완전히 가상이지만 따져 보면 아주 현실적이다. 실제로 지금 제약사들은 항노화제를 끊임없이 테스트한다. 이 분야의 가장 최근 추세는 DNA를 개조하는 것이다. 그에 따라 노화에서 획기적인 전환점이 만들어질 수도 있을 것이다.

하버드 대학 심리학자 엘렌 랭어 교수는 우리 사회가 인간의 노화를 너무 오랫동안 '무력화로 가는 일방통행로'라고 믿었다며 그 통념이 사실이 아니라는 점을 입증할 목적으로 아주 특이한 실험을 했다. 어떻게 보면 랭어 교수는 나이를 되돌리는 테스트 자원자를 모집하기 위해 현관문 앞에 찾아온 그 여성에 해당한다. 그녀는 매우 흥미로운 실험을 통해 약 없이 노화의 조짐을 역전시키고 수명을 늘릴 수 있다는 점을 보여 주었다. 다시 말해 몸을 완전히 건너뛰고 곧바로 마음으로 접근했다.

랭어 교수의 가장 유명한 실험은 다음과 같이 이루어졌다. 1981년 노화의 조짐을 보이기 시작한 건강한 70대 남성 자원자 8명을 미국 뉴햄프셔주 옛 수도원으로 데려갔다. 그곳에서 그들은 완전히 과거로 돌아가 1959년 환경 그대로 생활했다. 옛 발라드 가수 페리 코모의 감미로운 노래를 듣고, 그해 유행하던 스타일의 옷을 입었다. 또 흑백텔레비전을 시청하고, 카스트로가 쿠바를 장악한 소식과 니키타 흐루쇼프 소련 공산당 서기장의 적대적인 태도에 관한 기사로 채워진 신문을 읽었다. 1959년 개봉된 오토 프레민저 감독의 영화 〈살인의 해부〉를 관람하고, 스포츠 이야기로는 당시의 인기 야구 선수 미키 맨틀과 권투 선수 플로이드 패터슨이 화제였다. 그들은 20년 더 젊다고 생각하고 실제로 1959년에 사는 것처럼 행동하라는 주문을 받았다. 완전한 몰입을 요구받은 것이다. 이해의 편의를 위해 연구팀은 그들을 '타임캡슐' 그룹이라고 불렀다.

한편 그들의 대조군으로 선정된 다른 8명의 남성은 그와 달리 정상적으로 현실 속에서 생활하며 단지 과거에 대해 회상만 하라는 주문을 받았다.

　일반적으로 생각해 보면 가상 시간 여행의 결과는 합리적인 의학 기준에서 몸에 아무런 영향이 없어야 마땅하다. 하지만 랭어 교수는 이전에 예일 대학에서 양로원 입주자들을 대상으로 연구를 한 적이 있었는데, 그 연구에서 노화의 조짐, 특히 기억력 감퇴가 아주 간단한 긍정적인 노력으로 역전될 수 있다는 사실을 발견했다. 거의 모든 사람이 기억력 감퇴를 되돌리는 일은 불가능하다고 믿었으나, 랭어 교수는 그 노인들에게 테스트 결과에 따라 작은 보상을 주는 등 인센티브를 제공함으로써 기억력을 강화할 수 있었다.

　하지만 타임캡슐 개념의 과거 완전 몰입 실험에서는 랭어 교수도 극적인 결과를 가져다줄 것으로 기대하지 않았다. 피험자들은 타임캡슐 환경에 들어가기 전 악력(손으로 물건을 쥐는 힘), 기민성, 청력, 시력 등 노화의 여러 지표를 검사했다. 닷새가 지난 뒤 젊은 시절의 세계로 몰입한 그룹은 유연성과 기민성, 자세에서 실제로 개선된 결과를 보였다. 놀랍게도 시력을 포함해 나머지 여덟 가지 측정치 중 일곱 가지도 더 나아진 것으로 나타났다. 그뿐 아니라 독립적인 외부 심사단이 평가했을 때 그들의 모습도 이전보다 더 젊어 보였다. 단지 과거를 회상하기만 한 대조 그룹에서도 신체적·정신적 영역에서 개선이 있었지만, 타임캡슐 그룹이 보인 결과보다는 못했다. 예를 들어 지능 검사에서 타임캡슐 그룹의 63%가 이전보다 높은 점수를 얻었으나, 대조군의 경우는 44%가 이전보다 더 나은 점수를 받았다.

　랭어 교수는 "실제로 일어난 현상이 중요하다"며 "관점을 바꾼 피험자들은 자신의 몸도 바꿀 수 있었다"고 설명했다. 당시 랭어 교수는 직관으로 실험을 진행했다. 하지만 요즘 연구자들은 더 구체적이다. 예를 들어 새로운 경험을 하면 유전자 발현을 변화시키고 뇌를 훈련시켜 새로운 신경 경로를 계속 개발할 수 있다는 점을 보여 준다. 새로운 것을 배우거나 관점을 바꾸는 것이 그런 경험의 대표적인 예다.

또 다른 사례를 들어 보자. 랭어 교수가 그 실험을 한 지 거의 30년이 지난 뒤인 2010년 영국 국영 방송 BBC1은 〈디 영 원스(The Young Ones)〉라는 다큐멘터리 시리즈를 제작했다. 고령이 된 저명인사 5명이 1975년을 그대로 재현한 배경에서 함께 생활했다. 그러자 랭어 교수의 실험에서처럼 출연자들은 시청자의 눈앞에서 실제로 젊어진 모습을 보였다. 신발을 신기 위해 몸을 구부리는 것조차 힘들던 한 사람은 댄스 플로어에서 유연한 동작까지 해 보였다. 전반적으로 모두 자세부터 표정까지 점차 더 젊어 보이기 시작했다.

노화의 역전은 치유와 밀접한 연관성을 갖는다. 너무나 오랫동안 사람들은 회춘과 치유가 둘 다 전적으로 물리적인 과정을 통해 일어나는 변화이며, 마음과는 독립적으로 진행되는 신체적인 현상에 국한되는 것이라고 믿었다. 그런 믿음을 처음으로 깨뜨린 학자 중 한 사람이 랭어 교수였다. 그러나 우리는 과거로 돌아가서 산다고 가정하는 것이 그토록 신속히 몸을 변화시키는 미스터리와 매력에 이끌려 자칫 핵심을 놓칠 수 있다는 점을 명심해야 한다.

여기서 핵심은 그런 변화가 단편적이 아니라 전체적이라는 사실이다. 대개 의사들은 사람의 몸을 장기 하나, 조직 하나, 세포 하나 등 따로따로 다루는 것을 훈련받는다. 따라서 과거로 돌아가서 산다고 가정하는 '상황 연기'를 통해 수많은 몸의 기능이 동시에 개선될 수 있다는 것은 의학적인 근거가 없다고 생각할 수밖에 없다. 그러나 랭어 교수의 연구 결과는 '플라세보 효과'를 초월한다.

플라세보 효과란 환자가 속임약을 먹으며 그 약이 효과가 좋은 진짜 약이라고 믿음으로써 개선이 이루어지는 현상을 가리킨다. 그와 달리 랭어 교수의 타임캡슐 실험은 어떤 약속이나 기대도 제시하지 않았으며, 속임약이 아니라 새로운 경험을 수단으로 사용했다. 하지만 그 결과는 그때까지 당연히 받아들여지던 모든 의학적인 가정을 무너뜨리기에 충분했다.

랭어 교수는 그 이전의 실험 중 하나에서 한 양로원의 고령자들을 두 그룹으로 나누고, 그들의 방에 화초를 제공했다. 한 그룹에게는 화초를 잘 가꿀 것을 요청하면서 일상생활의 일정을 자유롭게 선택할 수 있도록 했다. 반면 다른 그룹에게는 화초는 직원들이 가꿀 것이라고 말하며 기존의 정해진 일상생활 일정을 그대로 지키도록 했다. 그로부터 1년 6개월이 지난 뒤 연구팀은 두 그룹의 생존자 수를 비교했다. 그 결과 첫 번째 그룹에서 살아남은 고령자는 두 번째 그룹 생존자의 2배에 이르렀다.

이런 실험이 실시됐을 때 의학계는 곧바로 그 의미를 정확히 파악해야 마땅했다. 그러나 그로부터 수십 년이 흐른 뒤에야 비로소 노화와 질병을 치유하는 수단으로 약이 아닌 '새로운 경험'이 활용되기 시작했다. 예를 들어 요즘 양로원의 고령자들은 동물 매개 치료의 일환으로 반려동물을 돌본다. 또 알츠하이머병 환자들은 음악 치료를 받는다.

이 책을 나와 함께 쓴 탄지 박사는 동료들과 함께 알츠하이머병 환자의 음악 치료를 위한 모바일 앱 'SPARK 추억의 라디오(Memories

Radio)'를 제작했다. 보호자가 환자의 생년월일과 음악 취향에 대한 일반적인 정보를 입력하면 환자가 13~25세였을 때 유행하던 노래를 들려주는 앱이다. 사람들은 주로 그 시절 자주 듣던 노래에 평생 정서적인 애착을 갖기 때문이다.

그 앱은 반응이 상당히 좋았다. 사용자들은 초기 단계의 알츠하이머병 환자들이 덜 불안해하고 차분해졌다고 평가했다. 거의 식물인간 상태에 있던 말기 환자들이 다시 깨어났다는 일화도 나왔다. 한 가족은 알츠하이머병 말기로 몇 개월 동안 말을 하지 않던 아버지가 어린 시절 즐겨 듣던 노래 다섯 곡을 듣고 난 뒤 기적처럼 말을 잘하기 시작했다고 전했다. 아버지가 갑자기 침대에서 일어나 앉아 빨간색 픽업트럭을 몰며 첫사랑을 속삭이던 젊은 시절을 줄줄 회상했다는 이야기였다 (듣기 민망한 애정 표현까지 생생하게 말이다!). 가족들은 당황스러워 얼굴을 붉히기도 했지만, 아버지가 행복한 표정으로 활기 넘치게 다시 말을 한다는 사실이 너무 기뻤다고 돌이켰다.

그와 비슷한 사례로 간호사 도움 없이는 제대로 걷지 못하던 파킨슨병 환자가 옛날에 즐기던 음악을 듣고는 갑자기 균형을 잡고 심지어 댄스 스텝까지 밟는 모습을 보여 주는 유튜브 동영상도 있다. 이것이 바로 음악의 치유력이다. 아니, 좀 더 정확히 말하자면 즐거운 기억에 대한 우리의 반응이 가져다주는 치유 효과다.

이처럼 우리는 지금 건강과 치유의 황금기에 진입하고 있다. 이제 모두가 쉽게 사용할 수 있는 가장 흔하면서도 가장 강력한 도구들을 어떻게 활용하느냐가 관건이다. 일상적인 경험, 라이프 스타일 선택, 의식 강화 기법 등이 그런 도구다.

이 개념은 사실 오래전 시대로 거슬러 올라간다. 8세기 인도 철학자이자 성현으로 '모든 것이 하나'라는 불이일원론을 주창한 아디 샹카라는 "우리가 늙고 죽는 것은 주변의 다른 사람들이 늙고 죽는 것을 보기 때문"이라는 명언을 남겼다.

몸과 마음이 아니라 '보디마인드'다

약 30년 전만 해도 의사들은 몸과 마음이 연결돼 있다고 믿지 않았다. 마음은 심장이나 바이러스와 달리 눈에 보이지 않고 비물성적이기 때문이었다. 그러나 그동안 뇌가 몸의 모든 세포와 어떻게 신호를 주고받는지에 대한 연구가 꾸준히 진행된 덕분에 이제는 마음의 영향을 받지 않는 신체적인 과정을 찾기가 매우 어려워졌다.

그러면서 한때 우리 몸의 '황제'로서 최고의 지위를 누린 뇌가 이제 그 높은 자리를 잃었다. 마음(또는 정신이라고 해도 무방하다)은 뇌에만 존재하는 것이 아니라 우리 몸 전체에 퍼져 있다는 사실이 밝혀졌기 때문이다. 심장이나 간의 세포는 단어나 문장으로 사고하지는 않지만 복잡한 화학적 메시지를 끊임없이 주고받는다. 혈류는 중추 신경계와 함께 '정보 슈퍼하이웨이' 역할을 한다. 50조 개의 세포가 우리 몸의 생존과 건강, 번창이라는 하나의 통일된 목표를 달성하기 위해 정보를 주고받는 데 사용하는 초고속 통신망이다.

정보 슈퍼하이웨이 경로가 실제로 어떤 모습인지 그림을 통해 살펴보자.

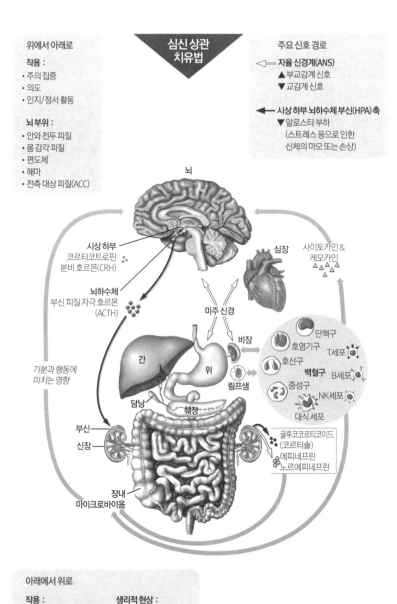

심신 상관 치유법

위에서 아래로

작용 :
- 주의집중
- 의도
- 인지/정서 활동

뇌 부위 :
- 안와 전두 피질
- 몸 감각 피질
- 편도체
- 해마
- 전측 대상 피질(ACC)

주요 신호 경로

⟸ 자율 신경계(ANS)
- ▲ 부교감계 신호
- ▼ 교감계 신호

◀━ 시상 하부 뇌하수체 부신(HPA) 축
- ▼ 알로스타 부하
  (스트레스 등으로 인한 신체의 마모 또는 손상)

뇌

시상 하부
코르티코트로핀 분비 호르몬(CRH)

뇌하수체
부신 피질 자극 호르몬 (ACTH)

심장

사이토카인 & 케모카인

미주 신경

비장
위
림프샘

단핵구
호염기구
T세포
호산구
백혈구
B세포
중성구
NK세포
대식 세포

간

기분과 행동에 미치는 영향

담낭
췌장

부신
신장

글루코코르티코이드 (코르티솔)
에피네프린
노르에피네프린

장내 마이크로바이옴

아래에서 위로

작용 :
- 호흡 제어
- 신체 수행(요가, 기공 등)

생리적 현상 :
- 근골격계 운동
- 심혈 관계 출력

출처 : BLAKE GURFEIN, 일러스트레이션 : DIGITAL MAPPING SPECIALISTS

들어가는 말

과거에도 그랬겠지만 지금도 의학도에게는 앞의 그림에 나오는 장기가 아주 익숙할 것이다. 의학 지식과 해부학의 기본이기 때문이다. 그러나 앞으로는 거기에 추가된 글도 마찬가지로 중요해질 것이다. 미래의 의사들은 뇌에서 시작해서 다시 뇌로 이어지는 '신호 경로'에 대한 모든 것을 알아야 하기 때문이다. 우리 몸을 유지하는 것이 바로 이 경로들이다. 이 경로를 통해 각 세포는 자신이 무슨 일을 해야 할지 지시받고, 약 50조 개의 다른 세포에 대해 잘 알며, 몸의 전체적인 균형 맞추기에 따라 자신이 맡은 역할을 수행한다. 그렇지 않다면 우리 몸은 실제로 '몸'이 아니라 산호초나 해파리처럼 분리 독립된 각각의 세포가 뭉쳐 있는 집합체일 뿐이다.

이런 정보 슈퍼하이웨이가 실재한다는 사실은 수십 년 동안의 연구를 통해 입증됐다. 지금도 마음과 몸을 별도로 생각하는 것이 얼마나 해로운지 보여 주는 연구 결과가 계속 나오고 있다. 이 책에서 우리는 몸과 마음을 가로막는 인위적인 분리 장벽을 완전히 무너뜨릴 것이다.

몸과 마음이 연결돼 있다는 심신 상관 개념을 강조하기 위해 우리는 '보디마인드(bodymind)'라는 새로운 용어를 사용하겠다. 충분한 생물학적 근거를 바탕으로 몸과 마음을 붙여 부르는 것이 옳다고 판단하기 때문이다. 뇌의 기능에 필수적인 신경 전달 물질(화학적 분자로 구성된다)은 우리의 내장을 포함한 몸의 모든 곳에 존재한다는 것이 그 생물학적 근거다. 이런 사실이 약 30년 전에 밝혀지면서 의학계에 충격파를 던졌다. 물리적으로 뇌와 완전히 분리돼 있는 면역 체계가 몸 전체의 거대한 화학적 메시지 네트워크의 일부라는 뜻이기 때문이다. 그러면서 연구자들은 면역 체계를 '떠다니는 뇌'로 부르기 시작했다.

이제는 몸과 마음의 연결이 눈에 보이지 않는다는 것이 문제가 되지 않는다. 육안으로 확인되지 않는 분자 차원에서는 실제로 전부 연결된 상태이기 때문이다. 기분, 믿음, 기대, 두려움, 기억, 성향, 습관, 경험 등 마음 안에서 이루어지는 모든 것이 건강에 결정적인 영향을 미친다는 화학적 증거는 모든 사람을 확신시킬 만큼 충분하다. 이 모든 점을 종합해 볼 때 의식의 영향을 받을 수 있는 신체적인 과정 중 가장 중요한 것 하나가 치유라는 사실이 확실해진다. 이것이 이 책의 핵심이다.

세포는 원래부터 고유한 화학적 의식의 형태를 사용한다. 면역 체계는 그런 화학적인 의식을 통해 늘 깨어 있으면서 잠재적인 침입자나 외부의 위협을 끊임없이 감시한다. 이렇듯 면역 반응은 심장 박동이나 호흡처럼 자족적으로 이루어진다.

모든 의학도는 면역을 자동으로 이루어지는 내재적인 반응이라고 배운다. 그러나 그 모델에는 큰 결함이 있다. 심호흡을 해 보면 그 결함을 쉽게 알 수 있다. 호흡은 원래 자동적이고 자기 마음대로 되지 않지만 원한다면 언제든 자기 마음대로 통제가 가능하다. 그런 능력이 우리 몸의 거의 모든 곳으로 확장된다. 예를 들어 공포 영화를 봄으로써 의도적으로 스트레스 반응을 유도할 수 있다. 또 운동을 하거나 식단을 바꿈으로써 대사를 조절할 수 있다. 즉 우리 몸에서 불수의적으로 일어나는 과정과 수의적으로 일어나는 과정을 명확하게 분리할 수 없다는 뜻이다. 무엇보다 중요한 것은 의식적인 선택이다.

바로 그런 점에서 치유의 자아가 필요하다. 몸은 생존 방법을 본능적으로 알지만 건강하게 번창하는 방법은 우리가 의식적으로 가르쳐야 하기 때문이다.

THE HEALING SELF

제 **1** 부
치유의 여정

chapter 1 치유를 향한 첫걸음

chapter 2 웰니스 성공과 실패의 갈림길

chapter 3 사랑보다 더 나은 것은 없다

chapter 4 심장의 생명선

chapter 5 일상적인 스트레스에서 벗어나라

chapter 6 몸과 마음 사이의 장벽을 무너뜨려라

chapter 7 마음 챙김과 마음 방치

chapter 8 신념의 마력

chapter 9 지혜로운 치유자, 우리 몸

chapter 10 고통을 끝내는 길

치유를 향한 첫걸음

　'평생 건강'이라는 문제를 현실적으로 한번 생각해 보자. 당연한 말이겠지만 우리 모두는 가능한 한 오랫동안 건강을 유지하며 살고 싶어 한다. 하지만 방법론으로 들어가면 상당히 혼란스럽다. 대부분의 정보가 과학적인 연구 결과를 바탕으로 제시되지만 상반되는 내용을 담고 있는 경우가 적지 않다. 패션처럼 유행도 탄다. 우유가 성인에게 이로울까? 달걀이 콜레스테롤 수치를 높일까? 비만이 제2형 당뇨병과 상관있을까? 알레르기 환자가 왜 늘어날까? 이처럼 아주 기본적인 문제를 두고도 학자들의 견해가 엇갈리고 시대에 따라 답이 달라진다.

　상황이 이와 같다 보니 우리는 삶과 건강이 기본적으로 복불복이라는 태도를 갖기 쉽다. 그래서 흔히 70대나 80대까지 건강을 유지하며 활기차게 사는 사람은 아주 운이 좋다고 생각한다. 우리가 이런 태도를 취하는 더 깊은 이유는 전반적인 상황이 우리에게 아주 불리하기 때문이다. 삶은 언제나 상향 곡선만 그리는 게 아니다. 누구나 생로병사 과정을 거쳐야 한다. 따라서 전성기가 지나면 찾아오는 질병을 피할 수 없다. 통계적으로 보면 모든 성인은 심장병과 암에 걸릴 위험이 있다. 미국인의 사망 원인 1~2위가 바로 이 두 가지다. 게다가 치료 방법이 없어서 대다수가 가장 두려워하는 알츠하이머병이 우리를 무작위로 공격한다.

건강 유지는 순전히 복불복이라는 건강의 '도박 모델'을 사실상 의사를 양성하는 의대에서 가르친다고 해도 과언이 아니다. 물론 의대는 과학적인 방법을 동원한다. 또 현대 의학이 경이로운 발전을 거듭하고 있는 것은 분명한 사실이다. 그러나 여전히 많은 부분이 불확실하다. 감기는 우리 모두가 아니라 일정한 비율의 사람만 걸린다. 표준 치료제(약)도 효과 예측이 불가능한 경우가 많다. 특정 질병을 치료하는 약이 어떤 환자에게는 잘 듣고 또 어떤 환자에게는 아예 효과가 없다. 그러니 운이 필요하다고 생각할 수밖에 없다.

이론적으로 보면 특정 질병에 걸릴 위험을 줄이는 예방이 무엇보다 중요하다. 예를 들어 건강에 도움이 되는 음식을 섭취하고 해로운 음식을 피하며, 자주 운동하고, 술과 담배 같은 독성 물질을 피하는 것이 예방법이다. 그런 예방법으로 당뇨병이나 관상 동맥 질환, 또는 암 같은 주요 질병의 원인을 직접 제거할 수는 없지만 특정 질병에 걸릴 위험을 좀 더 낮출 수는 있다.

하지만 상당수의 사람은 병에 걸릴 위험이 우리 모두에게 똑같이 적용된다고 믿지 않기 때문에 예방 차원의 라이프 스타일 선택을 중시하지 않는다. 그들은 개인에게 어떤 일이 일어날지 누구도 예측할 수 없다고 생각한다. 실제로 건강을 위해 권장되는 모든 사항을 따르고 잘 지키는 사람이 운 나쁘게도 병에 걸리는 경우가 있고, 건강에 거의 신경 쓰지 않는 사람이 운 좋게도 그런 위험을 피하기도 한다.

그러나 아무리 운이 좋은 사람이라도 언젠가는 세계 최고의 의사도 소용없는 날이 온다. 또한 스스로 잘못한 것이 전혀 없다고 해도 건강이 나빠져 손쓸 수 없는 상황이 오기도 한다. 그 이유는 다음과 같다.

- 의사가 건강 악화의 원인을 알 수 없다.
- 문제를 해결할 약이나 외과적 치료법이 없다.
- 사용할 수 있는 치료법이 너무 위험하거나, 독성이 있거나, 비용이 과도하다.
- 치료 부작용이 혜택보다 크다.
- 질병이 너무 진전된 상황이라 돌이킬 수 없다.
- 나이가 너무 많아 안전하게 치료하거나 회복할 가망이 없다.
- 도중에 의사가 실수를 한다.

이런 일이 발생하면 그다음 벌어지는 상황에는 의사가 손을 쓸 수 없다. 하지만 지난 300년 동안 과학적인 의술이 크게 발전했기 때문에 이제 건강 유지의 도박 모델을 폐기해야 할 필요성이 더욱 명백해지고 있다. 다음과 같이 용납할 수 없는 일이 너무나 많이 일어나고 있기 때문이다.

- 수명이 계속 늘고는 있지만 사람들은 평균적으로 8~10년 동안 건강 악화에 따른 문제에 시달리며 생의 마지막 1~3년은 거동 등

팬데믹 시대의 평생 건강법

일상생활을 영위할 수 없는 장애 상태로 지낸다.

- 암의 3분의 2 정도는 예방할 수 있지만, 아직도 우리는 암에 운명론적으로 접근한다.
- 미국에서 의료 과실로 목숨을 잃는 사람이 매년 약 40만 명으로 추정된다.
- 일반적으로 사람들은 병에 걸리고 병원에 가는 것에 대해 자신의 힘으로는 어쩔 수 없다고 느끼며 혼란스러워하고 걱정한다.

건강 문제와 관련해 도박 모델이 뿌리를 내리고 사람들이 자신의 미래를 운에 맡길 때 이런 용납할 수 없는 일이 벌어진다. 가장 걱정스러운 점은 스스로 통제력을 잃는 것이다. 사람들은 의사의 손에 맡겨져 병원에서 지내야 하는 상황을 끔찍이 두려워한다.

하지만 대안이 있다. 자신의 건강 문제에서 스스로 올바른 선택을 할 수 있는 치유의 자아를 불러내는 것이다. 그러면 치유의 자아가 최종적인 결정권자로서 일상생활에 개입함으로써 마음과 몸을 지속적인 치유 반응으로 이끌어 갈 수 있다.

종이에 베인 상처는 하루나 이틀 정도 지나면 사라진다. 지난겨울에 앓은 감기는 이미 아득한 기억일 뿐이다. 하지만 치유의 자아는 아주 장기적인 전략을 취한다. 처음부터 몸과 마음이 하나가 되는 통합의 길을 선택하기 때문이다. 그것이야말로 평생 건강을 유지할 수 있는 유일한 전략이다.

우리 몸이 스스로 치유할 수 있도록 고도로 진화한 사실이 놀라울 따름이다. 이제 우리는 자연적으로만이 아니라 의도적으로도 진화할 기회를 가졌다. 질병에 대한 면역력을 크게 높이고, 노화 과정을 늦추거나 역전시키며, 치유 반응을 강화하는 방안을 스스로 선택할 수 있다. 이런 목표는 복불복을 따르는 도박으로는 달성할 수 없다. 오로지 신개념 건강 모델인 치유의 자아를 채택해야만 성취가 가능하다.

이 새로운 모델에서는 모든 것이 다음과 같은 과정으로 요약된다.

와해 → 치유 반응 → 결과

- **와해** : 침입하는 바이러스나 박테리아, 신체적 상해, 스트레스 심한 사건, 세포나 유전자 차원의 부정적인 변화, 정신적인 압박 등 건강을 위협하는 상황이 발생한다.
- **치유 반응** : 마음이나 몸에서 와해된 균형을 조금씩 회복해 간다.
- **결과** : 정상적인 균형 상태를 되찾는다.

보다시피 용어 자체는 아주 평범하다. 반드시 박테리아나 바이러스가 아니라 어떤 경험이라도 와해에 해당할 수 있다. 과거의 정신적 트라우마도 몸을 크게 와해시킬 수 있다. 실직이나 심지어 아주 단순히 더블 치즈버거와 감자튀김을 먹고 싶은 충동에 굴복하는 것도 와해 결과를 가져올 수 있다. 마찬가지로 와해에 대한 몸의 치유 반응에도 정보 슈퍼하이웨이의 메시지 전달 시스템 전체가 동원된다. 무엇이건 몸을 정상적인 균형 상태로 돌이키는 것은 전부 치유로 인정된다.

이런 방법이 요즘 의학계에서 '전인적 시스템(whole-system)' 접근법으로 인기를 얻고 있다. 전인적 시스템이란 심신 일체를 가리키는 보디마인드를 달리 표현한 용어일 뿐이다. 의대에서 의술을 배울 때는 각 장기가 독립적으로 기능하는 양 인위적으로 각각을 구분한다. 또 의학계는 오랫동안 심신 상관을 믿지 않았다. 그런 관행과 전통에 문제가 있다는 사실을 깨닫고 거기에서 벗어나려는 치유의 개념이 전인적 시스템 접근법이다.

예를 들어 누구를 사랑하게 되는 것 같은 행복한 일이 닥치면 혈류, 중추 신경계, 면역 체계를 통해 메시지가 전달되면서 전인적 시스템이 반응한다. 또 가족 중 누군가를 잃는 비극적인 일이 있을 때도 우리의 반응은 전체적으로 일어난다. 다만 메시지 전달에 사용되는 화학 물질의 구성이 행복할 때와 슬플 때에 따라 달라질 뿐이다. 사랑이나 슬픔 같은 주관적인 경험은 보디마인드에서 그에 정확히 들어맞는 화학적 설정 구조를 갖추고 있다. 그렇지 않다면 그런 경험을 할 수 없다.

이런 전인적 시스템 접근법은 옛것을 대체하는 완전히 새로운 모델일 뿐 아니라 매우 현실적이기도 하다. 자연은 인위적인 분류와 구분을 인정하지 않는다. 몸과 마음은 하나의 영역이다. 모든 장기와 조직, 세포는 생명을 유지한다는 오직 한 가지 목표를 위해 기능한다.

그러나 엄연한 진실은 앞에서 말한 와해를 방지하기에 충분할 정도로 우리 몸이 신속히 진화하지 않았다는 점이다. 사실 와해는 주로 우리 자신이 우리 몸에 강요한다. 여기서 전인적 시스템 접근법이 진가를 발휘한다. 전체적인 해법을 찾을 뿐만 아니라 전체적인 문제점도 밝혀낼 수 있기 때문이다.

현재 미국의 모든 연령층이 위협받고 있는 유행병인 비만을 예로 들어 보자. 과다한 설탕 섭취라는 단 한 가지 요인이 비만과 제2형 당뇨병, 어쩌면 심장병의 주요 근인으로 알려졌다. 지금 설탕을 많이 섭취해도 본인은 이런 질병의 조짐을 곧바로 인지하지 못하겠지만, 췌장은 인슐린 수요가 너무 높다는 사실을 잘 안다. 또 소화 계통은 쓸모없는 과잉 칼로리가 지방으로 전환되고 있다는 사실을 파악한다. 그뿐 아니라 뇌의 시상 하부는 설탕 과다 섭취에 따른 신속한 에너지 발산으로 대사 균형이 깨진다는 사실을 인지한다.

와해에 대응하는 우리 몸의 선천적인 치유 반응도 물론 강력하다. 하지만 그 치유는 와해가 발생하기 이전에 이루어진 진화에 의존한다는 사실이 문제다. 특히 그런 진화는 아주 느리게 진행된다. 따라서 우리에게 남아 있는 실행 가능한 전략은 우리 자신이 의식적인 선택으로 치유 과정에 개입하는 것뿐이다. 보디마인드가 받아들이고 적응할 수 있는 선택을 말한다.

감자튀김을 곁들인 더블 치즈버거는 혈장(혈액에서 적혈구 등 고형 물질을 제거하고 남은 액체)에 부유하는 지방 입자와 함께 염증 표지를 생성하는 것으로 알려졌다. 이런 현상은 그 음식을 섭취한 지 단 몇 분 만에 나타나 6시간 정도 지속된다. 그동안 우리 몸은 와해를 경험한다. 그에 대한 반응으로 간이 지방 과다 문제를 해결하려고 풀가동되는 동시에 면역 체계가 염증 증가를 막기 위해 전력을 다한다.

그와 같은 단일적인 와해 상황에 따른 직접적인 결과는 별로 대단하지 않고 크게 해롭지도 않아 보인다. 그러나 와해가 반복되면 결국 우리 몸에 손상이 나타난다. 끊임없이 떨어지는 물방울이 바위를 뚫는 것과 마찬가지 이치다.

따라서 우리가 전인적 시스템에서 무슨 일이 벌어지는지 모르고 아무런 의식 없이 살아간다면 건강의 도박 모델을 따를 수밖에 없다. 감자튀김을 곁들인 더블 치즈버거가 건강에 해롭다는 사실을 의식한다면 그런 먹거리를 멀리하게 되고, 결과적으로 우리 몸이 그런 의식적인 선택을 고마워할 것이다. 그러나 그 맛의 끊임없는 유혹에 우리의 결심은 곧바로 무너지고 만다. 치즈버거뿐만 아니라 기름지고 짜고 달고 가공된 정크푸드가 다 그렇다.

이런 상황에서 현실을 진지하게 직시하는 유일한 방법은 치유의 라이프 스타일 쪽으로 방향을 완전히 전환하는 것이다. 아무리 건강에 유익하다 해도 각각의 생활 습관을 일시적인 선택으로 떼어 내 다루지 말고 전인적 시스템을 돌보는 차원으로 접근해야 한다는 뜻이다.

치유의 자아가 할 수 있는 일

미약한 발열 증상이 있는 환자 두 사람이 있다고 가정해 보자. 환자 A가 병원에 가자 대기실이 가득 차 있다. 간호사는 30분 후에나 의사를 만날 수 있다고 전한다. 그런데 결국 1시간이 넘어서야 겨우 의사를 만난다. 환자 A는 진료실에 들어설 때 이미 짜증이 난 상태다. 의사는 사무적으로 체온을 재고 형식적으로 몇 가지 검사를 한 뒤 곧바로 항생제를 처방한다. 단 몇 분밖에 걸리지 않는다.

의사는 다음과 같이 말한다.

"대단치 않은 감염증인 것 같군요. 항생제를 먹은 뒤 어떻게 되나 두고 봅시다. 만약 감기나 독감에 걸렸다면 열이 아주 심해졌다가 점차 나아질 겁니다. 2주 뒤에 다시 오세요. 밖에 있는 간호사가 예약을 잡아 줄 겁니다."

일차 진료소에서 흔히 볼 수 있는 광경이다. 실제로 우리 누구에게나 익숙한 일상적인 의료 절차다. 의사의 말과 조치에서 거짓이거나 정상적인 진료 행위를 벗어난 것은 없다.

이제 다른 환자의 사례를 보자. 환자 B는 병원 대기실이 텅 비어 있어 곧바로 의사를 만난다. 의사는 발열이 언제 시작됐는지, 발열이 수면과 기분, 활력, 식욕에 얼마나 영향을 주는지 자세히 질문한다. 또 과거에 비슷한 발열 증상이 있었는지, 있었다면 저절로 가라앉았는지 약을 먹었는지도 묻는다. 상당한 시간이 흘러도 의사는 계속 환자에게 관심을 보이며 조급해하지 않는다. 환자 B는 의사의 태도에 안심한다.

의사는 이렇게 말한다.

"이 정도 발열은 대부분 감기나 독감 증상입니다. 이틀 정도 두고 보면서 필요하다고 생각되면 언제든지 전화 주세요. 그 정도 관찰하고 나면 어떻게 해야 할지 더 잘 알 수 있을 겁니다."

누가 봐도 환자 B를 진료한 의사가 이상적이다. 하지만 한 가지 문제가 있다. 그런 의사를 현실적으로 찾아보기 어렵다는 점이다. 서두르지 않고 환자와 공감하며 세심하게 관심을 쏟는 의사는 거의 없다. 현실적으로 그런 진료가 불가능하기 때문이다. 이런 상황은 조만간 바뀌지 않을 것이다.

의사가 환자를 정성껏 돌보는 것은 너무나 당연하다. 하지만 아무리 조건이 좋을 때도 병원에 가면 일단 오래 기다린 다음, 길어야 10~15분 의사를 만나고, 형식적인 듯한 진료를 받는다. 이런 현실을 현대인의 숙명으로 어쩔 수 없이 받아들여야 할까? 그렇지 않다. 대안을 찾을 수 있다. 치유의 자아 역할을 받아들이면 된다.

이상적인 의사에게 필요한 자질은 다음과 같다.

- 인내
- 공감
- 열린 마음
- 환자의 증상 변화에 대한 민감성
- 면밀한 관찰
- 환자의 병력에 대한 세부적인 지식
- 풍부한 의학 지식과 기술

이 중에서 의사에게만 국한되는 부분은 마지막에 제시된 의학 지식과 기술뿐이다. 나머지는 전부 환자 자신이 직접 제공할 수 있다. 스스로 자신을 돌보거나 좋은 의사와 협력하면 충분히 가능하다. 특히 면밀한 관찰 같은 것은 환자 혼자서도 할 수 있다(물론 입원해서도 가능하다). 사실 이 목록에 들어 있는 항목 대부분은 우리 자신이 이미 하고 있는 일이다. 다만 우리가 스스로 자신의 치유자 역할을 한다는 사실을 의식하지 못할 뿐이다. 여기서 우리가 강조하고자 하는 점은 자신의 치유자 역할을 극대화하는 것이 매우 중요하다는 사실이다. 그런 의식과 인지가 일상적인 습관과 기술로 우리 몸에 배어야 자가 치유가 가능하기 때문이다.

똑같은 이유로 환자가 의사에게서 보기를 원치 않는 나쁜 자질도 우리가 일상적으로 자신을 대하는 방식에서 그대로 나타나는 경우가 많다. 실제로 우리 대다수는 자신의 건강에 다음과 같은 방식으로 접근한다.

- 무관심
- 통증 등의 증상에 신경 쓸 필요 없다는 아집
- 우려와 불안
- 부족한 정보
- 짐작과 추측
- 불필요하고 비효과적인 치료책 사용

이런 방식은 누구도 원치 않지만 우리는 언제나 별다른 의식 없이 이 같은 자멸적인 반응을 보이기 쉽다. 한편으로는 불필요하게 걱정하고, 다른 한편으로는 심각한 문제가 있는데도 아무렇지 않은 체한다. 또 우리는 어설픈 식견으로 우리 몸에서 무엇이 잘못되고 있는지 자의적으로 추측하며, 효과가 있기를 기대하는 처치법을 충동적으로 찾는다. 흔히 논리적으로 차분히 생각하지도 않고 무조건 약장이나 주방 찬장을 열어 약병을 움켜잡는다. 대부분 그런 충동은 일시적이다. 따라서 우리는 또다시 기다리며 걱정으로 머리를 싸맨다.

하지만 지금 바로 이 순간 우리는 치유의 자아 역할을 수행할 수 있다. 의식의 힘 깊숙이 들어가 우리가 매일 무의식적으로 의존하는 치유 시스템의 숨겨진 잠재력을 활성화하면 된다. 물론 그것은 중대한 라이프 스타일 변화가 수반돼야 하는 매우 극적인 과정이다. 그 과정을 설명하기 전에 먼저 이 책이 다루지 않는 점이 무엇인지 확실히 해 둘 필요가 있다.

현실적인 기준

첫째, 이 책은 관절염, 제1형 당뇨병, 또는 울혈 심부전 같은 만성 질환을 극복하는 방법을 알려 주지 않는다.

둘째, 우리는 알츠하이머병 같은 불치병 치료법을 갖고 있지 않다.

셋째, 이 책은 암의 완치를 약속하지 않는다.

넷째, 우리가 조언하는 내용 중 의학계에서 입증된 방법이 아닌 것은 없다. 신앙 요법이나 마술적 사고는 다루지 않는다.

다섯째, 증상이 전면적으로 발현된 질병이 있다면 당장 공인된 의료 기관에서 치료를 받아야 한다.

이 책이 이미 생긴 질병을 스스로 치유하는 구체적인 방법을 다루지 않는다고 실망하는 독자도 있을 것이다. 그러나 의식적으로 평생 웰빙 상태를 유지하고 개선하는 방법을 배울 수 있다는 점에서 치유의 자아가 갖는 이점은 아주 많다. 이 개념이 거창하게 들리겠지만 한마디로 치유는 오늘과 내일, 모레의 개인적인 경험으로 요약될 수 있다.

먼저 두 가지 설문에 답해 보자. 첫 번째 설문은 당신의 현재 상태를 평가한다. 치유의 여정을 위한 출발점을 바로 알기 위해서다. 두 번째 설문은 당신의 잠재력이 얼마나 큰지 평가한다. 치유 효과가 어느 정도일지 가늠하기 위해서다.

다음 각 항목에서 지난 한 달 동안의 경험을 돌이켜 보라. 해당 경험이
얼마나 자주 일어났는지에 따라 다음과 같이 점수를 매겨라.

1 = 전혀 없거나 많아야 한 번 정도   **2** = 가끔
3 = 어느 정도 자주   **4** = 아주 자주

1 2 3 4   우울했다.

1 2 3 4   걱정하고 불안했다.

1 2 3 4   병원에 가야 했다.

1 2 3 4   통증이 있지만 병원에 가지 않았다.

1 2 3 4   만성적인 건강 문제에 시달렸다.

1 2 3 4   몸에 좋지 않은 식품, 패스트푸드, 정크푸드를 먹었다.

1 2 3 4   심적 압박을 받았다.

1 2 3 4   스트레스가 심했다.

1 2 3 4   잠들기 어려웠다.

1 2 3 4   충분한 수면을 취하지 못했다.

1 2 3 4   체중을 관리하지 못했다.

1 2 3 4   두통에 시달렸다.

1 2 3 4   요통으로 허리가 아팠다.

1 2 3 4   이성 관계가 잘 풀리지 않았다.

☐1 ☐2 ☐3 ☐4 화가 많이 났다.

☐1 ☐2 ☐3 ☐4 운동과 신체 활동을 거의 하지 않았다.

☐1 ☐2 ☐3 ☐4 자기 회의를 하거나 자존감 문제에 시달렸다.

☐1 ☐2 ☐3 ☐4 외로움을 느꼈다.

☐1 ☐2 ☐3 ☐4 사랑과 보살핌을 받지 못한다고 느꼈다.

☐1 ☐2 ☐3 ☐4 심각한 가족 문제가 있었다.

☐1 ☐2 ☐3 ☐4 미래를 걱정했다.

답변 평가하기

이 설문은 총점을 따지지 않고 각 항목의 답변에 초점을 맞춰야 한다. 3점이나 4점짜리 답변이 많다면 지난달 당신의 삶이 힘들었다는 점을 시사한다. 그러나 대다수의 경우 아무리 잘 지냈다고 해도 3점 또는 4점짜리 답변이 어느 정도 있는 것이 정상이다.

이 답변을 잘 보관했다가 이 책을 다 읽고 난 뒤 다시 답해 볼 것을 권한다. 또 치유의 라이프 스타일을 채택한 뒤 며칠 또는 몇 주마다 다시 답해 보라. 답변에 개선이 있다면 새로 선택한 라이프 스타일이 실제로 효과가 있다는 증거다. 따라서 이상적인 동기 유발이 될 수 있다.

설문 2 : 긍정적인 경험

치유의 자아는 좀 더 높은 차원의 경험으로 우리를 이끌어 삶을 더욱 즐겁고 의미 있게 만들어 준다. 이 설문은 현재 당신이 그런 경험을 얼마나 많이 하는지를 측정한다. 지난 한 달 동안의 경험을 돌이켜 보고 다음과 같이 점수를 매겨라.

1 = 전혀 없거나 많아야 한 번 정도 **2** = 가끔
3 = 어느 정도 자주 **4** = 아주 자주

1 2 3 4 내면의 만족을 느꼈다.

1 2 3 4 다른 사람에게 터놓고 사랑을 표현했다.

1 2 3 4 자유롭고 해방된 기분을 느꼈다.

1 2 3 4 직장이나 가정에서 인정받고 칭찬받았다.

1 2 3 4 내면의 평화와 평온을 느꼈다.

1 2 3 4 나 자신이 더 큰 계획과 비전의 일부라고 느꼈다.

1 2 3 4 나를 향한 사랑스러운 제스처를 경험했다.

1 2 3 4 영적인 경험을 했다.

1 2 3 4 자애와 연민을 느꼈다.

1 2 3 4 누군가를 용서했다.

1 2 3 4 나 자신을 용서했다.

1 2 3 4 과거 사건에 대한 좋지 못한 감정을 떨쳐 버렸다.

1 2 3 4 누군가와 정서적 유대감을 형성했다.

1 2 3 4 축복받는다고 느꼈다.

1 2 3 4 신성하고 거룩한 존재를 느꼈다.

1 2 3 4 인간의 선함에 대한 나의 믿음이 옳았음을 확인했다.

1 2 3 4 더없이 행복하고 황홀했다.

1 2 3 4 내면의 빛을 보거나 경험했다.

1 2 3 4 순수한 존재와 속박되지 않은 의식을 경험했다.

1 2 3 4 다른 사람의 신성함을 목격했다.

1 2 3 4 명상이나 기도를 했다.

1 2 3 4 창의적인 영감을 받았다고 느꼈다.

답변 평가하기

이 설문 역시 총점을 따지지 않고 각 항목의 답변에 초점을 맞춰야 한다. 1점과 2점짜리 답변이 아주 많다면 지난 한 달 동안 당신의 삶은 재미와 활기가 없었다는 뜻이다. 그러나 대다수의 경우 삶이 아무리 보람 찼다고 해도 1점 또는 2점짜리 답변이 어느 정도 있는 것이 정상이다. 첫 번째 설문과 마찬가지로 이 답변을 잘 보관했다가 이 책을 다 읽고 난 뒤 다시 답해 볼 것을 권한다. 또 우리의 제안대로 치유의 라이프 스타일을 채택한 뒤 며칠 또는 몇 주마다 다시 답해 보라. 답변에 개선이 있다면 자신에게 고차원적인 경험이 드물지 않으며 무작위적이지도 않다는 증거다. 따라서 추가적인 동기 유발이 될 수 있다. 그런 경험은 치유의 자아를 통해 언제든 원할 때 접근할 수 있다.

이제 우리는 건강에 대해 현실적이고 진지한 태도를 가지면 어떤 이점이 따르는지 더 잘 알게 됐다. 건강 유지의 도박 모델에서 벗어나는 데 필요한 중요한 개념을 발견했기 때문이다. 무엇보다 의식이 중요하다는 사실을 깨달았다면 이제 당신은 변화의 첫걸음을 뗄 준비가 된 상태다.

앞으로 설명할 세부적인 사항이 많다. 이제 이어지는 챕터에서 우리가 제시하는 새로운 모델의 요점을 하나씩 알아보겠다. 하지만 무엇보다 중요한 점은 치유의 자아가 공허한 개념이 아니라 실제라는 사실을 인식하는 것이다. 치유의 자아는 우리가 들이쉬고 내쉬는 호흡만큼이나 우리에게 가깝고, 늘 뛰고 있는 심장의 박동만큼이나 우리에게 필수적이다.

chapter 2

웰니스 성공과 실패의 갈림길

전인적 시스템 접근법의 특장점은 자연스러움이다. 호흡과 음식 섭취, 수면 등 우리가 살아가는 데 필요한 가장 기본적인 기능 전부가 전인적 시스템에 영향을 미친다. 첨단 의학은 이런 과정을 깊이 파헤친다. 심층 연구가 진행될수록 먹고 숨 쉬고 자는 문제가 우리가 알고 있는 것보다 훨씬 더 복잡한 과정이라는 사실이 계속 밝혀지고 있다. 하지만 생명 유지 기능이 이처럼 복잡하고 어렵다는 점 때문에 아주 단순하면서도 중요한 사실을 놓쳐서는 안 된다. 평생 건강을 잘 관리하는 사람과 최상의 웰니스 상태를 누리는 사람은 하루 8시간을 푹 자고, 건강한 체중을 유지해 주는 균형 잡힌 식단을 선택하며, 편안하게 호흡하는 사람이라는 사실 말이다. 다시 말해 스트레스와 불안에 짓눌리지 않는 것이 웰니스의 핵심이다.

우리 대다수는 가장 기초적인 전인적 시스템 과정도 잘 모른다. 건강 유지의 자연스러움을 잘 이해하지 못하는 것이다. 왜 그럴까? 자율주행차에 빗대어 살펴보자.

엔지니어들이 오랫동안 꿈꾸던 자율주행차가 이제 실용화를 앞두고 있다. 하지만 그에 대한 사람들의 반응이 반드시 긍정적이지는 않다. 어떤 사람은 낙관적으로 보지만, 비관적으로 생각하는 사람도 적지 않다. 낙관론자들은 자율주행차가 교통안전에 요긴하다고 생각한다. 인공 지능과 전방위로 끊임없이 살필 수 있는 센서를 갖춘 자율주행차는 도로 위의 잠재적인 위험을 거의 즉시 감지할 수 있다. 최고의 인간 운전자보다 훨씬 빨리 위험한 상황을 파악한다. 그러나 이런 안전 보장 장치가 오작동을 일으키면 어떻게 될까? 바로 거기서 비관론이 시작된다. 자신이 직접 제어하지 않는 기계에 의해 사고를 당하는 것은 말 그대로 악몽이기 때문이다.

따라서 자율주행차라 해도 필요한 경우 인간 운전자가 개입해서 제어권을 잡는 수단을 시스템에 포함할 필요가 있다. 교통과 관련된 상황에서는 언제나 개인적인 판단이 필요하다. 적어도 지금 단계에서는 제어권을 기계에 완전히 맡기려는 사람이 많지 않을 것이다. 생명에 가해지는 위험을 고려하면 아마 영원히 그럴지 모른다.

우리 몸과 관련해서도 그와 유사한 문제가 있다. 몸은 기계적인 측면에서 볼 때는 완벽하게 자율적이지만, 사실은 이중 제어를 받는다. 이 책의 서두에서 우리는 호흡의 사례를 들었다. 우리가 신경을 쓰든 쓰지 않든 호흡은 자동으로 이루어지는 기본적인 생존 기능이다. 그러나 우리가 원한다면 언제든 개입해서 더 빨리 또는 더 느리게, 더 깊이 또는 더 얕게 호흡할 수 있다.

몸은 전인적 시스템으로 작동하기 때문에 우리의 개입은 한 부위에 국한되지 않는다. 예를 들어 한쪽 극단은 공황 발작과 연관된 호흡일 수 있고, 다른 쪽 극단은 마음 챙김이나 요가 수련에 따른 호흡일 수 있다. 몸에 대한 우리의 모든 개입이 웰니스의 자연적인 상태를 벗어나게 할 가능성이 있다는 뜻이다. 실제로 우리 대다수가 그렇게 한다. 특히 부정적인 개입의 결과는 수면 장애, 라이프 스타일 관련 만성 질병, 비만, 불안증, 우울증 등 수십 가지 방식으로 나타난다. 선천적인 치유 반응은 폐렴이나 소아마비 같은 중대한 와해에 의해 무력화된다.

현대 의학이 발달하면서 이런 파괴적인 사건이 더욱 드물어질 뿐 아니라 그에 대한 치료도 더 효과적으로 이루어지고 있다. 따라서 치유의 진정한 위협은 부정적이거나 예기치 못한 결과를 가져오는 우리의 일상적이고 무의식적인 개입에서 비롯된다. 빗방울 하나하나가 모여 결국 홍수를 일으키듯이 말이다.

치유 반응은 좋고 나쁨을 판단하지 않는다. 긍정적이건 부정적이건 우리가 하는 모든 선택을 받아들인다. 우리 몸의 세포는 우리가 제공하는 것에 따라 생산 라인을 바꾸는 화학 공장이라고 할 수 있다. 우리가 제공하는 것은 경영진이 내리는 지시에 해당한다. 모든 사람의 삶은 좋은 선택과 나쁜 선택의 혼합체이기 때문에 우리가 살면서 하는 모든 행동은 웰니스 수준을 높이거나 낮춘다. 우리가 라이프 스타일에서 어떤 선택을 하든 우리 몸의 세포는 잘잘못의 판단 없이 그대로 받아들인다. 하지만 문제는 우리가 그에 대한 대가도 반드시 치른다는 사실이다.

그렇다면 어떻게 해야 할까? 이 중요한 문제의 정답은 우리 몸의 이중 제어를 치유의 도구로 사용하는 것이다. 누구나 그 내면에서는 두

가지 치유 과정이 진행되고 있다.

첫 번째는 자동 치유다. 오랜 세월 진화를 거치며 우리 모두 유전자로 물려받은 치유력을 말한다.

두 번째는 의식적인 치유다. 자동 치유를 지원하거나 개선하는 모든 기회를 가리킨다.

어떤 경험이든 치유 대상이 될 수 있다. 한번 생각해 보라. 우리는 신체적인 통증이 없어도 다음과 같은 경험을 피할 수 없다.

- 우울하고, 무력하고, 절망적이라고 느낀다.
- 미래를 걱정한다.
- 불안하고, 두렵고, 위험하다고 느낀다.
- 몸에 밴 행동과 나쁜 습관에서 빠져나올 수 없다.
- 자존감이 낮다.
- 보람이 없다.
- 이성 관계가 잘 풀리지 않는다.
- 외롭고, 외면당하고, 존중받지 못한다고 느낀다.
- 목적이나 의미 없이 지낸다.
- 과거의 트라우마와 마음의 상처로 죄책감과 수치를 느낀다.

현재나 과거에 이 항목 중 일부를 경험하지 않은 사람은 아마도 없을 것이다. 최근 조사에 따르면 미국 성인 6명 중 1명은 정신과 처방약을 먹는다. 우울증 같은 장애는 약으로 증상을 완화할 수 있지만, 그렇다고 해도 그 실체적 원인은 사라지지 않고 그대로 남는다. 약이 근

팬데믹 시대의 평생 건강법

본적인 문제를 해결해 주지 않는 것이다. 연구자들은 다양한 방법을 동원해 우울증의 원인을 찾는다. 뇌의 특정 부위가 관련되는지 알아보기 위해 뇌 촬영법을 사용하고, 우울증 유전자가 있는지 확인하려고 유전자를 분석하며, 특정 행동 패턴이 우울증과 관련 있는지 알아보려고 정신 평가를 한다.

그러나 이런 연구 노력에도 우울증의 정확한 원인은 밝혀지지 않았다. 가장 널리 용인되는 결론은 우울증이 환자별로 독특하며, 각기 다른 심리적·생리적·유전적 특성을 드러낸다는 사실이다. 우울증은 개인적인 경험과 그에 대한 반응 방식과 상관있다. 언론을 통해 똑같은 나쁜 소식을 접해도 그에 대한 반응은 가지각색으로 나타난다. 어떤 사람은 무관심한 반면, 어떤 사람은 심한 우울증을 보이는 등 반응은 개인에 따라 아주 다양하다. 불안증에서도 그와 비슷한 경향이 나타난다. 예를 들어 취미로 거미를 수집하는 사람이 있는가 하면, 거미를 끔찍이 무서워하는 사람도 있다.

이성 관계가 잘 풀리지 않는가? 부부 사이가 잘 맞지 않는가? 인생에 목적과 의미가 없다고 느끼는가? 이런 다양한 부정적인 인식을 고칠 수 없는 것은 의학적인 치료의 잘못이 아니다. 이런 괴로움의 원인은 약으로 제거할 수 없다. 또 이런 현상은 표준 의학 모델에도 맞지 않는다. 의학은 모든 질병의 '진짜' 원인이 신체의 물리적인 변화라고 고집하기 때문이다.

그러나 여러 중요한 연구에 따르면 눈에 보이지 않는 주관적인 상태가 우리 몸에 큰 영향을 미칠 수 있다. 미국 텍사스 대학 의대 연구자들은 심장 동맥 우회로 조성술과 대동맥 판막 교체술 등 심장 절개 수술을 받은 환자들의 사망률을 조사했다. 수술 6개월 후 어떤 환자는 생존하고 어떤 환자는 사망하는 이유를 찾기 위해서였다. 의학적 표준 접근법을 취할 경우 그 이유는 신체의 물리적인 차이로 설명되는 것이 마땅하다.

하지만 토머스 옥스먼 박사가 이끄는 텍사스 대학 연구팀은 비정통적인 접근법을 채택했다. 그들은 환자들에게 사회적 상황에 관한 두 가지 질문에 답하도록 했다. 질문은 '사회단체 활동에 정기적으로 참여하는가?', '종교나 영성적인 믿음에서 힘과 위로를 얻는가?'였다.

환자들은 간단히 '예' 또는 '아니요'로 답했다. 연구팀은 그들의 답변을 분석하면서 나이, 질환의 중증도, 심장 발작의 전력 등 일반적으로 심장 수술 후의 사망과 관련된 위험 인자를 전부 배제했다. 그러자 결과가 상당히 놀랍게 나타났다. 두 가지 질문 모두에 '예'라고 답한 사람은 수술 6개월 후 사망할 확률이 5% 미만이었으나, 두 질문 모두에 '아니요'라고 답한 사람은 수술 6개월 후 사망할 확률이 20~25%였다.

전체적으로 볼 때 사회단체 활동으로 사회적 지지를 받고 종교에서 위안을 얻는 환자는 그렇지 않은 환자에 비해 심장 수술 후 생존할 가능성이 7배나 높게 나타났다. 고지질 혈증, 고혈압, 심장 발작 가족력 등 심장 수술 후의 사망과 관련된 다른 위험 인자에서는 그런 큰 차이를 발견할 수 없었다. 클럽이나 교회 등 사회단체 소속 여부는 객관적인 문제지만, 신앙이나 영성에 관한 질문은 전적으로 개인의 느낌에 대한 문제다.

느낌은 완전히 주관적이다. 그러나 마찬가지로 중요한 것은 느낌이란 의식의 활동이라는 점이다. 다시 말해 자아의식의 표시다. 따라서 옥스먼 박사팀 연구 결과는 의식적인 치유를 명백히 뒷받침한다.

마지의 이야기 : 의식이 우선이다

치유 반응의 대부분은 여전히 미스터리로 남아 있다. 어떤 사람은 병에 걸리지만 어떤 사람은 건강한 이유는 무엇일까? 누구도 확실히 알 수 없고, 예측할 수도 없다. 감춰진 이유는 우리 몸의 신체적인 상황을 뛰어넘는 그림자 지대에 존재한다.

삶의 방식으로서 의식에 기반한 치유가 효과적임을 보여 주는 살아 있는 증인이 적지 않다. 90대 후반인 마지를 보자. 그녀는 91세까지 다른 사람 도움 없이 거동할 수 있었다. 혼자 살면서 직접 밥을 지어 먹고 운전도 계속했다. 힘든 일을 할 때만 도우미를 고용했다. 마지의 건강은 아주 좋았다. 70세 이상의 미국인이 먹는 처방 약이 평균 일곱 가지인 데 비해, 그녀는 고혈압약 하나만 먹었다.

사회가 고령화 시대로 진입하면서 더 많은 사람이 마지의 건강 장수 비결을 알고 싶어 할 것이다. 건강을 유지하면서 오래 살 수 있는 것이 우량 유전자 덕분일까? 지금까지 연구에서 그런 단일 유전자나 유전자 그룹이 정확히 밝혀진 적은 없다(그러나 그런 유전자의 유력한 단서는 일부 찾았다). 일반적으로 부모 양쪽이 모두 80세 이상 생존했다면 당신의 기대 수명은 평균보다 약 3년 길 수 있다. 대단한 차이는 아니다.

통계적으로 볼 때 마지는 유리한 점이 있었다. 그녀는 미국 오하이오주 신시내티의 부유한 가정에서 태어나 수준 높은 의료 서비스를 받을 수 있었다. 하지만 그녀가 태어난 1920년 당시에는 그런 서비스를 받는다고 해도 어린이가 생명을 위협하는 질병에 걸리지 않는다는 보장이 없었다. 항생제도 개발되지 않은 상황이었기 때문이다. 그녀는 운 좋게도 결핵이나 소아마비, 성홍열에 걸리지 않았다. 이처럼 심각한 어린이 질병에 걸리지 않는 것이 더 긴 수명과 관련 있는 것은 당연한 사실이다. 그러나 그녀는 그런 요인이 자신의 건강 장수에 결정적인 영향을 미친 것은 아니라고 생각한다.

마지는 이렇게 회상했다.

"뉴욕에 사는 한 예술가와 결혼했는데 부부 관계가 좋지 않았다. 우리 둘 다 고집이 보통이 아니라 부부 싸움이 잦았다. 남편과 다투다 보니 세 아들에게 잘해 주지 못했다. 아이들을 사랑했지만 본의 아니게 가혹하게 대할 때가 많았다."

마지는 자신의 심리적 특성 중 하나인 분노가 수십 년이 지난 뒤에도 삶에 큰 영향을 미쳤다는 사실을 깨달았다.

"아이들이 겨우 10대일 때 나는 남편과 갈라섰다. 한 아이는 기숙 학교로 가고, 두 아이는 전 남편과 살기로 했다. 전 남편은 나에 대한 감정이 너무 좋지 않아 재판을 통해 나에게 재산을 한 푼도 나눠 주지 않았다. 갑자기 나는 완전히 외톨이가 됐다. 내 인생이 그토록 엉망이 된 것을 믿을 수 없었다."

마지는 그 전부터 우울증에 시달렸다. 자신의 성마른 성미 때문에 아이들이 자라면서 상처를 입은 것이 분명해 보였다.

"마음이 가라앉으면 나는 곧바로 내가 아이들에게 왜 그토록 화를 냈는지 잊어버렸다. 하지만 아이들은 달랐다. 그들은 어머니인 나를 두려워했다."

지금까지 살펴본 바에 따르면 마지가 평균 수명보다 더 오래 사는 이유를 설명해 주는 요인은 없어 보인다. 우울증이 만성이 되고 전반적인 건강에 영향을 미쳤다면 오히려 수명이 더 짧아지는 게 맞지 않을까?

그러나 다른 한 가지 요인이 그녀의 인생을 바꾸었다. 그녀가 불교에 귀의했다는 사실이다. 그녀에게는 그 결정이 중요한 내면의 변화를 일으켰다.

"친구를 통해 참선을 지도하는 스님을 만났다. 내가 왜 불교에 관심을 두게 됐는지는 잘 모르겠지만, 참선을 시작하자 나에게 두 가지 현상이 나타났다. 우선 마음이 침착해지면서 사소한 일에 화를 내지 않게 됐다. 또 나 자신의 진정한 모습을 알 수 있었다. 특히 나는 혼자 있는 것을 매우 불안해했음을 깨달았다. 내가 일으킨 모든 소동은 실제로는 주변 사람들의 관심을 끌기 위한 전술이었다. 나는 그런 식으로 내가 진정으로 느끼는 외로움을 감추었다."

우리가 이 책을 쓸 당시 96세이던 마지는 요양원에서 지내며 가장 낮은 수준의 생활 지원 프로그램 서비스를 받고 있었다. 도우미가 하루 몇 차례 그녀 상태를 살피고 목욕을 도와주는 것으로 충분했다. 먹는 약도 늘지 않았다. 스스로 식당에 가서 점심과 저녁 식사를 하고, 일주일에 한 번씩 친구들과 함께 외식도 했다.

다만 두 가지 어려운 문제가 있다고 마지는 말했다.

"70대에 고관절 대치 수술을 받았는데, 인공 고관절이 마모되기 시작하면서 좀 먼 곳은 걸어가지 못해 휠체어를 사용하기로 했다. 다른 문제는 아들들이 아직도 나에게 마음을 열지 못하고 있다는 사실이다. 늘 분노에 찬 어머니 아래에서 자랐다는 사실을 쉽게 떨칠 수 없는 모양이다. 그 점이 아직 내 마음에 남아 있는 앙금이다. 그것 말고는 마음이 평온하다."

마지는 다행히도 일찌감치 참선에 입문했다. 1970년대 말 주류 의학계에서 명상이 혈압 강하 같은 긍정적인 건강 효과와 관련 있다는 것을 보여 주는 연구가 나오기 시작했다. 그러면서 명상을 통한 긴장 완화가 스트레스와 불안감 감소 등 건강 혜택을 가져다줄 수 있다는 인식이 서서히 퍼져 나갔다. 그로부터 40여 년이 지난 현재 명상은 더 보편화되고 건강 유지 방법으로 널리 인정받았다.

요즘 전인적 시스템 접근법은 마음과 몸 사이의 모든 인위적인 장벽을 허문다. 어떠한 경험도 반드시 마음과 몸 둘 다에 영향을 미친다는 깨달음이 대세로 자리 잡았다.

사랑하는 사람의 죽음에 따른 비탄이 면역 반응을 약화한다는 사실을 생각해 보자. 그런 심한 슬픔은 급격한 정신적 사건이며, 심리적 고통의 출처다. 가족의 일원이 사망한 지 6개월이 지난 뒤에도 여전히 심한 슬픔에 빠져 있는 것을 '외상적 비탄'이라고 한다. 외상적 비탄에 대한 여러 연구에 따르면 그런 사람에게 총체적 장애가 올 가능성이 크다. 건강 면에서 거의 모든 것이 잘못될 수 있다는 말이다.

배우자와 사별한 남녀 150명을 대상으로 한 연구 결과, 배우자 사망 후 약 6개월이 지나도 외상적 비탄 증상이 있는 경우 13~25개월 사이에 암, 심장 질환, 고혈압, 자살 충동, 섭식 습관 변화 같은 장애가 생길 수 있는 것으로 나타났다(나의 동료인 탄지 박사는 그가 17세일 때 45세인 아버지가

팬데믹 시대의 평생 건강법

돌아가셨는데, 어머니가 슬픔에서 벗어나 정상 생활을 하기까지 수년이 걸렸다고 한다).

이유는 알 수 없지만 그런 비탄으로 일부는 다른 사람보다 더 큰 피해를 본다. 그럴 경우 상처 입은 마음이 자연적으로 치유되지 않고 2년 안에 정신과 신체 양면에서 여러 장애를 겪을 수 있다. 외상적 비탄에 대한 다른 연구들도 수면 장애, 낮은 자존감, 슬픈 기분 등과 관련해 그와 비슷한 결과를 발표했다.

외상적 비탄은 마음과 몸의 연결에 큰 영향을 미친다. 암과 심장병의 경우 의학은 신체적인 측면에 대해 많은 것을 알려 줄 수 있다. 물론 깊이 들어가면 외상적 비탄을 겪는 사람에게서도 화학적인 불균형을 발견할 수 있다. 그러나 이런 종류의 오랜 비탄을 촉발하는 원인을 찾을 수 없을 뿐 아니라, 치유 시스템이 실패하는 이유를 알 수도 없으며, 비탄의 목적과 의미를 이해할 수도 없다. 코끼리와 반려견 같은 예외도 있지만, 인간 외의 다른 포유류에게서는 비탄이 나타나지 않는 것 같다. 사슴 무리 중 한 마리가 사냥꾼의 총에 맞으면 나머지 사슴들은 잠시 동요하다가 곧바로 정상으로 돌아가 무심하게 풀을 뜯어 먹는다.

비탄을 촉발하는 원인, 치유 시스템이 실패하는 이유, 비탄의 목적과 의미가 매우 중요한 것은 부인할 수 없는 사실이다. 인간은 목적을 위해 살아간다. 목적이 사라지면(예를 들어 배우자 사망) 비탄이 찾아와 삶을 의미 없게 만든다. 몸의 모든 세포는 화학 물질 형태로 메시지를 전달받는다. 이 화학 물질은 비탄의 물적인 증거다. 그러나 의미의 상실은 화학적으로 이해되지 않는다. 인간적인 문제이기 때문이다. 비탄은 고통스럽지만, 누군가가 배우자를 잃고도 슬퍼하지 않는다면 주변 사람들이 이상하게 여길 것이다. 누군가는 뒤에서 비정하다고 욕할지 모른다. 그 역시 매우 인간적인 표현이다.

보이지 않는 치유

치유의 자아는 우리의 일부로서 눈에 보이지 않는 원인을 다룬다. 또 누구는 병에 걸리고 누구는 늘 건강한 이유, 삶의 목적과 의미도 다룬다. 치유가 단지 보이지 않는다고 해서 신비로운 것은 아니다. 치유 반응에 관해 전혀 생각해 보지 않은 사람도 당연히 행복을 바랄 것이다. 전반적인 행복을 얻는 한 가지 열쇠는 사랑받는 느낌이다. 그렇다면 세포도 사랑받는다고 느낄 수 있을까? 터무니없다는 반응을 보이기 전에 다음 연구를 한번 살펴보자.

예일 대학 연구팀은 자원한 남성 119명과 여성 40명을 대상으로 심장 동맥 조영술을 실시했다. 심장 발작이나 뇌졸중의 주요 원인이 되는 심장 동맥 폐색을 진단하는 가장 정확한 검사법이다. 팔 동맥에 가느다란 관을 삽입해 심장 동맥까지 진입시켜 이 관에 조영제를 주사한 다음 컴퓨터 단층 촬영(CT)이나 자기 공명 영상(MRI) 스캔으로 심장 동맥 내부를 촬영하는 시술로, 혈관 내부 상태를 직접 볼 수 있다. 연구팀은 피험자들에게 자신이 가족이나 주변 사람들로부터 사랑받는다고 느끼는지, 또 정서적으로 지지를 받는다고 느끼는지 조사한 다음, 조영술로 심장 동맥 내부를 살폈다.

검사 결과, 평균적으로 볼 때 자신이 사랑받고 정서적으로 지지받는다고 밝힌 사람이 심장 동맥 폐색 정도가 낮은 것으로 나타났다. 식단이나 운동, 흡연, 가족력 등 심장병을 예측하는 다른 위험 인자도 있지만, 그런 요인을 배제하더라도 자신이 사랑받고 정서적으로 지지받는다고 느끼는 것이 심장 동맥 폐색 정도를 예측하는 하나의 기준이 될 수 있었다. 스웨덴의 여성 131명을 대상으로 한 연구도 같은 결론에 도달했다.

그러나 이 문제와 관련해 가장 눈에 띄는 연구는 단 하나의 질문을 바탕으로 한 조사였다. 미국 오하이오주 클리블랜드의 케이스 웨스턴 리저브 대학 연구팀은 협심증 병력이 없는 기혼 남성 1만 명을 대상으로 연구를 했다. 협심증은 심장병과 관련된 전형적인 흉통 증상을 가리킨다(그러나 심장 발작은 그런 증상 없이도 일어날 수 있다).

예상한 대로 고지질 혈증, 고혈압, 고령 등 심장병의 흔한 위험 인자에서 가장 점수가 높은 남성이 향후 5년에 걸쳐 협심증을 보일 확률이 20배 이상 높았다. 연구팀은 그들에게 간단한 질문 한 가지에 답하도록 했다.

'아내가 당신에게 사랑을 표현하는가?'

이 질문에 '예'라고 답한 남성은 알려진 위험 인자의 점수가 높아도 협심증을 보일 확률이 낮았다. 역으로 위험 인자 점수가 높은 피험자 중 아내가 자신에게 사랑을 표현하느냐는 질문에 '아니요'라고 대답한 남성은 '예'라고 답한 남성에 비해 협심증을 보일 확률이 거의 2배 높게 나타났다.

외상적 비탄의 경우처럼 몸과 마음의 연결을 진지하게 받아들이면 우리는 의료계의 가장 흔하면서도 잘못된 가정 두 가지를 무력화할 수 있다. 그 두 가지는 다음과 같다.

첫째, 치유는 신체적인 현상으로 자동으로 진행된다.

둘째, 자동적인 치유 반응이 실패할 경우 의사가 할 수 있는 일은 약물이나 수술로 개입하는 것뿐이다.

사랑과 비탄은 정서 스펙트럼 양극단에서 몸과 마음의 경계를 가로지른다. 심장병은 약과 수술로 치료할 수 있지만, 소외되고 외로우며 사랑받지 못한다고 느끼는 사람에게는 약과 수술이 효과가 없을 수 있다. 또 외상적 비탄이 가져오는 예측 불가능한 신체적 영향은 약과 수술로 치료할 수 없다. 그뿐 아니라 비탄이 시작된 후 13~25개월 동안 잘못될 수 있는 모든 증상에 맞는 약을 투여하기는 사실상 불가능하다. 따라서 의사가 일상의 진료에서 치유의 자아를 무시하면 건강과 치유의 중요한 부분을 배제하게 된다.

기초적인 의식 훈련

지금까지 살펴본 것을 종합하면 의식적 치유는 적절히 활용하기만 하면 분명히 효과가 있다는 결론이 나온다. 그런데 흔히 의식적이라고 하면 단지 잠을 자거나 정신을 잃은 상태가 아닌 것을 생각하는 사람이 많다. 물론 그들도 훈련하면 요가나 참선 수행자처럼 의식을 잘 활용할 잠재력을 충분히 갖고 있다. 다만 그들은 의식 사용법을 배운 적이 없을 뿐이다. 예를 들어 한 방에 세 사람을 앉혀 놓고 그들에게 무엇을 의식하는지 물어보라. 그 순간 자신의 시선을 끄는 것에 따라 다양한 대답이 나올 것이다. 방에서 나는 냄새를 의식한다는 사람도 있고, 벽지를 의식한다는 사람도 있으며, 천장의 높이를 의식한다는 사람도 있을 것이다. 그러나 생각이나 기분, 느낌 등 자신의 내면 상태를 의식한다는 대답은 듣기 어려울 것이다. 또 실내 온도를 30도로 높이는 것처럼 누구나 피부로 느끼거나 알 수 있는 환경적인 변화를 주어야만 모두가 같은 것을 의식한다고 대답할 가능성이 크다.

요가를 비롯한 동양의 여러 정신 수련법은 임의적인 의식을 연마함으로써 내재적인 능력을 하나의 기술로 발전시키는 것이다. 의식을 훈련한 사람은 외부나 내부의 물체를 의식하기 전에 하나같이 자각을 이야기한다. 자신을 의식한다는 의미다. 물론 일반 사람들도 자신을 의식한다. 그런 의식 없이는 '나'라는 느낌이 들 수 없다. 그러나 그런 의식은 우리 마음속에서 무작위로 일어나는 예측 불가능한 수많은 활동의 하나에 불과하다.

의식 훈련을 반드시 영성이나 동양 철학과 연관시킬 필요는 없다. 의식 훈련은 누구나 자기 삶의 질을 높일 목적으로 사용할 수 있다. 그런 면에서 치유의 자아는 하루 중 어느 때든, 어떤 종교적인 배경에서든, 어떤 상황에서든 활용할 수 있다. 자신의 웰빙 상태를 실시간으로 나타내는 신호를 감지하는 것이 그 열쇠다. 치유의 자아를 활용하는 의식 훈련은 다음과 같은 단계로 진행된다.

- 자신의 신체적인 느낌을 인지한다. 그러기 위해서는 자신의 몸이 보내는 신호에 민감해야 한다.
- 그 신호를 해석하는 방법을 알아야 한다. 자신의 몸을 스트레스의 근원으로서가 아니라 최고의 친구로 받아들여야 그 신호를 정확

하게 해석할 수 있다.

- 자신의 내면에서 정서적으로 무슨 일이 일어나는지 파악한다. 자기 부인, 좌절, 두려움, 감정 억제를 떨쳐 내야 이 단계에 이를 수 있다.

누군가가 별생각 없이 '안녕하세요?'라고 물으면 우리도 별생각 없이 형식적으로 대충 대답한다. 그러나 치유의 자아는 그 질문을 진지하게 받아들인다. 실제로 자신에게 무슨 일이 일어나고 있는지 알면 자가 치유 과정을 시작할 수 있다. 물론 웨어러블 기기를 통해 갑자기 심장 박동이 빨라지거나 혈압이 오르거나 호흡이 불규칙해질 때 알림으로 경보를 받는 것도 유용한 지표가 된다. 그러나 우리 자신만이 그런 신호에 대응하고 치유를 시작할 수 있다는 사실을 명심해야 한다.

기초적인 의식을 강화하기 위해 직장에서 쉽게 할 수 있는 방법을 알아보자. 직장 생활을 괴롭히는 부정적인 영향을 막아 내려면 다음 중 하나를 실천해 보라.

직장에서의 마음 챙김

- 동양 철학에서 의식은 단 한 가지에 초점을 모아야 한다. 긴장을 푼 상태에서 오직 한 가지에 주의를 집중해야 한다. 따라서 동시에 여러 가지 일을 하지 않는 것이 좋다. 집중력이 분산되고 업무 효율성이 떨어지기 때문이다.
- 집중하되 긴장은 풀어야 한다. 조용하고 비교적 방해를 덜 받는 곳에서 일하는 방법을 찾아라. 동료들이 당신을 비사회적인 사람

이라고 생각하지 않도록 1시간에 두 번 정도 돌아다니며 동료들과 접촉함으로써 당신이 개인적인 교류도 즐긴다는 점을 보여 줘야 한다. 그럴 경우 동료들은 당신이 혼자 일하는 시간을 더 존중하게 된다.

- 현재에 집중하라. 그러기 위해서는 사소한 업무를 쌓아 두지 말아야 한다. 5분 이내에 할 수 있는 업무는 즉시 처리하라. 이런 습관을 들이면 시간 관리를 더 잘할 수 있다. 그러면 퇴근할 때 시간이 부족해서 할 일을 다 못 했다고 불평하지 않게 된다.

- 자신의 몸이 무엇을 필요로 하는지 파악하라. 최소한 1시간에 한 번은 자리에서 일어나 기지개를 켜고 돌아다녀라.

- 자신의 중심을 챙겨라. 마음이 어지럽고 스트레스를 느끼면 조용한 곳을 찾아가 눈을 감고 심호흡을 하면서 다시 중심을 잡아라. 어떤 사람은 자신의 심장 부위에 생각을 집중하면 중심 잡기가 더 잘된다고 말한다.

- 호흡에 신경 쓰라. 호흡은 심박, 혈압, 스트레스 반응 등 여러 가지 신체 기능과 연관된다. 최소한 1시간마다 '열'까지 세는 호흡을 몇 회 하라. 넷까지 세면서 숨을 들이마신 뒤, 잠시 멈추고 그 숨을 느끼며 긴장을 푼 다음, 다섯부터 열까지 세면서 숨을 내쉬는 방식을 따르면 좋다. 자신에게 편안한 숨쉬기 속도를 찾아야 한다. 너무 느리게 호흡하면 숨이 찰 수 있다. 그런 식으로 훈련하면 일반적으로 호흡수가 1분에 열네 번에서 여덟 번으로 줄어들면서 더 평온한 마음을 느낄 수 있다.

- 궁극적인 목적을 늘 염두에 두어라. 그 목적은 마감 시한을 맞추

는 것이 아니라 행복한 하루를 만드는 것이 돼야 한다. 심리학자들에 따르면 가장 행복한 삶을 영위하는 사람은 하루하루 행복하게 즐기는 전략을 따른다. 진정으로 미소를 띠게 하는 것이라면 무엇이건 행복한 경험이다.

이 일곱 가지 전략은 직장 밖에서도 적용할 수 있다. 그러나 우리는 하루 중 3분의 1 이상의 시간을 직장에서 보낸다. 때로는 그보다 훨씬 많은 시간을 일하기도 한다. 미국의 평균적인 사무직 노동자는 퇴근 후 집에서 일하는 것까지 포함해 일주일에 60시간 이상 직장 업무에 매달린다. 이처럼 심한 직장의 압력과 요구 아래에서 자신의 내면을 계속 의식하기란 쉬운 일이 아니다. 그러나 그런 마음 챙김의 혜택은 매우 크다. 정신적인 소음으로 마음이 어지러워지는 일 없이 자신의 중심을 잡고 내면에 주의를 집중할 수 있다면 일하는 도중에도 실제적인 명상이 가능하다. 지혜를 가르치는 모든 문화권 전통의 주요 목표 중 하나가 그것이다. 영적인 문제는 제쳐 두고라도 자신을 의식하는 것이 치유를 지향하는 라이프 스타일의 주된 요소다.

chapter 3

사랑보다 더 나은 것은 없다

제1부 챕터 2에서 우리는 사랑받는다고 느끼는 사람이 그렇지 않은 사람보다 심장이 더 건강할 확률이 높다는 연구 결과를 살펴보았다. 이 연구는 여러 측면에서 매우 의미심장하다. 우선 우리 모두가 잘 안다고 생각하는 사실, 즉 '모든 감정 중에서 사랑만큼 건강에 이로운 것은 없다'라는 통념을 실질적인 과학으로 뒷받침해 준다. 사랑은 신뢰와 기쁨, 온정의 차원에서 우리의 삶을 지탱해 준다. 다른 어떤 감정도 사랑에 비할 수 없다. 인도의 유명한 시인 라빈드라나트 타고르는 사랑이란 단순히 감정이 아니라 우주의 힘이라고 칭송했다. 특히 어린아이에게 가장 가혹한 운명은 사랑 없는 가정에서 성장하는 것이다. 다음 이야기가 그런 점을 통렬하게 보여 준다.

패트릭은 지금 30대 초반이다. 그는 어렸을 때는 자신이 정서적인 피해에 시달린다고 믿지 않았다. 다만 어머니로부터 사랑한다는 말을 들을 때도 안아 주거나 심지어 쓰다듬어 주는 것조차 기대할 수 없다는 사실은 알고 있었다. 아기 때부터 어머니와의 거리감은 그처럼 컸다.

패트릭은 이렇게 돌이켰다.

"5세 때 편도선 절제 수술을 받으려고 입원했다. 그날이 밸런타인데이였다. 나는 입원한 다른 아이들과 함께 병실에 있었다. 다른 아이들 어머니들이 밸런타인데이 카드와 사탕을 들고 찾아왔다. 하지만 우리 어머니는 오지 않았다. 나는 말이 안 된다고 생각했다. 그때의 기억은 침대에 누워 벽 쪽으로 얼굴을 돌린 채 다른 아이들과 어머니들이 나누는 이야기를 듣지 않으려고 베개로 귀를 막은 것밖에 없다. 그런 불만을 수년 동안 품고 지냈다. 그러던 어느 날 어머니와 점심을 같이 먹다가 궁금증을 참을 수 없어서 물었다. 그때 왜 병원에 오지 않았느냐고. 그랬더니 어머니는 면회 시작 시간보다 조금 늦게 병원에 도착했는데, 내가 웅크린 채 침대에 누워 울고 있어서 나를 달랬다고 했다. 하지만 나는 그 부분이 전혀 기억나지 않았다. 홀로 외로이 버려졌다는 느낌만 떠올랐다."

심리학자들도 증언하듯이 이처럼 어린아이는 부모의 양육과 관련해 실제로 일어나지 않은 일을 진짜 있던 일로 착각하고 그에 대해 강한 믿음을 형성할 수 있다. 그런 아이에게는 사실보다는 평소에 가진 느낌이 더 중요하게 작용한다. 그럼에도 의학계는 의학적인 검사와 진단으로 인정되는 부분만 건강과 관련 있다고 판단하는 것이 언제나 옳은 일은 아니라는 사실을 깨닫기까지 오랜 시간이 걸렸다.

실제로 완전히 주관적인 믿음과 느낌도 검사와 진단 못지않게 중요하다. 우리는 모두 스스로에게 하는 자신의 주관적인 이야기를 사실이

팬데믹 시대의 평생 건강법

라고 믿는다. 그 이야기는 어린 시절 부모가 우리에게 준 메시지로 시작한다.

패트릭의 부모는 그에게 '너는 너 혼자'라는 메시지를 보냈다. 서로 냉담하고 애정이 없던 부모는 아들에게 보낸 그런 메시지를 정상이라고 여겼다. 그러나 아이는 사랑해 주고 보호해 주는 부모와 친밀한 유대를 느낄 필요가 있다. 이는 수백만 년 전에 형성된 진화적 특성이다. 잘 알려진 실험에서 새끼 원숭이를 어미와 떼어 놓자 그 새끼 원숭이는 안절부절못하는 등 매우 불안한 행동을 보였다. 그러다 철망과 패딩으로 만든 부모 원숭이 인형을 주자 새끼들은 즉시 그 인형에 달라붙어 위안을 받았다.

인간에게도 유대감 결여는 그와 다름없는 부정적인 영향을 미친다. 물론 인간은 최악의 상황에도 적응하는 뛰어난 능력이 있지만, 그것만으로는 부족하다. 패트릭의 경우 자신이 외톨이라는 믿음이 심리학적 용어로 '느슨한 애착 관계'를 불러왔다. 그는 안전하고, 소중히 여겨지고, 보호받는다고 느끼지 못했다. 끔찍한 일을 당해도 아무도 도와주지 않을 것이라는 생각이 그의 마음에 자리 잡았다. 물론 어떤 부모라도 자녀에게서 그런 이야기를 들으면 충격이 클 것이다. 어떻게 보면 그건 흑백 논리에 따른 과장된 이분법 개념이라고 말할 수 있다. 그럼에도 아이들은 잊을 수 없는 감정 경험에 근거해 그런 생각을 계속 품는 경향을 보인다.

패트릭은 희미한 미소를 지으며 회상했다.

"난 어떤 면에선 운이 좋았다. 나는 외톨이라는 믿음 때문에 일찍부터 독립심이 강했다. 내가 7~8세일 때도 사람들은 하나같이 나를 보고 애어른이라고 말했다. 나는 그런 내가 자랑스러웠다. 나는 어른처럼 무엇이든 잘했다. 오랫동안 그렇게 지냈다."

10대가 되어 데이트를 시작했을 때도 패트릭의 가슴에 뚫린 구멍은 여전히 메워지지 않은 상태였다. 그는 회복 방법을 몰랐다. 누군가에게 가까이 다가가는 것이 어색하게만 느껴졌다. 패트릭은 자신을 스스로 돌봐야 한다고 계속 믿으면서 갈수록 커지는 성적인 욕구만 채우려고 했다. 여자아이들도 대부분 그에게 잘 맞춰 주었지만, 여자 쪽에서 좀 더 많은 것을 원하기 시작하고 관계가 진지해지려고 하면 패트릭은 다툴 구실을 찾거나 냉담하게 대했다. 여자아이들은 마음에 상처를 입고 그의 곁을 떠났다.

패트릭은 대학에 들어가 컴퓨터 과학을 전공했다. 그때는 정서적으로 말하자면 외톨이로 지내는 것이 몸에 배어 있었다. 자신을 스스로 돌보는 능력은 출중했다. 하지만 그가 깨닫지 못한 점이 있었다. 그가 자신을 스스로 돌보는 것은 다른 누구도 자신을 돌봐 주지 않는다고 믿기 때문이라는 사실이었다. 보살펴 주고 보호해 주는 사랑의 모델이 그에게는 아예 없었다.

이야기는 여기서 끝날 수도 있었다. 하지만 다행히도 패트릭에게 새로운 세계가 열렸다. 그는 대학원 시절 한 여자를 만났는데, 그녀는 이전에 만난 여자들과는 아주 달랐다. 그때까지 견지하던 완전히 '냉철하고 합리적'인 세계관에 맞지 않게 그는 그녀에게 첫눈에 반했다.

패트릭은 이렇게 말했다.

"솔직히 첫눈에 반한다는 것은 다들 그냥 하는 말이지 실제로는 그럴 리가 없다고 생각했다. 하지만 프랜과 처음 마주쳤을 때 그녀는 친구들과 얘기를 하고 있었는데 아주 잠시였지만 정말 눈을 뗄 수 없었다. 마치 강한 자석처럼 나를 끌어당기는 뭔가를 느꼈다. 용기를 내어 말을 걸었는데 그녀는 친절하게 화답하며 미소를 띠었다. 난 그냥 집으로 갔지만 그녀 외에는 아무것도 생각할 수 없었다. 마침내 내가 사귀자고 말했고, 그녀도 기꺼이 동의했다. 그때부터 내 앞에 완전히 새로운 세계가 펼쳐졌다. 애정 같은 감정을 인정하지 않던 내가 갑자기 사랑에 빠진 바보가 됐다. 그녀가 다른 일이 생겨 나를 만날 수 없을 때는 정말 죽을 것 같았다. 꿈인지 생시인지 확인하려고 매일 나 자신을 꼬집었다. 난 세상에서 가장 아름다운 여자와 사랑에 빠졌다."

'첫눈에 반한다'라는 의심의 여지 없는 경험뿐만 아니라 사랑이 우리 몸에서 강력한 생리적 변화를 일으킨다는 과학적인 증거는 수없이 발견됐지만, 이 전체적인 현상은 여전히 베일에 가려 있다. 뇌의 신경 활동에서 화학적인 변화가 일어났다는 것은 패트릭의 뇌가 사랑에 빠졌다는 의미일까, 아니면 그 자신이 사랑에 빠졌다는 것일까? 전인적 시스템 접근법에서는 그 두 가지를 분리할 수 없다. 한 걸음 더 나아가 치유의 측면에서도 사랑과 관련해 마음과 몸의 경계를 가로지르는 몇 가지 심층적인 문제가 있다.

첫째, 사랑은 어떻게 또 왜 신체적 건강을 증진할까?

둘째, 첫눈에 반한 사랑의 열병이 진지한 사랑으로 성숙하면 우리의 웰빙에 어떤 영향을 미칠까?

셋째, 사랑이 아주 깊어지면 더 높은 차원의 의식의 문이 열릴까?

인간의 경험은 이 모든 분야에서 사랑이 특유의 힘을 갖고 있다는 사실을 말해 준다. 좀 더 깊이 들어가 보면 그 이유를 찾을 수 있다.

사랑은 깊이, 또 멀리까지 닿는다

지금 우리는 누군가의 삶 전부를 변화시킬 만한 놀라운 경험을 생화학적으로 설명할 수 있는 시대에 산다. 하지만 정교한 뇌 단층 촬영 영상과 호르몬 수치 측정으로도 알 수 없는 것이 있다. 바로 사랑에 빠지는 현상과 그 의미다. 이는 그런 영상이나 수치로 이해할 수 없다. 모든 분야를 아울러서 나타나는 현상이기 때문이다. 다시 말하자면 사랑은 전인적 시스템에서 일어나는 사건이다.

제1부 챕터 2에서 살펴봤듯이 심장 동맥이 사랑이나 사랑의 결여에 어떻게 반응하는지 보여 주는 연구는 빙산의 일각에 불과하다. 우리에게는 사랑과 애착과 관련해 유전자에 깊이 새겨진 진화의 자취가 남아 있다. 미국 노스캐롤라이나 대학의 심리학자 바버라 프레드릭슨 교수는 이렇게 설명했다.

"우리는 뇌의 어느 부분에 애착과 사랑의 지도를 보관하고 있다. 그건 어머니의 무릎, 친구가 잡아 주는 손, 연인의 포옹이라고 말할 수 있다. 우리는 내면에 이 모든 것을 갖고 다닌다. 우리가 추락할 때 잡아 주기 위해 그것들이 언제나 그곳에 있다는 사실을 아는 것만 해도 우리는 마음의 평온을 느낄 수 있다."

무엇보다 중요한 것은 어떤 사람이 혼자 조용히 앉아 있을 때도 그는 결코 혼자가 아니라는 사실이다. 그의 내면에는 유아기부터 겪어 온 모든 인간관계로 형성된 지도가 들어 있다. 이 역시 전인적 시스템 현상이다. 그 관계에서 각 순간은 계속 변해 가는 전체 지도를 구성하는 작은 조각이다.

이것이 어떻게 작동하는지 알아보기 위해 다음의 각 문항을 읽고 가장 먼저 떠오르는 생각대로 '그렇다' 또는 '아니다'에 표시해 보라.

- 어머니가 나를 많이 사랑해 주셨다.   ☐ 그렇다 ☐ 아니다
- 나는 우리 아버지 아래에서 자라 기쁘다.   ☐ 그렇다 ☐ 아니다
- 나는 지금 처지에 불만이 없다.   ☐ 그렇다 ☐ 아니다
- 나의 현재 애정 관계는 아주 좋다.   ☐ 그렇다 ☐ 아니다
- 나는 뜻이 잘 맞는 좋은 친구가 있다.   ☐ 그렇다 ☐ 아니다
- 나는 감정적인 면을 좋아한다.   ☐ 그렇다 ☐ 아니다
- 나는 내 느낌을 잘 드러낸다.   ☐ 그렇다 ☐ 아니다
- 다른 이가 나에게 속마음을 잘 털어놓는다.   ☐ 그렇다 ☐ 아니다
- 나는 다른 사람을 잘 보살핀다.   ☐ 그렇다 ☐ 아니다
- 나는 소속감을 갖는다.   ☐ 그렇다 ☐ 아니다

어떤 곳에 표시하건 옳거나 틀린 답은 없다. '옳은' 답변이라고 믿는 것을 표시하기 위해 잠시 멈춰 생각하지 않고 즉시 답한다면 그 답변은 자신의 내면에 들어 있는 사랑과 인간관계의 지도에서 직접 나온 것이라고 할 수 있다. 그런 자신의 답변을 보고 기분 좋게 느끼거나 충격받을 수 있다.

우리는 앞으로 이 책에서 그런 내면의 지도를 여러 면에서 개선할 방법을 차근차근 보여 줄 것이다. 지금은 여태껏 생각해 보지 않던 내면의 이미지가 우연히 생긴 것이 아니라 자신의 전체를 아우르는 이야기이며, 그것이 자신에게 어떤 영향을 주는지만 인식하라.

전인적 시스템 접근법은 사랑이나 사랑의 결여가 다양한 영향을 미칠 수 있다고 예측한다. 우리가 사랑에 빠지면 우리 몸의 생화학적 측면에서 여러 가지 중요한 변화가 일어난다. 예를 들어 코르티솔, 난포 자극 호르몬 같은 호르몬과 함께 도파민, 세로토닌 등 흥분과 행복을 느끼게 하는 뇌 신경 화학 물질이 더 많이 분비된다. 이런 반응은 사랑에 빠진 가장 초기 단계에서 나타나는 변화다. 하지만 얄궂게도 코르티솔과 난포 자극 호르몬은 이성 간의 흥분에 의해 생기는 스트레스의 표시이기도 하다. 로맨틱한 사랑이 환희와 고통 둘 다를 가져오는 것이 모두 그만한 화학적인 근거가 있다는 뜻이다. 〈한여름 밤의 꿈〉에서 "진정한 사랑의 행로는 결코 평탄치 않다"라고 노래한 셰익스피어는 진작에 신경 과학의 진실을 직감한 듯하다. 더 흥미로운 점은 남성 호르몬으로 잘 알려진 테스토스테론 수치가 나이 들수록 남자에게서는 내려가고 여자에게서는 높아진다는 사실이다. 기질이 변하면서 남자와 여자가 좀 더 비슷해진다는 의미다.

하지만 그보다 더 큰 영향을 미치는 것은 사랑이 치유 반응에 끼칠 수 있는 효과다. 치유에는 면역 체계가 얼마나 잘 작동하는지가 가장 중요한 요인인데, 감정이 면역 체계를 바꾼다는 연구 결과가 상당히 많다. 면역학자이자 심리학자인 재니스 키콜트-글레이저와 로널드 글레이저 박사 부부는 결혼한 지 평균 42년이 지난 커플을 대상으로 연구한 결과, 부부 싸움이 끊임없던 사람들의 면역 반응이 약해졌다는 사실을 발견했다.

그런 현상은 노부부에게 국한된 것이 아니다. 예를 들어 신혼여행 중인 커플에 대한 연구에서도 함께 사는 데 따르는 문제에 관해 물을 때

팬데믹 시대의 평생 건강법

적대적이고 부정적인 행동을 보이는 커플에게서 면역 반응이 저하된 것으로 나타났다.

이 책을 여기까지 읽은 독자라면 우리 몸이 긍정적이거나 부정적인 감정에 따라 반응한다는 사실을 당연하게 받아들이겠지만, 이 반응이 얼마나 신속하게 이루어지는지 알면 놀라지 않을 수 없을 것이다.

하버드 대학의 심리학자 데이비드 매클리랜드 교수가 이끈 선구적인 연구를 보자. 연구팀은 자원한 학생들을 두 그룹으로 나누어 한 그룹에게는 테레사 수녀가 인도 콜카타 빈민가에서 버려진 아이들을 헌신적으로 돌보는 일을 기록한 영화를 보게 했고, 또 다른 그룹의 학생들에게는 다른 주제에 대한 중립적인 다큐멘터리를 보도록 했다. 학생들이 그 영화를 보는 동안 연구팀은 그들의 항체 수치를 측정했다.

그 결과 테레사 수녀에 대한 다큐멘터리 영화를 본 학생들은 평균적으로 항체 수치가 높아졌을 뿐만 아니라, 혈압 하강 등 스트레스 수준도 줄어든 것으로 나타났다. 이 결과는 우리 몸이 현시점의 감정적 경험에 어떻게 반응하는지를 잘 보여 준다. 그러나 예외가 있었다. 일부 학생은 테레사 수녀의 선행을 영화로 보면서 면역 반응이 오히려 약해졌다.

그런 다음 연구팀은 모든 학생에게 강변 벤치에 앉아 있는 부부 사진을 보여 준 뒤 그 부부에 관한 이야기를 글로 쓰도록 했다. 일부 학생은 그 부부가 서로 사랑하고 도와주며 존중한다고 묘사했다. 그러나 다른 학생들은 그 부부가 불행하며 서로 속이고 조종한다는 등 아주 다른 내용을 썼다.

그런데 주목할 점은 첫 연구에서 테레사 수녀의 영화를 보면서 면역 반응이 크게 감소한 학생들이 후속 연구에서도 노부부에 관한 부정적인 이야기를 썼다는 사실이다. 이 결과가 시사하는 바는 의미심장하다. 우리 내부에 각인된 생각이 인간관계에 대한 모든 것을 결정한다는 뜻이기 때문이다. 그 생각이 진실이 아니라고 해도 자기 생각대로 독자적인 해석을 내리게 된다.

다시 패트릭 이야기로 돌아가 보자. 그와 프랜은 로맨틱한 사랑의 첫 단계에 들어섰다. '눈에 콩깍지가 씐' 상태에서는 사랑에 대한 모든 것이 너무 강력한 나머지 현실마저 왜곡될 수 있다. 자신이 사랑하는 사람이 이 세상에서 가장 아름다워 보인다. 사랑하는 사람 앞에서는 주변이 완전히 낙원이다. 이처럼 사랑의 열병에 걸리면 온 세상이 더 밝아 보이고 멋진 사람으로 가득하다. 그러나 현실에 엄격한 합리주의자에게는 그 전부가 환상일 뿐이다.

게다가 사랑의 열병은 일시적이다. 시간이 흐르면 도취 정도가 약해지면서 감정이 시들해진다. 운이 좋으면 더욱 안정적인 사랑의 성숙한 단계로 옮겨 간다. 이 단계에서는 엔도르핀, 옥시토신, 바소프레신 등 사랑의 열병에 빠졌을 때와는 다른 신경 화학 물질이 두 사람 사이의 교감에 반응해 예측 가능한 패턴을 따라 분비된다. 그런데 사랑에 빠지는 일이 과연 일련의 화학적인 경험에 불과한 것일까?

합리주의자들이 고려하지 않는 중요한 요인이 있다. 사랑에 빠지면 우리는 내면의 진정한 자아를 만나게 됨으로써 삶이 좀 더 진실해질 수 있다는 사실이다. 우리는 우연히, 그리고 일시적으로 확장된 의식 세계로 들어간다. 신비주의 시인들은 강력한 인간의 사랑을 신의 사랑과 연결하면서 그런 세계를 칭송했다. 13세기의 유명한 페르시아 시인

팬데믹 시대의 평생 건강법

잘랄 아드딘 아르 루미는 이렇게 노래했다.

오 신이여, 나는 사랑을 발견했습니다!
얼마나 놀랍고, 좋고, 아름다운지!
이 온 우주와 거기에 포함된 모든 것을 각성시키고 흥분시키는
열정의 영혼에
경의를 표합니다.

이처럼 사랑이 더 높은 차원으로 확장될 수 있다는 점에는 의심의
여지가 없다. 그 영역에서는 가장 심오한 방식으로 전인적인 치유가 이
루어진다. 부인할 수 없는 몸과 마음의 연결이 사랑에 빠지는 일상적인
사례에도 그대로 적용된다. 어디에서 느끼든 다음과 같은 경험들이 사
랑에 속한다.

- 새로워진 느낌
- 마음의 차원에서 형성되는 유대감
- 안전하게 보호받는 느낌
- 기쁨과 흥분, 정신적인 고양
- 다른 사람을 향한 열린 마음과 공감, 온정
- 몸이 가벼워진 느낌
- 에너지나 빛이 몸을 통과하는 느낌

이런 상태에서는 성자가 묘사하는 것과 난생처음 사랑을 발견한 패

트릭 같은 사람의 느낌 사이에 차이가 없다. 안타깝게도 패트릭과 프랜의 열정적인 사랑은 1년 이상 가지 못했다. 사랑의 열병 단계를 지난 모든 커플이 그렇듯이 그들도 서로 맞지 않는 면이 나타나기 시작했기 때문이다. 이처럼 '나와 나의 것'에 대한 서로의 요구를 절충하면서 사랑의 감정을 유지하기란 사실상 어렵다. 그러나 패트릭은 프랜과의 짧으면서도 화끈한 사랑에서 삶의 가장 소중한 교훈을 얻었다. 자신이 사랑스러운 사람이며 자신도 다른 사람을 사랑할 수 있다는 사실이었다.

우리 인간은 생물학적인 로봇이 아니다. 우리는 모든 경험에서 의미와 개인적인 가치를 추구한다. 몸은 우리의 경험을 음식물처럼 분해하고 합성한 뒤 모든 세포에 메시지를 보낸다. 반면 마음은 독자적인 영역에서 경험을 감각, 이미지, 생각, 느낌 등으로 처리한다. 사랑과 사랑의 결여가 전인적 시스템에 미치는 영향을 인간의 심장만큼 잘 융합하는 것도 없다. 따라서 심장은 단순한 신체적인 기관 이상으로 이해해야 한다.

심장의 전인적 시스템 비전

심장은 전인적 시스템 접근법이 가장 효과적인 기관 중 하나다. 특히 심장병은 미국에서 남녀를 불문하고 주된 사망 원인이기 때문에 치유를 향한 라이프 스타일의 일차적인 표적이 될 수 있다. 심장은 정서적이거나 신체적인 느낌에 민감하게 반응한다. 우리가 선택하는 거의 모든 것이 심장에 영향을 미친다.

팬데믹 시대의 평생 건강법

그러나 이런 사실을 진정으로 이해하는 사람은 드물다. 일반적으로 사람들은 가슴 통증 같은 증상이 나타나기 전까지는 심장 건강에 대해 체육관에서 하는 심장 강화 운동 정도로만 생각한다. 유방암 같은 다른 질병이 심장병보다 더 많은 시선을 끌면서 여성들에게서 더 많은 두려움을 유발한다. 하지만 통계적으로 볼 때 그런 인식은 현실 상황과 완전히 다르다. 유방암으로 사망하는 미국 여성의 비율이 31명 중 1명인 반면, 심장병으로 사망하는 비율은 3명 중 1명이다.

특히 우울증과 불안증은 심장 발작의 위험을 높이는 것과 관련 있다. 그와 대조적으로 긍정적인 감정의 수준이 높을수록 그 위험은 줄어든다. 물론 심장을 건강하게 지키는 것은 중요하다. 그러나 우리가 말하는 전인적 시스템 접근법에서 신체적 기관은 전체 이야기의 일부분에 지나지 않는다. 나머지 부분은 태도나 인생관과 관련 있다.

신체적인 접근법만으로 충분하다는 생각에는 한계가 있다. 1950년대 초 미국에서 한국 전쟁에 참전한 젊은 군인 사상자들의 심장을 조사한 연구가 있었다. 당시 미국에서는 40~60대 남성 사이에서 심장 발작이 유행한다는 사실이 알려지기 시작했다. 이처럼 예상보다 이른 심장 발작 급증을 초래하는 원인이 무엇인지 아무도 몰랐다. 그때만 해도 콜레스테롤이 심장병의 주범으로 지목되기 전이었다. 또 콜레스테롤을 낮추는 스타틴 제제도 개발되지 않은 시절이었다.

그런 당혹스러운 상황에서 젊은 군인들의 심장이 암울한 이야기를 전했다. 그들의 심장 동맥에서 혈류를 방해하는 플라크가 상당히 많이 발견됐다. 지방과 미네랄, 피떡이 뭉쳐져 딱딱해진 플라크는 심장에 필요한 산소 공급을 차단할 수 있다. 따라서 동맥이 막히면 심장 근육이 경련을 일으켜 심장 발작으로 이어진다. 의학계는 그때까지 플라크가 쌓이는 데는 수십 년이 걸리며, 플라크가 축적되면서 서서히 심장 기능 상실 위험이 커진다고 생각했다.

그러나 한국 전쟁에 참전한 미국 군인들은 20대 초반이었다. 그럼에도 그들 중 다수의 심장 동맥에는 심장병에 시달리는 나이 많은 남성처럼 플라크가 많이 쌓여 있었다. 도대체 어떻게 된 일일까? 또 그처럼 젊은 나이에 플라크가 많이 생기는데도 대부분 40세가 넘어서야 심장 발작이 나타나는 이유는 무엇일까? 그 이유는 지금까지도 밝혀지지 않았다. 식단, 혈액 지질, 스트레스, 유전학, 심장 혈관 내벽의 미세한 변화 등 플라크를 일으킬 수 있는 요인은 많지만, 실제 플라크가 형성되는 과정은 아주 복잡하다.

당시 그 군인들이나 그들을 검사한 의사들은 무엇인가 심각한 일이 일어나고 있다는 사실을 전혀 몰랐다(혈관 조영술 같은 정교한 검사법은 수십 년 뒤에야 개발됐다). 협심증처럼 심장병과 관련된 가슴 통증은 일반적으로 병이 한참 진행된 단계에서야 나타난다. 또 혈관이 막혀도 통증이 없을 수 있다. 그럴 때는 심장 발작이 아무런 예고 없이 갑자기 찾아온다. 따라서 통증이 있든 없든 치유의 라이프 스타일을 따르는 것이 중요하다.

많은 검사를 거쳐 일단 심장병이 진단되면 일반적으로 의사는 환자에게 가장 먼저 고지질 혈증이나 고혈압을 막는 약을 처방한다. 라이프 스타일을 바꾸라는 형식적인 조언도 할 것이다(그런 조언조차 하지 않는 경우도 있다). 그러나 대개 환자는 다이어트나 운동을 충분히 실행할 의지가 그리 강하지 않다. 평생 몸에 밴 습관을 고치기가 어렵기 때문이다.

그러다 환자 상태가 계속 더 나빠지면 외과적인 치료를 시작한다. 가장 흔한 수술 두 가지가 혈관 성형술과 심장 동맥 우회술이다. 두 가지 수술에 대해 알아보자.

혈관 성형술

막힌 심장 동맥에 작은 풍선을 삽입해 혈관 내부의 막힌 부분을 넓혀 혈류가 잘 통하게 해 줌으로써 심장 발작 위험을 줄이는 방법이다. 수술 후에는 일반적으로 그 부분에 짧고 좁은 철망 스텐트를 삽입해 혈류가 계속 잘 통하게 한다. 비교적 위험이 적기 때문에 미국에서는 이 수술이 1986년 13만 3000건에서 2000년대 들어 연간 100만 건 이상으로 늘었다. 그에 따라 심장 동맥 우회술을 포함해 이 분야의 수술이 현재 1000억 달러 규모의 산업으로 발전했다. 그러나 모든 수술이 그렇듯이 혈관 성형술도 장단점이 있다.

우선 장점을 살펴보자. 아주 가는 선으로 풍선을 심장 동맥에 삽입하기 때문에 신체에 상처를 내지 않는다. 심장 발작처럼 생존을 위해 이 수술을 할 수밖에 없는 사람이 적지 않은데, 시간이 오래 걸리지 않고 크게 불편하지도 않다. 회복이 빨라 병원에서 하룻밤 정도 상태를 관찰한 뒤 퇴원할 수 있다. 환자는 대부분 곧바로 정상 생활로 돌아간다. 이 수술의 주된 목적은 가슴 통증을 완화하거나 심리적 위안을 줌으로써 환자 기분을 더 낫게 만드는 것이다. 이 목적은 대부분 달성될 수 있다.

단점은 혈관 성형술을 받아도 근본적인 문제가 제거되지는 않기 때문에 질병이 계속 진행된다는 것이다. 수술을 여러 차례 받아야 하는 경우가 적지 않으며, 삽입된 스텐트는 정기적으로 교체해야 한다. 전반적으로 볼 때 특히 나이 많은 환자의 수명이 크게 연장되지는 않는다(최근 심장 발작을 일으킨 환자의 경우는 극단적인 예외다). 1990년대 초 실시한 최초의 혈관 성형술 임상 시험은 약물 치료와 비교할 때 생존에 큰 도움이 되지 않는 것으로 나타났다.

이 수술에 직접적으로 수반되는 심각한 위험은 풍선에 의해 동맥 내부의 플라크 조각이 떨어져 나가 동맥의 다른 곳을 막음으로써 심장 발작이나 뇌졸중을 일으키는 것이다. 그럴 확률은 전체 수술 건수의 1~2%다. 풍선이 과도하게 부풀면 동맥이 파열될 수도 있다. 다양한 감염 가능성도 있다.

또 혈관 성형술은 기본적으로 비용이 많이 들고, 병원에 따라 비용에 큰 차이가 난다. 혜택에 비해 비용이 과하다는 지적도 있다. 미국심장협회의 2008년 연차 학술 대회에서 발표된 한 논문은 혈관 성형술이 일부 심장병 환자의 가슴 통증을 완화해 주지만 심장병의 통상적인 초기 관리 전략으로는 비용이 너무 비싸다고 밝혔다. 그럼에도 매년 미국인 100만 명 이상이 이 수술을 받는다.

심장 동맥 우회술

혈관 성형술보다 훨씬 더 복잡한 심장 동맥 우회술은 인공 심폐기를 사용해 심장 대신 온몸에 피를 보내면서 심장 박동을 정지시킨 상태에서 수술하게 된다. 따라서 그만큼 위험이 크고 비용도 훨씬 더 비싸다. 몇 가지만 짚어 보자.

우선, 심장 동맥 우회술은 고통이 심하며 완전히 회복될 때까지 오래 걸린다. 그럼에도 주된 심장 동맥이 심하게 막힌 것 같은 특수한 경우를 제외하고는 기대 수명을 크게 연장해 주지 못한다.

수술 후에도 환자는 라이프 스타일을 철저히 개선하기가 어렵기 때문에 몇 달 안에 플라크가 다시 생겨 이식된 혈관을 손상시키기 시작한다(1960년 이 수술을 가장 먼저 받은 환자는 1년 뒤 가슴 통증이 다시 시작됐다).

이 수술 개발자들은 심장 기능 상실 위험에 직면한 환자에게만 유용하기 때문에 흔히 사용하지는 않으리라 예측했다. 그러나 오산이었다. 현재 미국에서는 심장 동맥 우회술이 매년 50만 건 이상 실시된다.

혈관 성형술과 심장 동맥 우회술의 단점 중 가장 두드러진 문제는 '근본적인 문제가 해결되지 않는다'라는 것이다. 그런데 1980년대 딘 오니시 박사가 한 선구적인 연구는 심장병의 경우 라이프 스타일을 긍정적으로 바꿈으로써 예방만이 아니라 치유까지도 가능하다는 사실을 보여 주었다. 당시만 해도 혁명적으로 인식되던 오니시 박사의 다이어트·운동·명상·스트레스 감소 프로그램은 막힌 심장 동맥을 실제로 열어 주었다. 심장병 진행 역전에 처음으로 성공한 사례였다.

라이프 스타일 기반의 접근법은 지금도 심장 발작 위험이 큰 환자의 심장 동맥에서 플라크를 제거하는 유일한 검증된 방법이다. 그 프로그램에 특히 명상을 포함한 것이 당시에는 대담하고 논란 많은 시도였다. 지금은 고혈압과 불안증, 불면증 등의 치료에 명상이 적극 추천되지만, 그때만 해도 의학계에는 명상이 동양의 신비한 종교 수행법일 뿐 '진정한' 의학은 아니라는 편견이 많았다. 오니시 박사의 프로그램은 명상과 더불어 매우 엄격한 다이어트 규칙도 따르도록 요구했다. 예를 들어 한 가지 규칙은 지방 섭취를 하루 티스푼 2개 분량 이내로 제한했다.

심장병 진단을 받지 않았거나 심장 발작을 겪지 않은 대다수에게는 그런 질병의 예방뿐 아니라 치유까지 가능한 이상적인 라이프 스타일을 찾기가 여전히 쉽지 않다. 오니시 박사는 몸과 마음이 연결된 상태를 말하는 심신 상관 측면에서 치유를 탐구하는 책을 여러 권 펴내고, 기고문도 많이 썼다. 그럼에도 의학은 앞으로 계속 마음과 몸을 분리할 것이다. 하지만 치유가 필요한 우리는 그 같은 분리 접근법만 따를 수는 없다. 오니시 박사와 같은 독창적인 라이프 스타일 연구는 마음과 몸을 분리하는 장벽을 무너뜨렸다. 그런 연구가 없었다면 전인적 시스템 혁명이 일어날 수 없었을 것이다.

심장과 관련된 감정 상태 중 모든 사람이 혜택을 얻을 수 있는 것은 다음과 같다.

- 공감 : 다른 사람이 느끼는 것을 똑같이 느낄 수 있도록 해 준다.
- 온정 : 주위에 자애를 베풀 수 있도록 해 준다.
- 용서 : 오랫동안 쌓인 불만과 마음의 상처를 깨끗이 지워 준다.
- 희생 : 나보다 다른 사람의 이익을 우선시하도록 해 준다.
- 헌신 : 더 높은 가치를 존중하도록 이끈다.

이런 감정 상태는 모두 심장학에 나오는 용어는 아니지만 의학적인 문제에 영향을 미친다. 다음 챕터에서 우리는 최근의 획기적인 연구가 심장 문제를 어떻게 변화시키는지 살펴볼 것이다. 그러나 이 챕터에서는 사랑의 치유적인 가치를 강조하고자 한다. 사람은 사랑받는다고 느낄 때 번성하고, 사랑받지 못한다고 느낄 때는 시들어 간다. 사랑은 자긍심을 높여 자신을 더 잘 돌보게 해 준다. 또 사랑은 스트레스와 불안증, 우울증을 완화해 주고, 만성 염증을 줄여 주며, 심장병과 당뇨병, 알츠하이머병 같은 고령 질환의 위험을 낮춰 준다. 사랑은 라이프 스타일에 대한 선택이 아니라 의식의 상태다. 궁극적으로 중요한 것은 우리가 하는 선택 그 자체가 아니라, 그런 선택을 끊임없는 치유 상태로 연결하는 우리의 의식이다.

chapter 4

심장의 생명선

　심장병(여기서는 관상 동맥 심장병을 뜻한다)에서 감정이 그토록 중요한 역할을 한다는 것은 상당히 놀라운 이야기였을지 모른다. 하지만 그런 사실도 아주 복잡한 그림 맞추기의 한 조각에 불과하다. 심장병은 수많은 위험 인자가 구름같이 그 주변을 둘러싸고 있다. 리노바이러스라는 한 가지 원인에서 시작되는 일반 감기와는 차원이 다르다. 더구나 그 수많은 위험 인자는 주도적 역할을 하는 것 없이 전부 동등하게 작용할 수 있다. 또한 똑같은 위험 인자에 노출되더라도 어떤 사람은 심장병에 걸리고, 어떤 사람은 걸리지 않는다.

　이해가 잘 안 될지도 모른다. 심장 발작이라고 하면 대다수가 가장 먼저 떠올리는 단어가 고지질 혈증을 부르는 콜레스테롤이기 때문이다. 심장병 예방 캠페인은 고지질 혈증 치료제, 즉 혈액 속의 콜레스테롤 수치를 낮추는 약을 개발하는 작업에 수십억 달러를 지출한다. 약을 사용하지 않고 심장병을 실질적으로 역전시키는 프로그램이 오니시 박사에 의해 시작됐고 지금도 효과적으로 사용할 수 있지만, 약에 의존하려는 사람의 비율이 압도적으로 높다.

이처럼 사람들은 습관적으로 거의 아무런 생각도 하지 않고 의사와 약에 의존한다. 그러나 심장병의 경우 콜레스테롤에 초점을 맞추는 것은 전인적 시스템 접근법이 결코 아니다. 위험 인자가 너무 많아 그 복잡한 상황을 전반적으로 다룰 수 없기 때문이다.

심장병의 경우 수많은 위험 인자가 그 주변을 구름처럼 둘러싸고 있다는 사실은 전인적 시스템 접근법을 채택해야 최대의 효과를 얻을 수 있다는 점을 강력히 시사한다. 심장이 인간관계와 정서적 상태를 포함해 당신이 어떤 삶을 영위하느냐에 따라 민감하게 반응한다면 심장의 건강을 유지하기 위해 그 모든 요소를 아울러 다루는 게 옳지 않을까?

먼저 그 위험 인자의 구름이 어떻게 생겨났는지 알아보자.

우리가 제1부 챕터 3에서 살펴봤듯이 의학사에서 최대의 미스터리 중 하나는 1950년대 미국에서 발생한 조기 심장 발작 유행이었다. 과거에는 심장병이 상당히 드문 질병으로 인식되었다. 20세기가 시작될 무렵 미국 최고의 외과 의사로 꼽힌 존스 홉킨스 대학의 윌리엄 오슬러 교수는 일반 의사가 협심증 환자를 만날 가능성을 1년에 한 번 정도라고 평가했다. 그러다가 1950년대가 되자 미국의 의사들은 가슴 통증을 호소하는 환자(주로 남성)를 매주 또는 매일 보게 됐다.

또 이런 통계도 있다. 1900년에는 미국인의 주된 사망 원인이 폐렴이었다. 당시 평균 기대 수명은 47세였다. 그런데 1930년이 되자 심장병이 사망 원인 1위로 올라섰다. 그때의 평균 기대 수명은 60세였다.

그 사이에 무슨 일이 벌어졌을까? 심장병은 나이에 따라 급속히 증가하는데, 그동안 수명이 상당히 길어졌다는 것이 일반적인 설명이다. 수명이 길어지면서 그간 가려져 있던 흔한 질병인 심장병이 나타났다는 것이다. 수명이 길어진 것은 위생 수준이 개선됨과 동시에 감염병의 세균 이론이 발전하면서 더 나은 예방이 이루어진 덕분이었다.

항생제, 특히 페니실린 발견으로 감염병이 크게 줄었지만, 제2차 세계 대전 후 비교적 이른 나이에 해당하는 40~60세 남성 중 심장 발작에 의한 사망이 많이 늘어난 것은 아무도 예상하지 못했다. 그런 조기 심장 발작은 1960년대 중반 미국에서 최고조에 이르렀다. 그 뒤 기대 수명이 계속 늘어나는 상황에서도 심장 발작과 뇌졸중에 의한 사망은 점차 줄어들었다.

구름처럼 둘러싸고 있는 심장병 위험 인자들

심장 발작에 의한 사망의 점진적인 감소는 단순히 콜레스테롤 관리의 결과는 아니었다. 가장 중요한 요인은 다음과 같다.

첫째, 심장 발작 중 다수는 심장 감염(급성 심내막염)이 일으켰다. 혈액검사나 심장 초음파상으로 발견할 수 있고 항생제로 치료가 가능한 감염이었다. 일부 연구자는 이 요인이 심장 발작 사망 감소에 주된 역할을 했다고 주장한다.

둘째, 병원에서 더 나은 치료를 받으면서 심장 발작 환자의 생존율이 높아졌다.

셋째, 심장 감염이 발견된 환자는 병원에서 양질의 치료를 받을 수 있었다. 따라서 그에 따른 심장 발작일 경우 생존에 훨씬 더 유리했다.

그러나 의학계가 잘 인식하지 못한 것은 위험 인자 구름을 형성하기 시작한 요인들과 관련된 전반적인 상황이 개선되고 있다는 사실이었다. 그런 요인들은 다음과 같이 요약할 수 있다.

하버드 의대의 저명한 심장 전문의 폴 더들리 화이트 박사는 1955년 아이젠하워 대통령이 심장 발작을 일으킨 뒤 그의 주치의로 임명됐다. 화이트 박사는 미국인 식단 변화가 심장 발작 유행의 주된 원인이라고 생각했다. 대공황 당시와 그 직전 미국인 대다수는 소득이 낮아 채소 위주로 식사를 하고 육류는 소량만 섭취했다. 그러다가 경제 번영을 구가하면서 육류가 대부분을 차지하는 고지방 식단이 전례 없이 유행했다. 이것이 첫 번째 요인이다.

한편, 심장 발작 예방 운동을 시작한 화이트 박사는 미국인들이 주로 앉아서 생활하고 많이 움직이지 않는다는 사실을 지적하며 운동의 건강 혜택을 강조했다.

화이트 박사가 강조한 세 번째 요인은 체중 조절이었다.

그 뒤 스트레스에 대한 이해가 깊어지면서 A유형 성격의 개념이 대중문화에 도입됐다. 심장 발작이 A유형 성격의 특성과 관련 있다는 이론이다. 늘 긴장하고, 쉽게 만족하지 않으며, 적극적이고, 완벽주의를 추구하는 것이 A유형 성격의 특징이다. 느긋하고, 수용적이며, 일반적으로 많은 것을 요구하지 않는 B유형 성격과 대비된다. 이 점이 네 번째 요인이다.

다섯 번째는 담배의 유해성에 관심이 집중되면서 독성 영향이 주목받기 시작했다는 점이다. 폐암이 주된 표적이었지만, 흡연은 시간이 지나면 심장 동맥을 포함해 혈관 내벽도 공격한다는 사실이 밝혀졌다.

심장 발작의 남녀 격차는 대부분 난포 호르몬 에스트로겐의 역할 때문으로 밝혀졌다. 폐경 전까지 여성은 에스트로겐 덕분에 심장병에 잘 걸리지 않는다. 바로 여섯 번째 요인이다.

마지막 요인은 고혈압이 심장 동맥 내벽에 압력을 가하면서 심장병을 악화시키는 것으로 밝혀진 점이다. 플라크가 처음 쌓이기 시작하는 혈관 내벽의 작은 균열이 혈류의 압력으로 더 벌어져 플라크가 더 많이 축적되기 때문이다.

이처럼 심장병의 위험 인자 구름은 콜레스테롤 위에만 머무르지 않는다. 따라서 우리 식단의 한 가지 요소, 그것도 세포 구조에서 필수적인 화학 물질인 콜레스테롤이 심장병의 유일한 원인으로 지목되는 것은 매우 기이한 현상으로 보인다. 냉소주의자들은 제약사들이 치료제를 개발하면서 얻는 막대한 이익이 그런 왜곡을 부른다고 말한다. 또 그들은 문제를 즉시 해결해 주는 치료제를 찾는 소비자들의 '특효약' 사고방식도 지적한다. 이런 소비자 사고방식은 심장병이 다양한 원인이 복합적으로 작용하는 질병이라는 사실을 알면서도 다른 예방 가능한 경로는 무시하고 단지 콜레스테롤 저하제만 처방하려는 의사들을 더욱 부추긴다.

그러나 냉소주의로 문제가 해결되는 것은 아니다. 무엇보다 위험 인자의 통제가 중요하다. 요즘은 심장에 좋은 라이프 스타일을 따르는 사람이 갈수록 많아진다. 그들은 자주 운동하고, 지방과 설탕(최근 들어 포화 지방보다 더 큰 위험을 제기할 수 있다고 알려졌다) 섭취를 줄이며, 명상과 요가를 하고, 담배를 피우지 않는다.

이런 표준적인 예방법에 대해서는 나중에 좀 더 자세히 알아보기로 하자. 아무튼 콜레스테롤을 심장병의 주범으로 몰고, 콜레스테롤 저하제를 만병통치약으로 여기는 것은 타당성이 떨어진다. 1994년 학술지 《메디컬 클리닉스 오브 노스 아메리카(The Medical Clinics of North America)》에 실린 논문은 4건의 대규모 임상 시험 결과를 메타 분석(여러 선행 연구의 결과를 수렴해 계량적으로 통합하는 분석법)한 뒤 콜레스테롤 저하제 사용으로 비치명적인 심장 발작의 24% 감소, 치명적인 심장 발작의 14% 감소가 예상될 수 있다는 결론에 도달했다. 사실상 특효약 효과가 없다는 말이다.

우리는 특효약 유혹에 너무 약하다. 특히 가장 널리 알려진 콜레스테롤 저하제 계열인 스타틴이 해결책으로 널리 광고되면서 40세 이상 인구의 4분의 1이 이 약을 먹는다. 물론 스타틴은 심장 발작이나 뇌졸중의 위험을 상당 부분 낮출 수 있다. 2016년 영국 의학 학술지 《랜싯》에 발표된 한 논문은 영국에서 스타틴으로 예방하는 심장 발작과 뇌졸중이 연간 8만 건에 이른다고 주장했다. 그러나 눈에 보이지 않는 것이 있다. 상대적인 위험과 절대적인 위험의 차이다.

예를 들어 의사가 환자에게 약을 먹으면 심장 발작 위험을 50% 낮출 수 있다고 말한다고 상상해 보자. 상당한 효과처럼 들린다. 그러나 잘 생각해 보면 심장 발작의 절대적인 위험이 원래 10%였을 경우 약을 먹는다면 그 위험이 절반으로 줄어들어 절대적인 위험이 5%가 된다는 말이다. 따라서 대단한 의미는 없다. '위험을 50% 줄여 준다'라는 말은 '절대적인 위험 감소치가 5%'라는 말에 비해 아주 큰 효과가 있는 것처럼 들린다. 그래서 제약사는 상대적인 위험 감소치만 제시하는 경향이 있다. 물론 어떤 경우에는 상대적인 위험 감소율이 매우 중요하다. 이 책을 함께 쓴 탄지 박사는 조기 심장병 가족력이 있기 때문에 '나쁜 콜레스테롤'로 알려진 저밀도 지질 단백(LDL : Low-Density Lipoprotein) 수치를 60 아래로 유지하기 위해 스타틴을 먹는다. 그건 필요한 예방 조치다. 가족력은 콜레스테롤 저하제를 사용하지 않고서는 안심할 수 없는 유전적 위험이다.

의학 연구자들은 똑같은 데이터를 두고서도 서로 다른 관점을 제시하기도 한다. 2008년 말 스타틴의 상당한 효과를 보여 주는 메타 분석 결과가 발표되면서 의학계는 상당히 들떴다. 그러나 2009년 1월 의학학술지《뉴잉글랜드 저널 오브 메디신(New England Journal of Medicine)》에 실린 글에서 뉴욕시 세인트 루크-루스벨트 병원의 데이비드 H. 뉴먼 박사는 다음과 같이 지적했다.

"메타 분석 결과에서 스타틴 복용과 관련해 모든 원인에 의한 사망률의 상대적인 위험 감소 범위가 20~30%라는 것은 부정확하다. 정확히 말하면 상대적인 위험 감소율은 5년에 걸쳐 12%였다. 스타틴으로 연간 환자 417명 중 1명, 또 5년 치료 후 환자 83명 중 1명의 사망을 방지했다는 의미다. 이 메타 분석의 환자 대다수는 심장병을 앓고 있었다. 또 대조군 환자들의 사망률 9.7%도 상당히 높은 편이다. 따라서 혜택은 확실히 있지만 그 정도는 상당히 작다. 특히 현재 스타틴을 먹는 환자의 대부분을 차지하는 저위험군 환자들에게서는 혜택이 더욱 미미하다. 스타틴의 알려진 위험과 비용을 고려할 때 그 혜택에 관해 환자들과 명확하게 의논해야 한다. 5년에 걸친 사망 위험에 근거해 환자들이 스타틴 요법으로 얻을 수 있는 개인적인 혜택이 어느 정도인지 정확히 알 수 있도록 해야 한다."

일반인이나 의사 모두 심장 발작 위험 감소에 대한 좋은 소식을 환영하지만, 그 와중에 상대적인 위험과 절대적인 위험의 차이를 잊기 쉽다. 특히 이미 심장병 진단을 받은 환자의 위험 감소율은 절대적인 측면에서 별로 높지 않다. 5년에 걸친 관련 비율은 다음과 같다.

- 96%는 아무런 혜택을 보지 못했다.
- 치명적인 심장 발작을 면함으로써 수명이 연장된 환자는 1.2%였다.
- 심장 발작 재발을 예방함으로써 도움을 받은 환자는 2.6%였다.
- 뇌졸중을 예방함으로써 도움을 받은 환자는 0.8%였다.
- 당뇨병 발병으로 피해를 본 환자는 0.6%였다.
- 근육 손상으로 피해를 본 환자는 10%였다.

이런 비율은 심장병을 앓고 있던 환자의 절대적인 위험을 스타틴으로 평균 3%포인트 정도 낮출 수 있다는 전체적인 결과와 일치한다. 하지만 제약사는 스타틴의 상대적인 위험 감소치인 20%만 강조한다. 느낌이 크게 다른 수치다.

그럼에도 미국심장협회는 모든 점을 충분히 고려할 때 스타틴 복용이 유용하다고 조언한다. 2016년《랜싯》에 게재된 종합적인 평가에 따르면 스타틴을 5년 동안 꾸준히 먹으면 심장 발작과 뇌졸중 같은 주요 혈관 위험이 매년 서서히 줄어든다. 전체적으로 1만 명이 스타틴으로 5년 동안 나쁜 콜레스테롤 수치를 낮춘다면 1000명이 심장 발작과 뇌졸중을 피할 수 있는 것으로 추정된다. 다시 말해 절대적인 혜택이 10%다. 특히 심장병 가족력이 있는 사람에게는 그 정도 혜택이면 스타틴 복용으로 나쁜 콜레스테롤 수치를 낮추는 것이 필요하다고 할 수 있다. 하지만 위험도가 낮은 사람에게도 그럴 만한 가치가 충분할까? 미국 정부의 현 지침에 따르면 의사의 평가에 따라 심장병 위험이 10% 이상이고 연령대가 40~75세인 경우 스타틴을 반드시 복용해야 한다.

다른 한편으로, 스타틴이 콜레스테롤 저하에 효과 있는 약으로 인정된다고 해도 역효과가 없지 않다는 점도 명심해야 한다. 스타틴 복용자에게서 플라크의 석회화가 증가해 심장병 진행이 더 빨라지는 사례를 발견한 논문이 지금까지 두 편 발표됐다. 학술지《죽상 경화증(Atherosclerosis)》에 실린 한 논문에 따르면 심장병 진단을 받은 적 없는 남성 6600명을 대상으로 실시한 연구에서 스타틴을 복용한 사람 중 플라크 석회화가 진행된 비율이 그 약을 먹지 않은 사람보다 52% 높게 나타났다. 그 외에도 스타틴은 널리 사용되는 혈압약과 혈액 응고 방지제, 항생제와 반응해 부작용을 일으킬 수 있다. 또 스타틴을 복용하는 가임기 여성은 반드시 피임약도 함께 먹어야 한다. 스타틴을 복용하는 상태에서 임신하면 태아의 선천성 결손을 초래할 위험이 있기 때문이다. 일반적으로 스타틴의 가장 흔한 부작용은 근육통이다. 나이가 들수록 심해질 수 있으며, 다른 심장 관련 약과 함께 먹을 때 나타날 수 있다.

이처럼 스타틴은 비용과 잠재적 부작용이 만만치 않지만 그럼에도 5년 동안 복용할 가치가 있는지는 일단 제쳐 두기로 하자. 사실 대중은 그보다 더 중요한 통계, 즉 스타틴이 반드시 수명 연장을 보장해 주지는 않는다는 통계를 잘 모른다.

2010년 학술지 《내과학 기록(Archives of Internal Medicine)》에 실린 논문에서 카우식 레이 박사와 그의 동료들은 메타 분석을 통해 스타틴이 모든 원인에 의한 사망률에 아무런 영향을 미치지 않는다고 결론지었다. 스타틴은 혈중 LDL이라는 단 한 가지 위험 인자만 관리한다. 그러나 LDL은 사람의 수명에 의미 있는 영향을 미치지 않는 것으로 확인됐다. 수명에는 염증과 석회화 소인 등 여러 가지 다른 요인도 관여한다. 따라서 그런 요인도 반드시 고려해야 한다.

어떻게 보면 심장병의 위험 인자 구름이 혼란스러운 것은 당연하다고 할 수 있다. 심장병 예방을 위해 라이프 스타일을 선택할 때 어떤 위험 인자가 핵심인지 알 수 없기 때문이다. 식단의 콜레스테롤인가, 아니면 직장 스트레스인가? 온종일 컴퓨터 앞에 앉아 있는 것이 문제인가, 아니면 과체중이 더 중요하게 작용하는가? 정답은 어느 하나가 아니라 전부가 관여한다는 것이다. 이런 혼란스러운 위험 인자 구름은 다른 중요한 측면을 개선하는 데도 도움을 주지 않는다. 나이 들어 심장병의 가장 위험한 시기에 들어서면 운동을 하거나 건강한 식단을 따르거나 이상적인 체중을 유지하려는 노력이 줄어드는 경향을 보인다는 측면 말이다.

2015년 미국 성인 33만 5000명을 대상으로 실시한 갤럽 조사에서 응답자의 51.6%는 일주일에 최소 세 차례, 각각 30분씩 운동한다고 말했다. 하지만 그 정도는 미국 정부의 권고 수준을 만족시키지 못한다. 일주일에 중간 강도부터 높은 강도에 이르는 신체 활동을 150분 이상

하고, 주요 근육군 전부를 강화하는 근력 운동을 두 차례 이상 하는 것이 정부의 권고안이다. 미국질병통제예방센터 자료에 따르면 그 권고 수준에 맞추는 미국 성인은 20%에 불과하다. 운동을 가장 많이 하는 경향을 보이는 미국인은 연령층이 19~26세, 소득이 연간 9만 달러 이상, 거주지가 서부, 성별은 남성이었다. 비만인 사람이 일주일에 최소 세 차례 운동하는 비율은 5명 중 2명으로 나타났다.

우리는 전인적 시스템 접근법을 통해 이런 위험 인자 구름에서 비롯되는 혼란스러움을 걷어 내고자 한다. 그러자면 우선 심장을 따로 분리해서 우리가 끊임없이 걱정해야 하는 취약한 기관으로 생각하는 경향을 떨쳐 내야 한다. 좀 더 큰 그림을 그리면 상황은 아주 달라 보인다.

미국과 유럽의 통계를 보면 지금 65세가 된 사람은 평균적으로 볼 때 19~20년을 더 살 수 있다(그 평균은 남성과 여성 모두에게 해당하지만, 소득이 낮거나 담배를 피우는 등 불건전한 라이프 스타일을 갖고 있다면 평균 기대 수명이 그보다 크게 줄어든다). 그러나 문제는 그다음이다. 우리는 그처럼 길어진 수명 중 몇 년 동안 건강을 유지할 수 있을까? 그 답은 충격적이다. 평균적으로 볼 때 남은 수명의 약 절반만 건강하게 지낼 수 있기 때문이다. 예를 들어 현재 65세인 남성은 앞으로 11년 동안 건강하게 살 가능성이 크며, 65세인 여성은 앞으로 건강을 유지할 수 있는 기간이 그보다 약간 짧다. 물론 '건강하다'는 용어는 정의가 다양할 수 있다. 그러나 전체적인 그림은 인생 말기의 약 10년 동안 삶의 질이 크게 떨어진다는 것을 분명히 보여 준다. 우리가 궁극적으로 개선하고 예방해야 하는 것이 바로 그런 삶의 질 저하다. 심장에 대한 치유의 접근법은 평생의 웰니스라는 더 큰 목표를 지향한다.

내면의 상태를 알려 주는 '심박 변이도'

전인적 시스템에 혜택을 주는 치유책을 찾으려면 좀 더 확고한 바탕이 필요하다. 심박 변이도(HRV : Heart Rate Variability)로 알려진 측정치부터 살펴보자. 일반적으로 심장 박동 소리는 약한 박동 다음에 강한 박동이 이어지는 리듬을 따라 규칙적으로 '쿵-쾅, 쿵-쾅' 하는 듯이 들린다. 그러나 실제는 상당히 다르다. 박동의 리듬은 아주 유연하며 상황에 따라 달라진다. 마라톤 선수의 뛰는 심장은 깊은 명상에 들어간 인도 요가 수행자의 거의 멈춘 듯한 심장과 크게 다르다.

우리 심장은 일상 스트레스에도 미묘하게 반응한다. 아주 사소한 자극에도 변할 수 있다. 바짝 긴장하면 우리 심장은 빠른 속도에 좀 더 균등한 간격으로 고동친다. 그런 상태를 의학적으로 설명하자면 HRV가 낮다는 뜻이며, 바람직하지 않은 상태다. 당뇨병 환자의 경우 낮은 HRV는 심장 건강이 좋지 않은 상태와 연관되며 심지어 급작스러운 심장사 위험도 높일 수 있다.

반면 높은 HRV는 보디마인드 상태에 따라 빨라지거나 느려지는 박동으로, 좀 더 넓은 범위 안에서 심장이 반응할 때 나타난다. 인간의 심박수는 그 자체로는 1분당 약 100회다. 그러나 몸 전체의 무의식적인 과정을 담당하는 자율 신경계의 영향으로 1분당 약 70회로 떨어진다. 평균적으로 그 정도가 바람직한 안정 시 심박수다. 그러나 궁극적으로 중요한 것은 신경계다.

HRV가 높을 때는 자율 신경계가 균형 상태에 있다. 투쟁-도피 반응 (긴박한 위협 앞에서 자동으로 나타나는 생리적 각성 상태)과 스트레스 반응을 초래

팬데믹 시대의 평생 건강법

할 수 있는 신호가 일반적으로 안정과 긴장 완화를 촉진하는 신호에 의해 제어된다는 말이다. 그와 달리 HRV가 낮다는 것은 심장에 문제가 있을 수 있다는 점을 시사할 뿐 아니라 암, 당뇨병, 뇌졸중, 녹내장 등의 문제를 가리킬 수도 있다. 이처럼 자율 신경계 반응에서 HRV의 영향은 매우 크다. 예를 들어 눈을 살짝 압박하거나 목의 경동맥을 문지르면 인위적으로 심박을 늦출 수 있다.

간단히 손목에 착용함으로써 혈압과 심박수 등의 활력 징후를 측정할 수 있는 웨어러블 기기가 등장하면서 HRV의 유용성이 명확해졌다. HRV는 특히 스트레스를 얼마나 많이 받는지 알려 주는 최고의 단일 지표 중 하나다. 심호흡을 하거나 잠시 명상을 하면 스트레스 반응이 줄어 HRV가 개선될 수 있다. 웨어러블 기기로 그 변화를 측정하고 확인할 수 있다. 따라서 주관적인 현실과 객관적인 현실이 자연스럽게 융합된다. 몸과 마음의 통합이 원래 그런 것이다.

출근 시간에 늦어 황급히 집을 나선 뒤 자동차에 올라탔다고 가정해 보자. 추운 겨울 아침이라 시동이 걸리지 않는다. 그 순간 객관적인 측면과 주관적인 측면의 현실이 동시에 영향을 미치기 시작한다.

우선, 객관적인 측면에서는 차의 배터리 방전이 외부 스트레스 요인으로 작용하면서 몸 안에서 화학적인 변화가 일어난다. 아드레날린과 코르티솔 같은 스트레스 호르몬이 다량으로 분비되기 시작한다. 감정을 관장하는 뇌 부위인 편도체 활동이 증가하고, 혈압이 올라가며, 심박수도 높아진다. 이 모든 것이 우리 몸에서 나타나는 전형적인 스트레스 반응이다.

이제 주관적인 측면을 보자. 사실 이 측면에서는 반응이 너무 다양해 예측하기가 어렵다. 예를 들어 새 직장에 들어간 지 2주째라면 지각으로 해고될지 모른다는 생각에 어찌할 바를 모를 것이다. 그러나 만약 자신이 사장이라면 지각해도 대수롭지 않다고 생각할 수 있다. 이처럼 사소한 스트레스가 아니라 인생을 바꿀 수 있는 중대한 스트레스와 마주치면 비탄과 슬픔, 극단적인 두려움과 우울증, 자살 경향 등 갖가지 감정을 촉발할 수 있다.

물론 전인적 시스템은 너무나 민감하고 역동적이어서 한쪽 극단에서 다른 쪽 극단까지 스펙트럼 전체를 다룬다. 그러나 실질적으로 중요한 요인은 주관적인 측면이다. 스트레스를 감지하고 해석하는 방법이 그 영향력을 결정하기 때문이다. 자동차의 배터리 방전은 아주 큰일의 시작일 수도 있고, 별일이 아닐 수도 있다. 그렇다면 내면의 상태에 그토록 의존하는 HRV를 어떻게 관리할 수 있을까? 그것이 매우 중요한 문제다. 위험 인자 측면에서 낮은 HRV는 심리적인 문제뿐만 아니라 다양한 신체적인 장애와도 상관있기 때문이다.

정신 질환 표지로서 낮은 HRV는 우울증과 일반적인 불안 장애부터 외상 후 스트레스 장애, 양극성 장애, 조현병에 이르기까지 다양한 정신 장애에서 나타난다. 심장은 마음의 스트레스로 인해 고통받기 때문이다. 신체적인 면에서 낮은 HRV는 염증과 관련 있다. 염증은 아주 다양한 장애와 연결된다. 따라서 낮은 HRV는 암이나 당뇨병, 심장병같이 서로 상관없어 보이는 질병들의 표지도 될 수 있다.

아무튼 HRV가 높은 것이 좋다. 그 점은 의학적으로 확실하다. 그렇다면 HRV를 높이는 직접적인 방법은 무엇일까? 이미 설명했듯이 명상 같은 사색적인 활동이다. 보디마인드 경로를 나타내는 그림(37쪽 참조)

을 다시 한번 살펴보면, 내장 부위에서 위로 올라가는 메시지와 뇌에서 아래로 내려가는 메시지 사이의 중간에 심장이 위치한다는 사실을 확인할 수 있을 것이다. 특히 생리학자가 이 양방향의 메시지 경로를 관장하는 해부학적 특정 부위를 찾는다면 가장 확실하게 눈에 띄는 것이 바로 미주 신경이다.

미주 신경은 몸과 마음이 서로 분리된 것이 아니라 합쳐져 있다는 보디마인드 개념을 뒷받침하는 확실한 사례다. 실제로 미주 신경은 신체적인 사건과 정신적인 사건 둘 다의 메시지를 전달함으로써 심장에 생명선과 같은 역할을 한다. 미주 신경에 직접적인 자극을 가하는 것 외의 비침습적인 대안은 명상이다. 명상은 오래전부터 스트레스 반응을 줄여 주는 효과가 있는 것으로 입증됐다. 일화적인 증거이기는 하지만 과민 대장 증후군 환자 일부는 명상을 시작한 뒤 증상이 호전됐다고 보고했다.

뇌가 면역 체계의 T세포에 직접 영향을 미친다는 획기적인 발견은 이 분야의 전문가들에게도 사실 놀라운 일이었다. 전통적으로 의학은 언제나 중추 신경계와 면역 체계를 별도 영역으로 다루었기 때문이다. 그러나 이제 미주 신경을 자극할 수 있는 라이프 스타일 선택지가 수없이 많을 수 있다는 사실이 인정된다. 그에 따라 면역 체계가 독자적인 시스템이 아니라 뇌에 연결돼 있다는 사실을 보여 주는 큰 그림에서 핵심적인 조각이 맞춰졌다고 할 수 있다. 그러나 이런 모든 신체적인 회복 증거가 우리를 잘못된 방향으로 이끌도록 해서는 안 된다. 치유는 신체적으로만 통제되는 것이 아니다. 치유의 진정한 열쇠는 의식이다.

미주 신경 자극하기

미주 신경은 영어로 'vagus nerve'라고 한다. 'vagus'는 '헤매다', '돌아다니다'라는 뜻의 라틴어에서 나왔다. 실제로 미주 신경은 이곳저곳을 헤매며 돌아다닌다. 10개의 뇌신경 중 하나로, 뇌에서 출발해 여러 가지로 나뉘어 몸 전체로 퍼져 나간다. 미주 신경은 뇌에서 내장으로 이어지면서 그 중간에 여러 기관을 경유한다. 경유하는 주된 기관이 심장과 폐다. 미주 신경의 주된 임무는 심장, 폐, 소화 기능을 조절하는 것이다. 우리 몸에서 길이가 가장 긴 신경인 미주 신경은 뇌에서 나와 좌와 우로 나뉘어 목으로 내려간다. 이 신경은 주로 내장에서 출발하는 신호를 뇌에 전달하는 확고한 연결망을 갖고 있다. 그 신호는 장내 마이크로바이옴('장내 미생물', '장내 세균' 또는 '장내 박테리아'라고도 한다)이 만든다. 장내 마이크로바이옴에는 유전자가 400만 개가량 들어 있다. 인간 유전체의 유전자가 2만 개인 데 비하면 200배나 많은 셈이다.

신경의 기능은 상당히 복잡하게 이루어진다. 그런데 한 가지 중요한 사실은 어떤 신경은 뇌에서 다른 신체 기관으로 신호를 보내는 '날신경(원심 신경)'인 반면, 어떤 신경은 신체 기관에서 뇌로 신호를 보내는 '들신경(구심 신경)'이라는 것이다. 미주 신경은 수많은 작은 가지로 나뉘어 거의 모든 기관에 도착하기 때문에 구심성 자극의 80~90%를 담당한다. 감각 정보, 특히 통증과 스트레스로 인한 영향이 우리 몸의 정보 슈퍼하이웨이에서 이 한 가지 신경을 따라 뇌로 이동한다. 따라서 미주 신경 활동이 저조하면 수많은 일이 잘못될 수 있다. 감염에 의한 사망, 류머티즘성 관절염, 루푸스(낭창), 과민 대장 증후군, 사르코이드증(유육종증 : 림프샘이 비대해지는 원인 불명의 장애), 트라우마, 우울증, 스트레스 등과 관련 있다. 반면 미주신경을 자극하면 심장 박동과 HRV에 즉시 효과가 나타난다.

아울러 미주 신경은 쌍방향 고속도로다. 신호를 내장과 뇌 양측으로 전달한다. 특히 염증에서 중요한 역할을 하는 '뇌-장' 연결 반응을 조절한다. 여러 논문에 따르면 명상 같은 사색 수행이 미주 신경을 자극함으로써 염증을 줄여 면역 반응을 개선할 수 있다.

미주 신경을 물리적으로 자극하는 효과에 대한 흥미로운 증거도 있다. 배터리를 사용하는 초소형 발전기(손목시계 정도의 크기)를 이식하는 방법이다. 입원이 필요 없는 간단한 수술로, 왼쪽 쇄골 아래 공간에 발전기를 삽입한다. 발전기 전선이 미주 신경의 왼쪽 가지가 내려오는 곳에서 신경을 고리 모양으로 두른다. 발전기를 가동하면 미세한 전기 펄스가 전선에 흘러 미주 신경을 자극한다. 자극 강도는 상황에 따라 강약으로 조절할 수 있다.

전통적인 의학의 관점에서 보면 미주 신경 자극의 잠재적인 혜택이 그토록 많은 듯하다는 사실이 놀라울 수밖에 없다. 연구자들은 현재 서른두 가지 질병을 대상으로 그 효과를 테스트하고 있으며, 이미 일부 긍정적인 결과의 조짐이 나타나는 것으로 알려졌다. 알코올 의존증, 심방 잔떨림, 자폐증을 비롯해 심장병, 우울증, 불안증, 여러 내장 장애와 중독, 심지어 기억력 감퇴와 알츠하이머병에 이르기까지 다양한 신체적·정신적 장애가 테스트 대상이다. 이처럼 미주 신경은 수많은 가지로 뻗어 나와 뇌와 몸의 많은 부위를 연결하기 때문에 전인적인 치유 효과를 가져다줄 가능성이 크다.

미주 신경에 대한 획기적인 연구 결과는 미국의 분자 의학 전문가이자 신경외과의인 케빈 J. 트레이시 박사에게서 나왔다. 트레이시 박사는 면역 체계가 우리 몸의 전반적인 균형을 가리키는 '항상성'을 보존하도록 진화했을 가능성이 크다고 생각했다. 정상적인 면역 반응으로 염증이 나타날 때(이를 '염증 반사'라고 한다) 우리 몸은 균형에서 벗어나 치유 상태로 들어간다. 이 반사를 조절하는 특정 화학 물질이 있다. 염증과 관련해 한 가지 중요한 표지가 사이토카인 단백질이다. 이 사이토카인이 정상 범위를 넘어 분비될 수 있다. 그럴 경우 급성 또는 만성 염증이 발생한다. 비유하자면 우리 몸속에서 불이 붙어 꺼지지 않고 위험하게 번지는 상황이 올 수 있다(흔히 '사이토카인 폭풍'이라고 부른다).

오랫동안 의학계는 염증 반사를 면역 체계가 독자적으로 관리한다고 가정했다. 그러나 2011년 트레이시 박사팀은 뇌의 화학 물질(신경 전달 물질)인 아세틸콜린이 사이토카인 분비량 조절에 관여한다는 사실을 발견했다. 트레이시 박사팀은 특히 아세틸콜린을 비장의 '기억 T세포'와 연관시켰다. 그럴 때 관련된 신호가 이동하는 통로가 바로 미주 신경이다(2014년 5월 발행된 《뉴욕타임스 선데이 매거진》에 실린 트레이시 박사의 프로필 기사 제목은 '면역 체계를 해킹할 수 있을까?'였다).

그다음 트레이시 박사팀은 2012년 발표한 논문에서 미주 신경 자극의 치료 혜택을 밝혔다. 전통적인 약물 치료로는 효과가 없던 류머티즘성 관절염 증상이 미주 신경 자극으로 완화됐다는 내용이었다. 이를 계기로 수많은 분야에서 관련 연구가 급속히 증가했다. 우리 몸의 장과 뇌 사이에서 신호를 전달하는 신경 통로인 '뇌-장 축'이 갑자기 내과학에서 최고 인기 분야가 됐다. 그러면서 질병의 패러다임이 급진적인 변화를 겪고 있다. 그 변화는 전체성을 지향하는 것으로, 몸과 마음을 단일 시스템으로 보는 심신 상관 의학을 의미한다.

과민 대장 증후군에 시달리는 미국인이 수백만 명에 이른다. 과민 대장 증후군은 대장 경련증, 신경성 대장 증후군, 점액 결장염 등 다양한 이름으로 불리며, 심한 복통과 불규칙한 배변만이 아니라 이 예측 불가능한 증상이 언제 닥칠지 모르는 데서 오는 심리적 스트레스도 큰 고약한 질병이다. 순전히 내장 문제로만 보면 과민한 대장이 염증을 일으켜 장 부위를 고도로 예민하게 만드는 질병이다. 그 결과 약간의 자극도 염증의 급속한 증가로 이어질 수 있다.

그러나 미주 신경을 통해 여러 곳의 뇌 부위가 관련됐다는 사실이 밝혀지면서 이 질병의 패러다임이 바뀌었다. 그 뇌 부위에는 체성 감각 피질, 대뇌섬, 편도체, 전측 대상 피질, 해마 등이 포함된다. 나가고 들어오는 신경 신호는 전부 다 '뇌-장 축'을 따라 이동한다. 따라서 뇌가 신호를 받으면 감정과 스트레스 반응이 잇따라 일어난다. 과민 대장 증후군 환자 다수가 심리 치료를 권유받는 이유가 거기에 있다. 과민 대장 증후군으로 일상생활에서 생기는 문제가 불안증과 우울증을 초래하기 때문이다.

이제 우리는 과민 대장 증후군 환자에게서 비정상적인 뇌 신호가 발생한다는 사실을 안다. 이 질병의 신체적인 면과 심리적인 면을 분리하는 것이 더는 타당하지 않다는 뜻이다. 따라서 미주 신경 자극체 이식으로 '뇌-장 축' 활동을 증진함으로써 이 질병을 효과적으로 치료할 가능성이 제기된다. 그와 함께 이식 수술 없이 미주 신경을 자극할 수 있는 웨어러블 기기도 과민 대장 증후군 치료에 유망해 보인다. 귀 주변 등 일반 신경이 미주 신경과 긴밀하게 연결된 피부 부위에 미세한 전기 펄스를 보내 자극하는 방식이다.

의식과 염증

지금까지 우리는 의식하지 못하는 것을 바꾸거나 고칠 수 없다고 계속 강조했다. 심장병을 포함한 다양한 만성 질병 사이를 연결하는 핵심적인 요소는 염증이다. 염증은 의식하기 어렵거나 인지가 불가능하다. 심장 문제에서 염증의 초기 영향은 아주 미세하다. 동맥 안쪽의 매끄러운 표면을 해부학적 용어로 '내피'라고 한다. 표면이 부드러워 매끄러운 것은 아니다. 내피는 역동적이고 활동적이다. 흡연의 잔여물같이 조직을 상하게 하는 독성 물질을 제거하기 위해 화학 물질을 분비한다. 또 혈관은 송수관과 달리 혈류량을 조절하기 위해 확장과 수축을 반복한다. 심장병에서 심장 동맥 내벽에 쌓이는 플라크가 문제지만 보다 근본적인 문제는 동맥 전체가 딱딱해지는 죽상 경화증이다.

가을이 되면 빗물받이에 낙엽이 쌓여 빗물의 흐름을 막듯이 심장 동맥의 내벽에 미세한 균열이 생기면 흘러가던 콜레스테롤(LDL) 조각이 그곳에 들러붙어 칼슘과 혈전까지 뭉쳐져 서서히 딱딱해지면서 혈류를 방해하기 시작한다. 혈관 내벽에 붙은 LDL을 처리하기 위해 백혈구가 그곳으로 달려가지만 시간이 흐르면 백혈구도 거기에 들러붙으면서 플라크가 더욱 커져 결국 혈류를 완전히 막는다. 죽상 경화증은 심장 동맥에만 국한되지 않는 시스템적 장애다. 목의 경동맥에서 생기는 플라크는 뇌졸중을 일으킬 수 있다. 고혈압, 흡연, 높은 LDL 수치가 플라크 형성의 주된 원인이다.

그러나 그것이 질병이 시작되는 과정은 아니다. 미세한 수준에서 죽상 경화증의 첫 조짐은 동맥의 근육 세포에 지방 줄무늬가 나타나는 것이다. 지방 줄무늬가 염증을 일으키면 동맥 내피에 균열이 생긴다. 지방 줄무늬가 어떻게 생기는지는 정확히 밝혀지지 않았지만, 전통적인 처치가 시작될 때는 이미 질병의 초기 단계가 지난 뒤다. 따라서 지방 줄무늬가 생기는 시점과 동맥 내피 균열이 발생하는 시점 사이에 염증을 억제하는 것이 가장 바람직하다. 우리가 아는 모든 것을 바탕으로 볼 때 그 염증을 억제하는 것이 최선의 전인적 시스템 접근법이다.

염증은 머리부터 발끝까지 전인적 시스템의 문제다. 그러나 일상생활에서 염증을 감지할 수 없다면 어떻게 억제할 수 있을까? 화상이나 상처에 생기는 급성 염증은 붉게 변하고 부풀어 오르기 때문에 우리가 쉽게 인지하지만, 낮은 수준으로 꾸준히 진행되는 만성 염증은 겉으로 아무런 증상을 보이지 않는다. 사이토카인 같은 확실한 염증 표지는 이미 죽상 경화증이 생긴 뒤에 나타난다. 하지만 염증과 관련해 의식이 중요한 선제적 역할을 할 수 있는 영역이 있다. 바로 스트레스 관리다. 스트레스가 만성 염증을 유발하는 것으로 잘 알려져 있기 때문이다.

명상은 뇌의 무의식적 자율 반응에 직접적으로 작용함으로써 스트레스를 줄여 준다. 또한 명상 등을 통해 자각 능력이 향상되면 낮은 수준으로 지속되는 스트레스를 사전에 인식할 수 있다. 화학적인 반응 과정은 복잡하지만 손상을 가져오는 연쇄 반응을 간략히 도식화하면 다음과 같다.

스트레스 → 염증 → 죽상 경화증 → 관상 동맥 심장병

이 연쇄 반응에서 첫 번째 고리가 스트레스가 아니라 자신을 의식하는 자각 상태가 되면 나머지는 예방하거나 수준을 크게 완화함으로써 치료가 더 쉬워질 수 있다. 제1부 챕터 2에서 우리는 직장에서 자신을 의식하는 마음 챙김 방법에 대해 알아보았다. 그러나 자기의식은 모든 상황에 의해 방해받을 수 있다. 직장을 예로 들어 보자.

- 마감 압박이 만성 스트레스를 유발한다. 우리는 마감에 관한 생각을 떨치거나 심지어 당연한 것으로 받아들임으로써 그에 적응한다. 그러나 우리 몸의 세포는 그런 차단 기제가 없기 때문에 점진적으로 손상을 입는다.
- 근무 시간에 밀려드는 끊임없는 업무 관련 요구가 심박 변이도에 부정적인 영향을 미친다.
- 하루 종일 컴퓨터 앞에 앉아 일을 해야 한다. 그로 인해 근육 긴장

도가 떨어지고 비만이 증가한다.

- 반복되는 일상 업무가 마음을 무디게 하고 우울하게 만든다.
- 직장에서 대인 관계의 긴장으로 억울함과 분노, 부러움, 불안이 생기지만 그런 감정을 해소하지 못하고 억누른다.
- 표출되지 못한 부정적인 감정과 긴장이 미주 신경을 타고 뇌, 심장, 장 사이를 오가며 각 기관의 기능 저하를 일으킨다. 그 결과 위통, 과민 대장 증후군, 변비, 염증 증상이 나타날 수 있다.

이런 직장의 스트레스 요인은 '정상적'이라고 할 수 있는 일상생활이 어떻게 치유에 방해가 되는지 여실히 보여 준다. 직장 밖이나 집에서도 그 비슷한 스트레스 요인이 있다. 그런 스트레스가 계속 쌓이다 보면 기능 장애가 느린 속도이긴 해도 매일 조금씩 심해져 궁극적으로 전인적 시스템에 큰 피해를 초래할 수 있다. 직장에 출근한다는 것은 50조 개의 세포를 끌고 사무실에 나간다는 의미다. 그 세포들의 웰빙이 궁극적으로 당신의 웰빙을 결정한다.

염증은 대부분 세포 차원에서 일어나는 복잡한 문제다. 그에 비해 스트레스 반응은 일상생활에서 우리가 마음만 먹는다면 얼마든지 관리할 수 있다. 그러나 역설적이게도 우리 대다수는 스트레스 관리에 거의 신경 쓰지 않는다. 식단과 운동으로 라이프 스타일을 개선하는 측면에서는 다양한 노력을 기울이지만, 늘 바쁘고 많은 요구에 시달리는 자신의 일상적인 삶을 바꿀 생각은 전혀 하지 않는다. 그런 스트레스 많은 삶이 문제의 핵심이다. 이제 치유 여정의 다음 단계, 즉 심층 차원에서 스트레스와 치유 반응이 어떻게 연결되는지 살펴보자.

chapter 5

일상적인 스트레스에서 벗어나라

'스트레스'라는 말이 흔히 사용된 지 수십 년이 지났지만, 우리 대다수는 지금도 그 개념을 제대로 알지 못한다. 어쩌면 당연한 일이다. 예를 들어 다음 사건 중 어느 것이 스트레스가 있는 일인지 생각해 보라.

- 이혼 재판
- 복권 당첨
- 휴가 떠나기
- 아기 갖기

정답은? '네 가지 전부'다. 스트레스는 무엇이건 우리 몸의 스트레스 반응을 촉발하는 요인으로 정의된다. 심리적으로는 미래에 대한 불안이나 과거에 관한 후회가 스트레스를 일으킨다. 흔히 우리는 법정 투쟁이 이어지는 이혼 과정을 끔찍한 경험으로, 복권 당첨을 아주 좋은 일로 판단한다. 하지만 우리의 '파충류 뇌'(호흡과 체온 조절 등 생존에 직결되는 기능을 조절하는 뇌 부위인데, 뇌의 가장 아래쪽에 위치하는 소뇌와 뇌간을 가리킨다는 뜻에서 '아랫뇌'라고도 한다)는 그렇게 생각하지 않는다. '파충류 뇌'는 지구상에 생겨난 생명체의 초기 단계로 거슬러 올라가는 진화적인 유산으로, 우리의 원시적인 '투쟁-도피' 반응이 여기에서 비롯된다(그래서 '원시 뇌'라고도 부른다).

스트레스는 출산부터 실직까지, 우울증 가족력부터 도박장에서 쪽박 차는 것까지 아주 다양한 일상 경험에서 비롯될 수 있다. 그래서 전문가들은 스트레스 외에 '유스트레스(eustress)'라는 말도 사용한다. 접두사 'eu'는 그리스어에서 따온 것으로 '좋다', '유익하다'라는 의미다. 따라서 유스트레스는 긍정적이고 유익한 결과를 가져다줄 수 있는 스트레스를 가리킨다. 하지만 좋은 스트레스도 스트레스인 것은 매한가지다.

치유의 라이프 스타일에서 우리는 시간이 흐르면서 계속 축적되는 스트레스를 처리해야 한다. 스트레스 축적은 대부분 눈에 보이지 않고 아주 서서히 진행되기 때문에 스트레스 관리와 생활 관리 사이에는 실질적인 차이가 없다. 예를 들어 아기 출산이 행복하고 기쁜 일인 것은 분명하지만, 새로 어머니가 된 여성에게 아기를 키우는 일상은 보통 큰 스트레스가 아니다. 전혀 예상하지 못한 일이라서 그런 것은 결코 아니다. 우리는 좋은 것부터 나쁜 것까지 모든 스트레스에 적응한다. 살아가려면 그럴 수밖에 없기 때문이다. 부모는 신체적으로나 정신적으로 스트레스가 크지만, 아기는 소중히 돌보고 잘 먹여야 한다.

전인적 시스템 접근법에 따르면 스트레스를 참고 받아들이는 것만으로는 충분하지 않다. 경험이 있는 사람들은 부모에게 머지않아 한밤중에 깨어 아기를 돌봐야 하는 일이 사라지고, 아기의 이앓이 투정도 멈추게 되며, 미운 세 살도 지나갈 것이라고 안심시킨다. 전부 옳은 이야기다. 그러나 하나가 지나고 나면 늘 그 앞에는 뭔가 스트레스가 큰 일이 새로이 놓여 있다. 일반적으로 모든 삶이 그렇다.

따라서 스트레스를 다루는 데는 두 가지가 필요하다. 옛 스트레스 요인의 잔여물을 시스템에서 깨끗이 청소하는 일과 새로운 스트레스 요인의 충격이 너무 크지 않도록 막는 일이다. 이 두 가지 전부 생활 관리에서 매우 중요하다.

급성 스트레스 관리하기

어떤 일은 갑자기 생겨나서 우리에게 즉각적인 스트레스를 안긴다. 이를 '급성 스트레스'라고 부른다. 직장에서 해고당하는 것이 한 가지 예다. 우리는 일자리를 잃는 것이 얼마나 괴로운 일인지 잘 안다. 특히 요즘 같은 시절에는 대다수가 끔찍이 두려워하는 경험이다. 또 우리는 이런 위기에 자신에게 더욱 해를 끼치는 방식으로 반응한 경험이 있다.

어떤 사람은 그냥 세월이 약이 되리라 기대하며 닥친 위기를 외면하고 다른 쪽으로 주의를 돌리려 한다. 예를 들어 몇몇 연구에 따르면 급성 스트레스에 직면했을 때 가장 흔하게 나타나는 행동은 텔레비전을 더 많이 보는 것이다. 나이 많은 노동자들이 해고당했을 때 하나같이 보이는 현상이다. 하지만 이런 행동에는 아편제 약물 중독(미국에서는

50세 이상인 백인 남성 사이에서 많이 나타난다)과 자살 충동이 따르기 쉽다. 따라서 주의를 다른 곳으로 돌리려는 시도는 급성 스트레스를 방어할 수 있는 바람직한 대책이 결코 아니다.

물론 힘든 이혼 과정을 겪거나 심각한 질병을 진단받는 등 급성 스트레스가 닥쳤을 때 그런 현실을 외면하고 다른 쪽으로 주의를 돌리는 것은 어느 정도까지는 자연적이고 도움이 될 수 있다. 세월이 완벽한 치유로 이어지지는 않지만 교란된 정서가 평형을 되찾도록 해 주기 때문이다. 평소 먹고 싶던 기름진 음식을 마음껏 먹거나 배가 고프지 않은데도 먹는 것으로 스트레스를 푸는 것 역시 어느 정도까지는 정서적으로 도움이 된다. 그러나 궁극적으로는 스트레스에 정면 대응해야 한다. 그렇지 않으면 아물지 않은 상처와 악몽 같은 기억, 자존감 상실 등의 피해를 안고 살아가야 한다.

치유로 가는 길은 아기를 갖는 상황으로 설명할 수 있다. 아기를 낳으면 어머니의 뇌는 호르몬(신경 전달 물질)인 도파민과 옥시토신 수치가 평소보다 높은 상태가 된다. 이 두 가지 물질은 고양된 기분이나 행복감과 관련 있다. 모든 보상이나 쾌락이 그렇듯이 첫 경험을 하고 나면 우리는 계속 그 보상이나 쾌락을 원하게 된다.

2008년 미국 텍사스주 베일러 대학의 레인 스트라선 박사가 이끈 연구는 어머니가 갓난아기를 보고 기쁨을 느낄 때 마약 코카인에 활성화되는 것과 똑같은 뇌 부위가 활성화된다는 것을 보여 주었다. 이 연구 결과는 같은 해 학술지《소아과학(Pediatrics)》에 실렸다. 여기서 더 흥미로운 점은 아기가 방긋 웃을 때만이 아니라 찡그리거나 울 때도 어머니가 아기에게 아무 일도 없으며 안전하다고 확신하는 한 어머니 뇌의 보상 신호가 강하게 반응하면서 같은 결과를 보였다는 사실이다. 반면 아기와 관련해 스트레스가 과도한 어머니는 아기가 울 때 뇌의 다른 부위가 활성화됐다. 고통 및 혐오감과 연결된 부위였다. 결과적으로 어머니의 스트레스 수준이 아기와의 상호 작용뿐만 아니라 아기의 뇌 발달에도 큰 영향을 미칠 수 있는 것으로 나타났다.

출산에 따르는 스트레스는 그냥 사라지지 않는다. 아기 부모는 1년 이상 혼란스러운 생활을 할 수밖에 없다. 이런 급성 스트레스의 흔한 조짐으로 피로, 짜증, 수면 부족과 수면의 질적 저하, 통제력 상실감 등이 나타난다. 스트레스 전문가들에 따르면 생활에서 예측 불가능성이 증가하고 상황 통제가 불가능하다고 느끼면 급성 스트레스가 더 심해진다. 특히 일자리를 잃으면 꾸준한 소득과 자존감이 곧바로 반대쪽으로 돌아서게 된다는 사실을 누구나 잘 안다. 보람을 느낄 수도 없고, 앞으로 어떻게 될지 몰라 난감할 수밖에 없다. 하지만 아기를 갖는 것도 그와 똑같은 차원이라는 사실을 정확히 이해하는 사람은 드물다. 아기의 건강은 예측할 수 없다. 부모는 아기에게 언제 갑자기 뭔가 조치가 필요할지 알 수 없다.

양육에서 초보라고 해도 어떤 부모는 다른 부모보다 훨씬 더 잘 대처한다. 열쇠는 언제든지 활용할 수 있는 다양한 대처법을 확보하는 것이다. 다음은 아기 양육뿐만 아니라 다른 급성 스트레스에도 유용한 방법이다.

급성 스트레스 대처법

• 충분한 휴식과 수면을 취하라.

- 짧더라도 매일 혼자 조용히 지낼 수 있는 나만의 시간을 만들어라.
- 자주 밖으로 나가 자연과 교감하며 일체감을 재확인하라.
- 주어진 상황에 얽매이지 말고 활동적인 생활을 유지하라.
- 혼자 모든 일을 하려 들지 말고 서로 나누어라. 감당하기 어렵다고 느끼기 전에 도움을 청하라.
- 가능한 한 정해진 일과를 따르기 위해 노력하라. 그러면 예측 불가능한 상황의 충격을 줄이는 데 도움이 된다.
- 자신이 상황을 통제한다고 느낄 수 있는 활동을 찾아라.
- 속내를 터놓을 수 있는 친구를 찾아라. 판단하지 않고 이야기를 들어 줄 수 있는 친구라야 한다.
- 감당할 수 있는 수준 이상을 떠맡는 식으로 자신을 희생하지 마라.
- 피해 의식을 갖지 않도록 하라.
- 사회적인 활동을 계속하면서 스스로 소외되지 않게 하라.
- 같은 상황에 놓인 사람들을 찾아 공감대를 마련하고 도움을 주고받아라.
- 자신을 판단하지 말고, 자기감정의 기복을 자연스러운 것으로 받아들이며, 자신에게 관대하라.
- 기쁨을 얻을 기회가 있을 때마다 놓치지 말고 그런 기회를 즐겨라.

아기의 탄생은 너무나 기쁜 일이기에 그에 따른 스트레스를 이기는 긍정적인 면을 쉽게 찾을 수 있다. 그러나 고통스러운 이혼 과정을 겪거나 갑자기 실직하면 상황은 그와 아주 다르다. 어떤 경우든 중요한 점은 나름의 대처 행동을 개발함으로써 효과적으로 대응할 수 있다는 사실을 명심하는 것이다. 의식적이고 자각적인 행동 방식이 필요하다는 말이다. 자연적이고 내재적인 반응만으로는 그런 상황에 제대로 대응할 수 없다.

급성 스트레스를 유발하는 위기에 직면하면 다음과 같이 해 보기 바란다.

먼저, 위기에서 벗어나는 방법에 관해 노트에 기록한다.

둘째, 앞에서 제시한 대처법 목록을 나열해 적는다. 항목 하나에 노트 한쪽씩 할애하는 것이 좋다.

셋째, 각 항목 아래에 해당 대처법을 채택하기 위해 즉시 할 수 있는 일을 적는다.

마지막으로, 대처법이 효과를 내기 시작하면 매일 그 수준을 확인한다.

이런 대처법 중 복잡한 것은 전혀 없다. 대부분은 쉽게 이해하고 실행할 수 있다. 그러나 급성 스트레스는 충격이 상당히 크기 때문에 우리의 의식을 교란해 자신에게 피해를 준다는 사실을 뻔히 알면서도 우리로 하여금 부정적인 행동을 하도록 유도한다. 너무 오래 혼자 지낸다거나, 과도한 피해자 역할을 한다거나, 감정을 표출하지 않고 억눌러 두려움과 불안에 휩싸이는 것 등이 부정적인 행동의 예다.

우리는 제1부 챕터 2에서 정서적인 지지와 사랑을 받는다고 느끼는 사람은 그렇지 않은 사람보다 협심증을 겪을 가능성이 훨씬 더 줄어드는 현상을 살펴보았다. 이처럼 정서적 웰빙과 심장 건강 사이의 연관성은 부인할 수 없는 명백한 사실이다. 급성 스트레스에 대처하는 문제에서도 똑같은 논리가 적용된다. 급성 스트레스는 신체를 포함해 모든 차원에서 건강과 웰빙을 위협한다. 약간의 위안이 되는 것은 대다수의 삶에서 급성 스트레스를 초래하는 상황이 드물게 나타나는 경향이 있다는 점이다.

하지만 우리는 이 논의를 일상생활에서 우리 눈에 보이지 않는 스트레스로 확장할 필요가 있다. 그런 스트레스도 우리 대다수가 이해하는 것보다 더 큰 해를 끼치기 때문이다. 그 피해는 오랜 세월에 걸쳐 감지되지 않고 그대로 차곡차곡 쌓이면서 나중에 큰 재앙을 초래할 수 있다. 그것을 우리는 만성 스트레스라고 부른다.

만성 스트레스와 교감 신경 항진

당신은 일상생활의 사소한 스트레스를 어떻게 처리하는가? 현대 사회는 거의 모두를 괴롭히는 수많은 일상적인 스트레스 요인으로 가득하다. 흔히 사람들은 그에 관해 불평을 늘어놓는다. 특히 무엇이건 빨리해야 하고, 오랜 시간 일하며, 교통 체증과 따분한 출퇴근에 시달리는 상황이 힘들다고 입을 모은다. 그러면서도 사람들은 그런 스트레스에 그냥 적응하면서 당연하게 받아들이는 경향이 있다. 특히 인터넷과 스마트폰의 보편화로 모든 것의 속도가 점점 더 빨라지는 상황을 대수롭지 않게 받아넘긴다. 교통 체증과 공항의 긴 대기줄 때문에 짜증이

나면 음악을 들으며 생각을 다른 곳으로 돌리고 기분을 전환하려 한다. 또 직장에서 받는 압력은 승진하려면 견뎌 낼 수밖에 없다고 생각하고 받아들인다.

이처럼 인간의 적응력은 아주 놀랍다. 사실 기적에 가깝다. 그러나 스트레스 관리는 처음부터 길을 잘못 들였다. 전문가와 의학계가 스트레스 반응과 관련해 가장 중요한 점으로 두 가지에만 초점을 맞춘 게 그 원인이었다. 두 가지란 신체적 스트레스와 외부 스트레스를 말한다. 그 두 가지는 서로 긴밀하게 연관된다. 특정 사건이 우리 몸에서 신체적인 반응을 촉발하며, 그 과정에서 스트레스의 주된 문제가 발생한다는 것이다. 따라서 만약 총이 발사되는 소리를 듣는다면(외부 스트레스 요인) 곧바로 맥박이 빨라지는 것을 느끼면서(신체적 반응) 스트레스 반응이 촉발된다. 실제로 이런 패턴은 아주 흔하게 나타난다. 앞에서 살펴보았듯이 이혼이나 복권 당첨 등이 스트레스 반응을 촉발하는 외부 사건의 예다.

그러나 전인적 시스템의 관점에서 보면 이 이야기의 절반은 아직 언급되지 않았다. 주관적인 사건의 내면세계도 스트레스를 유발한다는 것이다. 하지만 좋은 소식도 있다. 그 내면세계는 스트레스가 만들어 내는 피해를 치유하는 원천이기도 하다는 사실이다.

개인적인 삶에서 스트레스가 아주 큰 사건을 예로 들어 보겠다. 수술을 받으러 병원에 간다고 가정해 보자. 이때 신체적인 측면에서 스트레스를 유발하는 요인은 수술 그 자체다. 그러나 정신적으로, 또 정서적으로는 다른 스트레스가 영향을 미친다. 그 스트레스에는 다음과 같은 요인이 포함될 것이다.

- 수술 결과에 대한 걱정
- 높거나 낮은 기대치
- 의료에 대한 신뢰나 불신
- 병원 환경의 생소함
- 평소에 하던 일상생활의 와해
- 정맥 주사와 각종 검사, 수술 등 침습적이고 당혹스러운 처치법
- 자신의 상황에 대한 통제력 상실
- 미래에 대한 불안
- 앞으로 가족이 어떻게 될지에 대한 두려움

이런 요인들은 그 하나하나에 너무 많은 것이 달려 있기 때문에 절대 가볍게 생각할 수 없다. 의사의 관점에서는 고장 난 심장이나 간, 또는 뇌를 고치는 데 성공하느냐 실패하느냐만이 문제지만, 환자는 수술에 따른 신체적인 결과와는 별개로 눈에 보이지 않는 많은 스트레스에 적절히 대처해야 한다.

스트레스 완화에 명상과 마음 챙김 등의 내면적인 접근법이 효과적이라는 사실은 여러 경로를 통해 밝혀졌다. 그러나 전반적으로 볼 때 명상과 마음 챙김이 서구인의 라이프 스타일에 깊이 스며들었다고 생각하기는 어렵다. 왜 그럴까? 최근 들어 명상의 의미와 방법, 그 혜택이 미디어에서 많이 다뤄지면서 서구 사회에서 그런 접근법을 부정적으로 보는 태도는 서서히 사라졌다. 실제로 지금은 명상을 동양의 신비주의 종교에서나 행해지는 기이한 수련법이라고 생각하는 사람은 드물다. 그러나 서구 사회의 삶에서 오랫동안 몸에 밴 습관과 태도 때문에

서구인 대다수는 본능적으로 명상과 마음 챙김에 거부 반응을 보인다. 그에 따라 전반적인 치유의 라이프 스타일을 채택하지 못하는 경우가 많다.

그러면서 서구인 대다수는 스스로 자신에게 손해를 끼친다는 사실을 깨닫지 못한 채 자신을 과도하게 몰아붙인다. 자동차에서 증속 장치를 구동하는 셈이다. 이것이 무슨 뜻일까? 생리적인 측면에서는 신경계가 대표적인 예가 될 수 있다. 신경계는 '이중 제어' 장치 아래에서 우리 몸이 어떻게 작동하는지 잘 보여 준다. 신경계의 활동에서 우리가 의식할 필요가 없는 과정은 자율 신경계가 책임진다. 자율이라는 말 그대로 자신의 의지와 관계없이 이루어지는 과정이다.

기본적으로 자율 신경계는 우리 몸에서 각종 기관의 기능을 제어한다. 심장, 위, 소화관을 제어하는 신경이 우리의 의식적인 협조 없이 작동한다. 예를 들어 우리는 심장에게 박동을 멈추라고 지시할 수 없다. 또 체중 증가가 걱정된다고 작은창자에게 섭취하는 음식에서 열량을 적게 흡수하라고 명령할 수도 없다.

하지만 자율 신경계를 우리가 제어할 수 없다는 생각은 엄밀히 말해 옳지 않다. 이전의 추정과 달리 자율 신경계는 우리의 바람과 느낌, 생각 등 정신적인 활동에 맞춰 작동할 수 있다는 점이 확인되고 있기 때문이다. 이런 자율 신경계는 교감 신경계와 부교감 신경계로 나뉜다.

교감 신경계의 기본 기능은 도피-투쟁 반응의 전달이다. 도피-투쟁 반응은 '원시 뇌'에서 시작되는데, 척수에서 뻗어 나와 몸 전체로 퍼져 있는 신경망을 통해 그 반응에 필요한 모든 활동을 일으킨다.

도피-투쟁 반응에는 동공 확장, 발한 증가, 심박 증가, 혈압 상승 등 수많은 요소가 포함된다. 동시에 소화 기능이 일시적으로 멈추고 근육이 산소 없이 작동하기 시작한다. 물론 우리 몸이 스트레스에 끊임없이 대응하도록 진화한 것은 아니기 때문에 이런 반응은 일시적인 비상 대책일 뿐이다.

하지만 전면적인 스트레스 반응이 촉발되면 우리가 의지로 그 과정을 중단시킬 수 없다. 분비된 코르티솔과 아드레날린 같은 호르몬이 세포막의 특정 수용체와 결합하면서 세포 내부에서 멈출 수 없는 연속 반응을 일으키기 때문이다. 예를 들어 만성 스트레스로 인해 연속 반응이 일어나 골수에서 면역 세포가 염증을 유발할 수 있다. 그 과정은 유전자 차원의 변화로 시작된다. 따라서 이웃의 소음 공해 같은 스트레스 요인이 매일 계속된다면 만성 염증이 나타나 심장병, 암 등의 질병으로 이어질 수 있다(하지만 다행히 스트레스에 대한 반응으로 세포에서 나타나는 이런 해로운 변화는 일시적일 수 있다). 이처럼 교감 신경계에 과도한 요구가 집중된다는 뜻에서 이를 '교감 신경 항진'이라고 부른다.

도피-투쟁 반응은 실제로 경험할 때는 '온-오프'식 기제처럼 느껴진다. 그 결과가 극적이고 확실하기 때문이다. 예를 들어 거리의 마술사가 누군가의 귀 뒤에서 스페이드 에이스 카드를 꺼내거나 누군가가 생각하는 임의적인 숫자를 정확하게 알아맞힐 때 많은 구경꾼은 겉으로는 웃겠지만 속으로는 움찔한다. 교감 신경계가 그 조크를 받아들이지 못해 도피-투쟁 반응으로 순간적으로 도피하도록 이끌기 때문이다.

그러나 현실에서는 스트레스 반응이 '온-오프'식이 아니라 차등적으로 작동하면서 상황에 따라 반응 강도가 달라진다. 이런 식으로 교감 신경계가 끊임없이 작동하면서 오랜 시간이 지나면 광범위한 피해를 가져올 수 있다.

　이런 교감 신경 항진 상태는 대다수 사람이 인지하지 못하는 사이에 매일 그들에게 피해를 준다. 한 여성(그녀의 이름을 '마라'라고 칭하자)의 이야기를 통해 그 문제를 좀 더 자세히 살펴보기로 하자. 마라에게는 크게 충격적이거나 나쁜 일이 없었다. 하지만 그녀의 삶은 많은 사람이 자신도 모르게 치유와는 거리가 아주 먼 삶을 살아간다는 것을 잘 보여준다.

마라의 이야기 : 눈에 보이지 않게 쌓이는 피해

　40대인 마라는 지금까지 성공적인 삶을 살았고, 불평할 일이 거의 없다. 그녀는 어려서부터 자신이 머리가 좋다는 사실을 알았다. 고등학교까지 계속 우등생이었고, 아이비리그 대학을 우수한 성적으로 졸업했다. 그때가 1990년대 중반이었다. 당시 경제 호황에 들뜬 수많은 젊은이처럼 그녀도 금융 부문을 선택해 대형 은행의 좋은 자리에 취직했다. 그녀의 인생이 계획에 따라 착착 펼쳐지기 시작했다.

　마라는 자신의 삶을 이렇게 회고했다.

　"고속 승진을 거듭하면서 연봉도 급속히 올라갔다. 물론 일에 전적으로 매달렸다. 주변 사람 모두 그러듯이 매주 최소 60시간씩 일했다. 퇴근할 때 일거리를 집으로 가져와 밤에도 일하고, 때로는 토요일에도 출근했다. 솔직히 말해 그런 생활을 즐겼다. '스트레스를 받아야 펄펄 힘이 나는 사람이 있다'라는 말을 들었을 때 난 그게 바로 나라고 생각했다."

마라는 은행에 입사하면서부터 자신이 선택한 직장에서 성공하려면 치열한 경쟁을 뚫고 살아남아야 한다는 사실을 깨닫고, 적극적인 태도로 직장에 다녔다. 머지않아 친구도 은행의 동료 직원들만 남았다. 젊고 야심만만한 그들이 그녀의 마음에 들었기 때문이다. 그들 모두 승자가 되겠다는 야심에 불탔다. 마라는 그런 부류 중에서 특히 프랭크가 마음에 들었다. 프랭크는 낮에는 은행에서 일하고, 밤에는 법학 전문 대학원에 다녔다.

마라는 프랭크와의 만남에 관해 이렇게 말했다.

"프랭크는 의욕이 대단했다. 동시에 아주 똑똑하고 재미있는 남자였다. 그는 사람들을 재빨리 파악하고 자신이 원하는 대로 이끄는 능력이 뛰어났다. 우리 두 사람은 환상의 궁합인 것 같았다."

라이프 스타일과 목표가 같은 그들은 진지한 관계로 발전해 동거를 시작했다. 둘 다 직장 일에 전력을 다하는 것이 우선이라 생각하고 아기는 30대가 되면 갖기로 합의했다.

그로부터 5년 뒤로 가 보자. 마라는 프랭크와 헤어지고 30세가 되던 해 다른 남자를 만났다. 그녀는 프랭크와 함께 지낸 시간을 돌아보면서 서로 너무 비슷했다고 말했다. 둘 다 자존심이 너무 강했다. 그래서 툭하면 말다툼을 하고, 어느 쪽도 물러설 생각을 하지 않았다. 하지만 그들 사이를 결정적으로 갈라놓은 것은 돈 문제였다. 마라의 연봉이 더 많아지자 프랭크는 그 점을 못마땅하게 생각하고, 마라를 억누를 수 있는 핑곗거리를 찾으면서 더욱 공격적이고 지배적으로 행동하려 했다.

마라는 당시의 감정을 이렇게 회상했다.

팬데믹 시대의 평생 건강법

"프랭크가 집에서 나가겠다고 했을 때 나는 별로 당혹스럽지 않았다. 그가 다른 여자를 찾는다는 것을 이미 알고 있었다. 나도 곧바로 감정을 정리하고 몇 달 뒤 제이슨을 만났다. 제이슨은 그처럼 야심적이지 않고, 직장도 금융 부문이 아니었다. 프랭크는 자기중심적이고 늘 긴장하며 분노에 차 있었지만, 제이슨은 상냥하고 다정하며 남보다 앞서려 하지 않았다. 그런 확실한 차이를 느끼게 되니 제이슨과 함께 살기로 결심하기가 어렵지 않았다."

마라는 열심히 일했지만 여성이라는 이유로 승진에서 누락되는 등 공공연한 성차별로 직장 생활이 힘들었다. 그래도 일을 차질 없이 잘해 나갔다. 그때까지 별로 관심을 두지 않던 운동과 체중 관리에도 신경 쓰기 시작했다.

이제 마라는 40대가 됐다. 그동안 제이슨과 결혼해 네 살짜리 딸을 두었다. 딸아이가 태어났을 때 3개월 육아 휴직을 한 후 직장에 복귀했다. 그녀는 결혼 생활이 행복하다고 생각하지만 갈등을 빚기도 한다. 특히 제이슨은 매우 수동적이며, 때로는 '수동적 공격 성향'을 드러내는 것도 같았다. 예를 들어 마라와 크게 싸운 다음 날이면 유치원에서 아이 데려오는 일을 '일부러' 잊어버리는 식이다. 그들 결혼 생활의 역학 관계에서 마라는 어쩔 수 없이 주도적이고 공격적인 역할을 맡는다. 제이슨은 긴장을 느끼면 입을 다물고 텔레비전만 본다. 마라가 그에게 자신의 느낌과 생각을 솔직히 말해 달라고 거듭 설득해도 달라지지 않는다.

마라는 이렇게 말한다.

"주변을 돌아보면 내가 처한 상황이 완벽하지는 않다. 나는 직장에서 일을 잘하고 집에서도 좋은 아내, 좋은 엄마가 되려는 '슈퍼맘' 증후군에 빠진 듯하다. 아무튼 모든 일이 잘 풀릴 것으로 기대한다. 나보다 상황이 훨씬 더 어려운 사람이 많다."

그녀의 삶에는 자신이 거의 생각하지 않지만 다른 긍정적인 면도 있다. 우선 건강하다. 20대에 그런 것처럼 지금도 건강에는 걱정이 없다. 암을 걱정한 적도 없고, 폐경 전 단계지만 지금까지 체내 에스트로겐 덕분에 심장병도 오지 않았다. 물론 임신하면서 중단한 조깅을 다시 시작하지는 않았고, 그때 불어난 체중을 줄이려고 가끔 다이어트를 하지만 큰 효과는 없다. 그러나 정서적으로 더욱 성숙해지면서 마라는 남편과의 관계를 잘 이끌어 가는 동시에 책임감 있는 엄마로서 딸아이를 잘 키울 수 있으리라 생각한다.

그렇다면 무엇이 문제일까? 수많은 사람이 그녀와 비슷한 삶을 살면서 큰 골칫거리가 없다고 느낀다. 그러나 지금까지 우리가 치유의 라이프 스타일과 관련해 알아본 것을 생각해 보면 마라의 삶은 그에 해당하지 않는다. 지금 그녀처럼 살고 있는 당신의 삶이 어디에서 보이지 않는 균열이 생길지 다음 사례를 통해 알아보자.

'정상적'으로 보이는 라이프 스타일이 어떻게 치유를 방해하는가

- 매일의 활동이 직장 업무 위주로 이루어진다. 실패와 상실의 두려움과 함께 성취와 성공에 대한 요구가 삶을 압도하기 때문이다.
- 자존감이 승진과 경쟁력 강화 같은 외부적인 기준을 바탕으로 세워진다.
- 외부적인 요인에 집중하다 보니 삶이 피상적으로 진행된다. 갈수

록 강화되는 외부 요인에 내면의 삶이 압도당한다.

- 정서적인 욕구가 뒷전으로 밀려 솔직한 감정을 숨기게 된다.
- 만성적인 저강도 스트레스는 거의 무시된다.
- 가족을 포함한 인간관계가 판에 박힌 일상과 습관으로 굳어진다.
- 갈수록 신체 활동과 자연 교감이 줄어들기 시작한다. 가만히 앉아서 보내는 시간이 길어진다.
- 가정과 직장 생활에서 비롯되는 끊임없는 요구와 책무의 부담으로 자신의 가능성을 키울 여력이 없어진다.
- 건강에 대해 일시적이고 간헐적인 관심만 둔다. 대부분의 사람이 특정 질병의 실제 증상이 나타나기 전에는 거의 아무런 신경을 쓰지 않는다.

전부 하나같이 우리가 당연시하거나 그냥 받아들이는 사안이다. 하지만 이 모든 것이 우리를 교감 신경 항진 상태로 이끈다. 이 목록 각각의 사안에 스트레스가 따른다. 이처럼 스트레스는 우리 생각보다 훨씬 더 큰 문제가 될 수 있다. 전인적 시스템 관점에서 보면 부정적인 선택이 분명하지만, 우리 대다수는 그런 선택에 억지로 긍정적인 가치를 부여하고 열심히 매달린다.

그렇다면 우리 각자의 스트레스 수준은 현재 어떤 상태일까? 보디 마인드 시스템은 적응력이 탁월하기에 스트레스를 스스로 측정하기는 어렵다. 수년 동안 스트레스가 주는 피해를 모르고 지내기 쉽다. 전문가들은 스트레스가 세 단계로 진행된다고 파악한다. 첫 단계는 심리적인 영향, 그다음은 행동적인 영향, 마지막은 신체적인 영향을 나타낸다. 각 단계를 좀 더 자세히 살펴보자. 각 단계를 읽고 자신에게 해당하는 스트레스 조짐이 있는지 알아보자.

스트레스 피해의 세 단계

첫 번째는 심리와 신경에 영향을 미치는 단계다.

심리적이고 신경적인 피해는 아주 사소한 요소로 시작된다. 직장 업무의 마감 시한에서 비롯되는 압력 때문에 정신적으로 지친다고 느끼는 것이 그 예다. 사람들이 흔히 '스트레스 때문에 지쳤다'라고 하는데, 이는 에너지가 떨어졌다는 뜻이다. 우울하고 불안하며, 더 나아가 공황 상태에 빠진 것 같은 심각한 정신 상태를 그런 식으로 표현할 뿐이다. 그럴 경우 뇌가 영향을 받아 정상적인 수면 리듬이 교란되거나 시간에 쫓긴다는 불안한 느낌으로 끊임없이 괴로울 수 있다. 미국의 내과 의사 래리 도시 박사가 이름 붙인 '시간병' 증상이다. 시간이 잡을 수 없는 속도로 달아나는 것 같은 두려움 때문에 계속 쫓아가려고 발버둥 치는 현상을 가리킨다. 이런 정신적 피로에는 잘못된 의사 결정이나 기억력 감퇴가 수반될 수 있다. 그러나 가장 흔한 문제는 집중력 결여다. 정서적으로 스트레스는 우리를 유아 시절로 되돌려 분노와 괴로움, 짜증을 표출하기 쉬운 상태로 만든다. 스트레스가 쌓일수록 부정적인 감정이 폭발하기가 쉬워진다.

두 번째 단계는 행동에 영향을 미치는 것이다.

행동의 부정적인 변화는 주로 직장과 가족 관계라는 두 분야에서 나타날 수 있다. 직장에서 스트레스를 많이 받으면 사무실의 뒷담화부터 퇴근 후 음주까지 다양한 행동으로 반응하게 된다. 스트레스가 많이 쌓일수록 음주의 빈도가 잦아지고 과음으로 치닫는 경우가 많을 뿐 아니라 주의를 다른 쪽으로 돌릴 필요성이 더욱 커진다. 이는 가정에도 영향을 미쳐 부부 사이에 갈등이 빚어지기 쉽다. 스트레스 관련 행동의 피해로 인해 배우자는 도외시된다거나 무시당한다고 느낀다. 스트레스를 많이 받으면 어떤 사람은 식욕을 잃고, 어떤 사람은 과식을 한다. 수면 장애가 자주 발생하며, 만성 불면증이 오기도 한다. 결국 수면제 등 약물에 의존하게 된다. 스트레스를 떨쳐 버리고 정상적인 느낌으로 돌아가는 길을 찾기 위한 몸부림이다.

마지막은 신체에 영향을 미치는 단계다.

우리 몸이 스트레스에 완전히 적응하지 못하면 예측할 수 없는 부정적인 영향이 나타난다. 대다수는 신체적인 피로에 시달린다. 위통, 소화 불량, 두통이 따를 수 있다. 면역 반응도 약해져 감기에 자주 걸리거나 알레르기가 더 심해진다. 그 후의 문제는 염증과 관련되는 경우가 많다. 염증 파급 영향은 몸 전체에 미친다. 어떤 사람은 피부 발진을 일으키고, 어떤 사람은 과민 대장 증후군에 시달리며, 심장 발작이나 뇌졸중을 겪는 사람도 있다. 이처럼 스트레스의 피해가 심각한 시스템 장애로 이어질 수 있다.

스트레스는 우리 뇌에서 '시상 하부-뇌하수체-부신 축(HPA axis)'이라는 특정 신경망을 활성화시킨다. HPA 축이 활성화되면 부신에서 글루코코르티코이드라는 호르몬이 과도하게 분비된다. 글루코코르티코이드는 정상적인 뇌 발달에 필요하며, 급성 스트레스가 올 때도 그 영향을 완화하기 위해 분비된다. 그러나 그 수치가 과도하게 높아지면 역효과가 나타나 신경 독성을 일으킬 수 있다. 임신 중의 스트레스에 대한 여러 연구에서 확인된 사실이다.

임신 중에는 원칙적으로 자연적인 장벽이 가동되면서 스트레스 호르몬이 태반을 통해 임신부에게서 태아로 전달되는 것을 막는다. 그러나 스트레스가 심한 상태에서는 이 장벽이 무력화되는 것으로 나타났다. 그에 따라 정상적인 뇌 발달과 기능이 방해받을 수 있다. 임신한 실험 쥐에게 글루코코르티코이드를 투여하자 새끼의 뇌가 정상적으로 발달하지 못했다.

임신부가 만성 스트레스에 시달리면 세포와 유전자 차원에서 큰 변화가 일어날 수 있다. 태아의 뇌에서 글루코코르티코이드 수치가 과도하게 높아지면 보상과 쾌락 추구에 관련된 신경 전달 물질인 도파민의 수치에도 직접 영향을 미친다. 임신부가 받은 스트레스는 아기가 태어난 뒤 성장하는 과정에도 부정적인 영향을 미칠 수 있다. 학습 장애, 약물 남용 가능성 증가, 불안증과 우울증 증가 등이 그 예다. 임신부가 받은 심한 스트레스는 아기가 태어난 뒤 자라는 동안에도 아기의 HPA 축 활동을 자극하는 것으로 알려졌다. 6개월째, 5년째, 10년째, 심지어 성인이 된 뒤까지 영향을 미친다는 연구 결과가 있다. 더욱 불길하게도 동물 실험에 따르면 높아진 글루코코르티코이드 수치는 유전적으로 다음 세대나 그다음 세대까지 지속될 수 있다.

이렇게 섬뜩한 정보를 제시하는 것은 독자 여러분에게 겁을 주려는 의도가 아니라 지속되는 낮은 수준의 스트레스가 문명사회의 유행병이라 해도 과언이 아니라는 점을 강조하기 위해서다. 그런 스트레스의 파장은 어디든 예외 없이 미치며, 누구도 그로부터 자유로울 수 없다. 문제는 이런 만성 스트레스가 만연하면서 너무 광범위한 문제를 초래할 수 있다는 사실이다. 일상적인 스트레스가 가져오는 결과는 의학 전문가들도 정확히 예측할 수 없기 때문에 처치적인 해법을 찾기가 불가능하다. 하지만 치유의 라이프 스타일은 더 나은 해결책을 제시할 수 있다. 그것이 어떻게 가능한지 살펴보자.

전인적 시스템 솔루션

당연하지만 여기서도 전인적 시스템 해법은 의식을 주된 수단으로 활용한다. 만성 스트레스의 첫 단계 피해가 심리와 신경에 미치는 영향이기 때문에 치유 과정도 바로 그 단계에서 시작해야 한다. 스트레스를 참고 받아들이면서 적응하는 것이 나쁜 전략이라는 점은 이미 언급했다. 우리가 스스로 스트레스에 적응했다고 생각하더라도 우리 몸의 세포는 전혀 그렇지 않다. 야간 근무를 하는 노동자를 보면 무슨 뜻인지 쉽게 이해할 것이다. 야근을 오래 하면 우리 몸의 하루 주기 생체 리듬이 깨진다. 뇌는 밤에 잠을 자지 않는 하루 주기에 완벽하게 적응할 수 없기 때문이다. 그 결과 숙면을 하지 못하게 된다. 이것이 야근의 가장 명백한 단점이다. 그러나 여러 연구에 따르면 야간 근무자들은 그 외에도 다음과 같은 방식으로 피해를 볼 수 있다.

- 당뇨병 위험이 더 많아진다.

- 공복감과 포만감에 영향을 미치는 호르몬 불균형으로 비만 가능성이 더 커진다.
- 유방암 위험이 더 커진다.
- 부정적인 신진대사 변화가 심장병 위험에 영향을 미칠 수 있다.
- 심장 발작 위험이 더 많아진다.
- 산업 재해 가능성이 더 커진다.
- 우울증 위험이 더 많아진다.

요컨대 단 하나의 생체 리듬이 과도하게 교란되더라도 전인적 시스템에 부정적인 영향을 미칠 가능성이 커진다. 그 리듬이 다른 여러 생체 리듬과도 연결되기 때문이다. 수면과 공복감-포만감 사이의 연관성이 그 예 중 하나다. 확실한 해결책은 야근을 그만두는 것이다. 하지만 야근을 아주 오래 지속한 사람이라면 지금 당장 직장을 그만둔다고 해도 그 피해가 완전히 회복되지 않는다.

여기서 누구나 얻을 수 있는 기본적인 교훈은 스트레스 요인들이 각각 독립적으로 작용하는 것이 아니라는 사실이다. 따라서 스트레스에 대한 획일적인 행동이나 태도는 그 나쁜 영향을 널리 퍼뜨릴 수 있다. 다음과 같은 상황을 상상해 보자. 비행기 시간에 맞춰 공항에 나갔는데 항공편이 결항한 사실을 알게 된다. 항공사는 결항한 항공편을 곧바로 다른 비행기로 대체해 주지 않고 5시간을 기다려야 한다고 통보한다. 부당한 대우지만 다른 대안이 없다. 당신은 그냥 앉아서 기다릴 수밖에 없다. 하지만 당신의 내면에서는 걱정, 불평, 비관 등의 반응이 일어날 것이다. 그 전부가 스스로 피해를 주는 자기 패배적인 반응이다.

그런데 걱정은 스스로 만들어 낸 불안감이다. 걱정한다고 해결되는 것은 없다. 오히려 좀 더 긍정적으로 대처할 가능성을 가로막을 뿐이다. 또 불평은 긴장과 분노를 증가시킨다. 불평은 적대감 표출의 한 방식이기 때문에 다른 사람도 그에 맞서 적대적으로 행동하게 된다. 한편, 비관은 상황이 절망적이라는 오해를 불러일으킨다. 실제는 그렇지 않을 수 있는 일이지만 언제나 나쁜 결과를 기대하는 것이 현실적이라는 잘못된 믿음을 굳힌다.

이런 걱정과 불평, 비관의 행동과 태도에 공감한다면, 당신은 스스로 스트레스에 잘 적응한다고 믿지만 실제는 그렇지 않다는 뜻이다. 그럴 경우 당신의 몸이 체험하듯이 당신 스스로 자신의 스트레스 요인이 된다. 항공편 결항이라는 외부적인 사건은 스트레스 반응을 촉발하기 전에 내부적인 해석 과정을 거쳐야 하기 때문이다. 실직 같은 위기와 달리 항공편 결항은 일상적인 만성 스트레스 범주에 속한다. 스스로 반응을 선택할 수 있다. 그럼에도 무의식적인 반응으로 걱정과 불평, 비관에 빠지기 쉽다. 거기에 매몰되면 재평가가 이루어지지 않아 고착된 반응의 피해자가 될 수밖에 없다.

만성 스트레스 대처법

항공편 결항에 남들보다 더 잘 대응하는 사람도 있다. 이런 낮은 수준의 일상적 스트레스에 효과적으로 대처하는 방법을 알아보자.

우선, 스트레스 요인에서 자신을 분리한다. 오랜 시간 기다려야 할 때는 책을 읽거나 혼자 조용히 시간을 보낼 만한 장소를 찾는다.

둘째, 자신의 중심을 찾는다. 조용한 곳에서 눈을 감고 명상을 즐긴다.

셋째, 활동성을 유지한다. 책을 읽거나 명상을 하지 않는다면 그냥 퍼져 앉아 조는 대신 돌아다닌다.

넷째, 기분을 전환할 수 있는 긍정적인 발산 방법을 찾는다. 면세점에서 쇼핑을 하거나, 의자 마사지를 받거나, 식당에 가서 맛있는 음식을 먹는다.

다섯째, 가까운 사람의 정서적인 지지에 의지한다. 친구나 가족과 통화함으로써 그들의 위안을 얻는 것이 바람직하다. 그냥 항공편이 지연됐다고 통보하는 간단한 통화는 도움이 되지 않는다. 자신에게 중요한 사람과 최소 30분은 통화를 해야 정서적인 지지 효과를 얻을 수 있다.

마지막으로, 가능하면 현장을 탈출한다. 항공사의 횡포가 심하다고 느낀다면 일정을 취소하거나 다른 날로 조정하고 집으로 돌아가 쉬는 것이 속을 끓이는 것보다 심리적으로 훨씬 더 낫다(물론 상황이 가능해야 그렇게 할 수 있다).

이런 대처법은 걱정이나 불평, 비관 등의 부정적인 반응에 반대되는 것으로 하나같이 긍정적인 대응 방식이다. 수동적인 수용에 의지하는 것이 정답이 아닌 상황에서 의식을 최대한 활용하는 방법이다. '참고 견뎌야지 어쩔 수 없어'라는 태도 아래에는 스트레스가 도사리고 있다. 항공편 결항은 당신이 바로잡을 수 있는 문제가 아니며, 사전 경고 없이 언제든 닥칠 수 있는 일이다. 그런 통제력 상실과 예측 불가능성은 스트레스를 악화하는 조건이다.

팬데믹 시대의 평생 건강법

그러나 그런 상황을 두고 운이 나쁘다고 생각하지 않고 스트레스가 아닌 사건으로 해석하면서 그동안 하고 싶던 일(명상, 친구와 통화, 쇼핑 등)을 함으로써 그 시간을 최대한 활용하면 심리적 부담을 덜 수 있다. 이렇듯 상황 전환에 능숙해지면 스트레스를 미리 방지할 수 있다. 오랜 시간 이마에 계속 물을 조금씩 떨어뜨려 이성을 잃게 만드는 옛 중국식 물고문처럼 저강도의 지속적인 만성 스트레스는 궁극적으로 우리 몸에 큰 피해를 줄 수 있다. 그러나 우리는 전인적 시스템 해법을 채택함으로써 그 과정의 고리를 차단할 수 있다.

이 대처법은 공항이 아닌 다른 상황에서도 똑같이 적용된다. 교감 신경 항진에서 벗어나는 포괄적인 전략이기 때문이다. 생리학적으로 설명하자면 이렇다. 교감 신경계는 완전히 반대되는 반응을 보이는 부교감 신경계와 함께 몸 전체의 균형을 맞춘다. 예를 들어 교감 신경계가 긴장 반응을 일으키면 부교감 신경계는 긴장 완화 반응을 일으킨다. 이 두 신경계는 자연의 설계에 따라 서로 반대로 반응한다. 교감 신경계의 일시적이면서도 급진적인 활동에 대해 부교감 신경계는 지속적이면서 균형을 잡는 활동으로 대응한다.

만성 스트레스 아래에서는 우리가 교감 신경계에 늘 경계를 늦추지 말라고 요구한다. 그러다가 결국 정상 궤도에서 벗어나 균형이 깨지기 시작한다. 그러면 부교감 신경계의 긴장 완화 반응이 차단되거나 뒷전으로 밀린다. 그 같은 교감 신경 항진 상태를 피하려면 그 반대편에 있는 부교감 신경계의 활동을 강화해야 한다. 의식적인 선택을 적용함으로써 그런 강화가 가능하다. 의식적인 선택으로 이끌지 않으면 교감 신경계나 부교감 신경계는 둘 다 익숙하게 해 오던 일만 계속하기 때문이다. 스트레스의 영향이 없다면 교감 신경계와 부교감 신경계는 자동으로 서로 균형을 맞추지만, 스트레스가 그 균형을 깬다. 특히 만성 스트레스가 계속 쌓이는 것은 똑똑 떨어지는 물방울이 바위에 구멍을 내는 것과 같은 결과를 가져온다.

앞에서 소개한 공항에서의 만성 스트레스 대처법을 바탕으로 치유의 라이프 스타일을 채택하려면 매일 다음과 같이 한다.

첫째, 스트레스 요인에서 자신을 분리한다. 혼자 조용히 휴식할 수 있는 시간을 갖는다.

둘째, 자신의 중심을 찾는다. 가장 바람직한 방법은 명상이다. 하루 중 잠시라도 조용한 곳을 찾아가 눈을 감고 심호흡을 하면서 긴장을 풀어 자신의 중심을 찾아가는 노력이 중요하다. 앞에서 언급했듯이 가장 좋은 호흡법은 하나부터 넷까지 세면서 숨을 들이쉬고, 다섯부터 열까지 세면서 숨을 내쉬는 것이다.

셋째, 활동성을 유지한다. 자주 일어나 걸어 다니면 자율 신경계의 주된 경로 중 하나인 미주 신경이 활성화된다. 특히 요가는 스트레스에 의한 교감 신경 항진 상태에서 의식적으로 부교감 신경의 활동을 증가시킬 수 있는 가장 좋은 활동이다.

넷째, 긍정적인 발산 방법을 찾는다. 여기서 '긍정적'이라는 것은 당신을 행복하게 만들어 주는 모든 요소를 통칭한다. 행복하기 위한 시간을 만들라는 것은 전인적 시스템 전략이지만, 너무 추상적이며 무미건조하게 들린다. 하지만 행복은 스트레스 많은 상황을 치유의 상황으로 전환하기 위한 열쇠다. 달리 비유하자면 '현자의 돌'(중세의 연금술사들이 병을 치료하고 모든 물질을 황금으로 만드는 신비한 힘을 가졌다고 믿은 돌)이라고 할 수 있다. 또 심리학적으로 풀자면 행복한 삶을 영위하기 위한 최선의 길은 행복한 나날을 만드는 것이다.

다섯째, 정서적인 지지에 의지한다. 갈수록 상호 간의 단절이 심해지는 것이 현대 사회의 특징이다. 인터넷과 비디오 게임이 그런 단절을 강화한다. 그러나 정서적인 유대와 공감은 무엇으로도 대체할 수 없다. 행복에 대한 연구에서 거의 빠지지 않고 강조하듯이 자신에게 중요한 의미가 있는 친구나 가족과 하루 1시간 이상 직접 만나든 전화로 통화하든 소통하는 사람의 행복도가 가장 높다.

여섯째, 가능하면 탈출한다. 일반적으로 가장 선택하기 어려운 행동이다. 스트레스 많은 상황을 당장 떨쳐 버리고 걸어 나가는 것이 올바른 선택이라는 점이 분명하더라도 대다수는 그냥 참고 견딘다. 가정 폭력이 떠오를 수 있지만, 그런 상황이 지속되는 것은 사실 만성이 아니라 급성 스트레스 요인이라 성격이 다르다. 또 이혼이나 전직 같은 인생의 중대한 변화는 여러 요인을 고려해야 하므로 바로 그 자리에서 선택할 수 있는 사안이 아니다. 그러나 일상적인 상황에서 과열된 논쟁이나 악의적인 뒷담화, 무례한 이메일, 끝없는 불평불만, 늘어놓는 걱정, 공개적인 비난 등에 부닥칠 때 그냥 무시하고 걸어 나갈 자유를 우리 모두가 가져야 한다.

물론 교감 신경 항진에서 벗어나는 것은 쉬운 일이 아니다. 그러나 궁극적으로는 그것이야말로 우리가 할 수 있는 가장 중요한 일이다. 그런 결정과 선택으로 전인적 시스템이 얻는 혜택은 평생 유지된다.

chapter 6

몸과 마음 사이의 장벽을
무너뜨려라

      지금까지 우리는 '마음과 몸은 하나'라는 대담한 선언을 뒷받침하기 위해 전인적 시스템 접근법의 효과를 중점적으로 살펴보았다. 만약 우리 삶에서 몸과 마음 중 하나만 치유된다면 그 두 가지가 서로 분리되어 있다는 의미다. 하지만 전인적 시스템 접근법이 보여 주는 증거는 심신 일체를 가리킨다.

  문제는 우리가 흔히 '나'라고 부르는 자아가 현재 우리 대다수의 삶에서 치유의 자아 역할을 완전히 터득하지 못하고 있다는 사실이다. 그 주된 이유는 전체성의 결여다. 우리 모두 어려서부터 몸이 마음과 완전히 분리된 것으로 생각하도록 배웠기 때문이다. 하지만 그것은 사실이 아니라 하나의 믿음일 뿐이다.

  거울을 똑바로 바라보라. 무엇이 눈에 들어오는가? 누구나 '내 얼굴'이라고 답할 것이다. 그러나 거울에서 보는 당신 모습은 단순히 이미지의 반영이 아니라 당신이 그 이미지를 생각으로 '읽은' 결과다. 자신의 기분이 어떤지, 생생하다고 느끼는지 피곤하다고 느끼는지, 나이가 얼마나 들어 보이는지, 지나간 세월이 어떤 흔적을 남겼는지 그 표시를 읽는다.

제1부 챕터 3에서 우리는 모든 사람이 마음속에 지니고 다니는 보이지 않는 지도에 대해 알아봤다. 삶과 인간관계가 어떻게 이루어지는지에 대한 지도다. 그와 대조적으로 우리 얼굴, 아니 우리 몸 전체는 눈에 확실히 보이는 지도로서 우리의 삶과 인간관계를 상징한다. 우리의 인생 이야기가 달라지면 그 지도도 바뀐다.

의학과 관련된 재치 있는 격언 중 이런 것이 있다.

'당신이 어제 무슨 생각을 했는지 알고 싶다면 오늘 자신의 몸을 보라. 내일 자신의 몸이 어떤 모습일지 알고 싶다면 오늘 자기 생각을 살펴라.'

얼마 전부터 웰니스 분야에서는 전체론적 접근법이 단골 용어가 됐다. 한마디로 몸과 마음이 하나라는 말이다. 그러나 어떤 상황에서는 몸과 마음이 분리된 상태로 살아가는 것이 더 쉽다. 실제로 마음을 몸이 하는 일로부터 분리할 수 있다. 서글픈 예를 하나 들어 보자. 의사가 환자에게 특정 질병이 정신적인 문제에서 비롯됐을 가능성이 있다고 말하면 어떤 환자는 이렇게 항변한다.

"아니, 내가 스스로 이 질병을 만들었다는 뜻인가요?"

그런 환자에게 자가 치유를 거론하면 그 자신이 뭔가 잘못했다고 비난하는 것으로 받아들인다. 그러나 어떤 사람들은 보디마인드를 깊이 인식하며 새로운 가능성을 찾아간다. 그 가능성은 사실 모든 사람에게 열려 있다.

생되먹임(바이오피드백)의 놀라운 가능성

수년 동안 매일 아침 똑같은 시간(시만이 아니라 분까지도)에 잠에서 깰 수 있을까?
19세기 말 '의식의 흐름'이라는 개념을 처음 제시한 선구적인 미국 심리학자 윌리엄 제임스는 당연히 그럴 수 있다고 주장했다(물론 무의식적인 능력인 듯하다).

또 알레르기를 즉시 사라지게 할 수 있을까? 다중 인격 장애 환자가 그런 능력을 보였다는 기록이 있다. 알레르기가 있는 인격이 다른 인격으로 바뀌면서 그 알레르기가 사라진 경우다. 실제로 다중 인격 장애가 있는 한 어린아이가 오렌지주스를 마시자 두드러기가 나타났다. 알레르기가 있는 인격인 상태였다. 그러다 다른 인격으로 변하자 오렌지주스를 마셔도 아무런 증상이 나타나지 않았다.

그렇다면 얇은 실크 가운만 걸치고 얼음 동굴에서 밤을 지낼 수 있을까? 실제로 티베트에는 투모(tumo) 수련을 하는 승려들이 있다. 이 명상에 사용되는 호흡법은 체열을 발생시키는 것으로 알려졌다. 정상적으로는 체온 조절은 불수의적으로 이루어지지만, 이 호흡법을 사용하면 체온을 의식적으로 통제할 수 있다고 한다. 또 네덜란드인 빔 호프는 알몸 상체에 반바지만 걸치고 눈보라 치는 날 높은 산 정상에 오르거나 얼어붙은 호수에서 얼음을 깨고 목까지 물에 담근 채 몇 시간 동안이나 버텼다. 의식적으로 체온 조절이 가능하다는 것을 보여 준 극단적인 사례다. 호프는 "나의 자율 신경계가 더는 자율적이지 않다고 의식적으로 생각하면 체온을 조절할 수 있다"며 그런 일이 가능한 이유를 설명했다.

의학계의 표준 이론에 따르면 자율 신경계는 자의적인 의식의 영향을 받을 수 없다. 그러나 네덜란드에서 실시한 중요한 한 연구는 그 표준 이론을 반박하며 호프의 손을 들어 주었다.

2014년 미국《국립과학원 회보(Proceedings of the National Academy of Sciences)》에 실린 이 논문은 자율 신경계와 연결된 한 가지 활동인 면역 반응을 자의적으로 활성화할 수 있다는 증거를 제시했다. 연구팀은 건강한 자원자들을 선별한 뒤 열흘 동안 명상(제3의 눈 명상), 호흡법(심호흡 후 얼마 동안 숨을 참는 방식), 추위 노출(얼음물 잠수) 등을 훈련했다. 그들과 비교하기 위한 대조군은 그런 훈련을 하지 않았다. 그런 다음 두 그룹 구성원 모두에게 대장균에서 뽑아낸 독소를 주사했다. 대장균은 일반적으로 우리 소화관에 서식하는 무해한 박테리아지만, 식중독을 일으키는 병원성 변종도 있다. 그리고 나서 훈련받은 그룹은 자의적인 기법으로 명상과 호흡법 등을 실시하고, 대조군은 그냥 있었다. 그들의 혈액을 검사하자 훈련받은 그룹은 대조군보다 염증 유발 화학 물질이 적게 검출됐다. 연구팀은 염증을 줄이는 것으로 알려진 호르몬 에피네프린의 증가가 그 원인이라고 밝혔다. 이 연구는 자율 신경계의 의식적인 제어가 가능하다는 호프의 주장을 뒷받침하는 동시에 만성 염증, 특히 자가 면역 질환에 시달리는 환자에게도 이런 방법이 도움 될 수 있다는 이론적인 근거를 제시했다.

이런 사례가 일반인의 현실과는 멀어 보일 수 있지만, 실제로 거의 누구나 간단한 생되먹임(뇌파를 이용해 정신 상태를 안정시키는 기법)을 사용하면 자의적으로 손등에 붉은 반점이 나타나게 하거나 손바닥을 따뜻하게 만들 수 있다. 최근에는 손목에 착용하는 기기를 통해 잠재적인 질병이나 스트레스 조짐을 모니터한 뒤, 이상이 있으면 자신의 의지로 정상 상태로 되돌릴 방법을 개발하는 중이다.

관건은 일체가 된 보디마인드를 중심으로 영위하는 삶이 웰빙에 얼마나 도움이 될 수 있는지다. 다음에 나오는 여성의 놀라운 이야기에서 알 수 있듯이, 우리는 그런 삶이 우리 모두에게 새로운 차원의 웰빙을 가져다줄 것이라고 확신한다.

타우의 이야기 : 평화와 열정

치유의 삶에 대한 사례 중 타우보다 더 나은 경우는 찾기 힘들다. 프랑스인 아버지와 인도인 어머니 사이에서 태어난 그녀는 아몬드 빛깔 피부와 검은 머리 등 빼어난 외모를 가졌다. 그러나 개인적인 분위기와 태도는 더욱 놀랍다. 이 글을 쓰던 당시 그녀는 98세였다. 평온하게 미소 짓는 타우를 보면 누구나 그 나이가 됐을 때 자신도 그런 모습일 수 있기를 바라지 않을 수 없다. 타우는 《기네스북》에 오른 세계 최고령 요가 지도자로, 그 나이에도 미국 뉴욕에서 일주일에 6~8개 클래스를 가르쳤다.

타우는 요가가 무엇이냐는 질문에 곧바로 "통합, 하나 됨"이라고 간단히 대답했다. 또 언제 은퇴할 계획인지 묻자 빙긋이 웃으며 "내가 숨을 쉴 수 있는 한 요가를 가르칠 것"이라고 말했다.

타우가 살아온 일생은 다른 누구에게서도 볼 수 없을 정도로 아주 독특하고 놀랍다. 그녀는 1918년 인도 서남부 해안의 프랑스령이던 퐁디셰리에서 타우 포숀린치라는 이름으로 태어났다. 어머니는 타우를 낳다가 돌아가셨다. 그래서 그녀는 이모 집에서 성장했다.

8세이던 어느 날, 방으로 들어간 그녀는 한 남자가 바닥에 앉아 있는 모습을 보았다. 가족과 동네 사람 모두 그의 발에 손을 갖다 댔다. 인도에서 존경을 표하는 전통적인 제스처였다.

타우는 당시 상황을 또박또박 말했다.

"나는 그 방에서 쫓겨났다. 그러다 어느 날 새벽, 이모부가 나를 깨우며 '나와 함께 어디 좀 가자. 이모에겐 말하지 마. 말하면 걱정할 거야'

라고 말했다. 나는 어디로 가는지도 모르고 따라나섰다. 나중에 알고 보니, 내가 마하트마 간디와 함께한 두 차례 행진 중 첫 번째였다. 우리 집의 한 방에 앉아 있던 남자, 가족과 동네 사람 모두 발에 손을 갖다 대던 그 남자가 바로 간디였다."

이 특별한 사건을 계기로 타우의 인생 여정이 정해졌다. 그 길의 주제는 평화였다. 또 해변에서 우연히 마주친 젊은 요가 수행자들을 보며 그녀는 어려서부터 요가에 관심을 가졌다. 1920년대에는 남자들만 요가 수행을 했지만, 그녀는 상관하지 않았다.

타우는 영적인 분위기 속에서 성장했다. 그녀는 당시 인도의 그 지역에서 가장 유명한 사상가이자 세계적으로도 명성이 자자하던 아우로빈도 고시의 지도 아래 자신의 고유한 인생철학을 정립했다. 기본적으로 마음을 중심으로 하며, 사랑을 모든 형태의 분리를 치유할 수 있는 우주의 힘으로 보는 철학이다. 타우는 자신의 내면으로 들어가 마음이 들려주는 이야기에 귀를 기울여야 한다고 믿었다.

그러나 그녀는 명상이나 요가의 삶과 사뭇 다른 길도 걸었다. 타우는 '할 수 없는 일이란 없다'라는 믿음을 중심으로 내면의 삶을 아주 다양한 외적인 성취로 변화시켰다. 그녀는 활동적인 평화 운동가로 나서 마틴 루서 킹 목사와 함께 행진을 하기도 했다. 제2차 세계 대전 중에는 런던에서 카바레 가수로 활동하고, 1950년대부터는 할리우드 영화와 연극 무대에서 배우로 활약했다. 또 한 남자의 아내이기도 했다(남편은 1982년 사망하고 자녀는 없다). 탱고 전문 볼룸 댄서가 되어 수많은 트로피를 받기도 했다. 놀랍게도 타우는 와인 감정가와 작가로도 활동했다.

타우가 관심을 보이지 않는 한 가지는 자신의 나이였다.

"나이에 초점을 맞추지 마라. 나이란 것은 존재하지 않는다."

그 외에도 그녀에게는 놀라운 점이 많다. 그러나 우리가 여기서 타우를 소개하는 것은 그녀의 놀라운 성취 때문도 아니고 평화와 열정으로 살아온 그녀의 화려한 인생 때문도 아니다. 그녀가 이룬 성취는 누구도 따라 할 수 없으며, 그녀가 배우, 작가, 사회 운동가, 정치인 등과 가까이 지낼 수 있던 역사적인 시대도 다시는 오지 않을 것이기 때문이다.

우리를 매료시키는 것은 아무도 따라 할 수 없는 타우의 그런 특이한 성취가 아니라 모두가 따라 할 수 있는 모범 사례다. 특이한 점을 제쳐 두고 보면 타우는 자신의 삶을 의식적으로 만들어 가며 한 세기를 살아왔다는 사실이 잘 드러난다. 따라서 그녀가 보낸 긴 세월 중에서 어느 한 날의 스냅 사진을 본다면 다음과 같은 특징이 나타난다.

- 내면의 삶을 최우선으로 생각했다.
- 자신의 느낌과 직관을 신뢰했다.
- 끊임없는 재생의 원천으로 현재를 소중히 여겼다.
- 해묵은 상처나 좌절에 얽매이지 않고 정서적인 회복력을 키웠다.
- 핵심 신념을 추구함으로써 비전을 행동으로 옮겼다.
- 언제나 사랑과 영적인 성장을 믿었다.

우리는 그런 삶을 치유의 라이프 스타일을 보여 주는 모델이라고 본다. 물론 타우도 태어나면서 어머니가 돌아가셔서 이모 부부의 손에 성장하고, 남편과 사별했을 뿐 아니라, 신체적으로도 세 차례에 걸친 고관절 수술 등 뼈아픈 경험을 했다. 그러나 그녀는 이런 경험이 고통으로 이어지도록 내버려 두지 않고 그 반대가 될 수 있도록 의식적으로 노력했다. 그 결과 더욱 역동적이고 회복력 강한 삶을 살 수 있었다.

어떻게 보면 타우의 경험은 두 가지로 나눌 수 있다. 좋은 경험과 나쁜 경험 또는 기쁜 순간과 괴로운 순간으로 나눌 수 있는 것이 아니라, 자축할 수 있는 경험과 치유할 수 있는 경험으로 나눌 수 있다는 의미다. 당신도 그와 똑같이 인생을 살 수 있다.

음식을 둘러싼 몸과 마음의 괴리

일상생활의 아주 흔한 문제에서 마음과 몸의 분리가 어떤 어려움을 만들어 낼 수 있는지 잘 보여 주는 예가 체중 관리다. 수많은 사람이 일시적으로 유행하는 다이어트를 시작하지만, 얼마 못 가 포기한다. 또 수많은 사람이 체중을 줄여 유지하려고 수년 동안 애쓰지만, 성공하지 못한다.

주변에서 다음과 같은 이야기를 많이 들어 봤을 것이다. 어쩌면 당신도 그렇게 말했을 수 있다.

"거울을 보면 내 모습이 너무 미워."

"나를 이처럼 미운 모습으로 만드는 것은 초콜릿이야. 곧바로 내 허벅지 살이 되거든."

"이혼하고 나니 곧바로 5킬로그램이 불었어. 너무 순식간이어서 믿을 수가 없었어."

"살을 빼려고 안 해 본 게 없어. 그런데도 그냥 그대로야."

"처음에는 몇 킬로그램이 빠지는가 싶더니 그 뒤로 아무런 변화가 없어."

비만이 만연해 있는 사회에서 흔히 들리는 이야기다. 경험자라면 잘 알듯이 다이어트는 말처럼 그리 쉽지 않다. 통계로 보자면 다이어트를 하는 사람 중 최소 3킬로그램을 줄여서 2년 동안 유지하는 비율은 2%에도 못 미친다. 잡지 편집자들은 새로 유행하는 다이어트를 표지 기사로 실으면 잡지를 많이 팔 수 있다는 사실을 잘 안다. 이번에야말로 정말 아주 쉽게 체중을 줄이는 다이어트법이라고 약속하면서 대중이 빠져들도록 환상을 부추기는 그런 기사들을 우리는 흔히 본다.

이처럼 체중 감량을 둘러싸고 걱정과 좌절, 포기와 부러움이 넘쳐 나는 상황에서 우리는 몸과 마음을 보디마인드로 통합하는 것이 웰빙에 진정한 효과를 나타낸다고 감히 확신한다. 그 이유가 무엇이냐고?

근본적인 문제가 체중이 아니기 때문이다. 앞에서 인용한 말들을 자세히 살펴보면 한 가지 공통점이 있다. '나'라는 자아가 '그것'이라는 몸에 불만이라는 사실이다. 그 때문에 '음식을 먹는다'라는 정상적인 행동이 마음이 원하는 것과 몸이 실제로 하는 것 사이의 투쟁으로 바뀌게 된다. 다이어트하는 사람의 마음은 대부분 다음과 같다.

- 다이어트를 하면 체중이 얼마나 줄까 상상한다.
- 이번에는 성공할 수 있다고 믿는다.
- 자신의 몸을 보고 한심스러워한다.
- 마음을 좀 더 굳게 먹으려고 애쓴다.
- '완벽한' 몸을 가진 사람을 부러워한다.

- 자신이 과체중이라는 사실에 죄책감을 갖고 부끄러워한다.
- 내일은 더 잘하겠다고 다짐한다.
- 변화를 거부하는 나쁜 식습관의 덫에 빠졌다고 느낀다.

사람들은 흔히 체중을 3킬로그램 줄여 그 상태로 유지하고 싶은 마음에 열심히 하겠다고 다짐하지만, 그런 다이어트의 대부분은 결국 실패할 수밖에 없다. 그런 방식은 몸과 마음이 하나라는 사실을 무시하거나 그 연결 상태를 약화하기 때문이다. 그러면 결국 마음은 몸이 하는 일을 제어할 수 없다. 그럴 경우 우리 몸은 다음과 같은 일을 감당해야 한다.

- 필요 이상의 칼로리를 처리한다.
- 지나치게 많은 지방과 설탕에 대처한다.
- 음식과 공기, 물의 독소를 중화한다.
- 패스트푸드와 정크푸드로 끊임없이 악화하는 낮은 수준의 염증과 씨름한다.
- 시간과 양에서 불규칙한 음식 섭취에 시달린다.

마음과 몸의 분리는 주변에서 흔히 볼 수 있으며 상당한 피해를 초래하는 원인이 된다. 다이어트가 효과 없는 이유도 몸과 마음의 분리에서 찾을 수 있다. 사실 전혀 불필요한 상황이다. 우리 각자는 하나의 보디마인드로서 몸과 마음 둘 다가 실제로 하고 싶어 하는 일을 하도록 자연적으로 만들어졌다. 그 구체적인 예가 공복감과 포만감의 신호에 따르는 정상적인 식사다.

식욕과 관련된 호르몬으로 렙틴과 그렐린이 있다. 이 두 가지 호르몬은 자연적인 생체 리듬에 의해 분비된다. 위가 비면 위의 세포가 그렐린을 분비함으로써 뇌에 신호를 보내 배고픔을 느끼게 한다. 충분히 먹어 위가 차면 지방 세포가 분비하는 렙틴이 뇌에 메시지를 보내 그만 먹게 한다. 그 두 가지 호르몬이 식욕의 균형을 맞춰 우리의 음식 섭취를 조절한다.

비만과 식욕 억제 호르몬인 렙틴이 알츠하이머병 위험에 관여하는 것으로 알려졌다. 역학 연구에 따르면 순환성 렙틴 수치가 높은 것이 알츠하이머병 위험이 낮은 것과 상관있으며, 알츠하이머병에 걸린 환자는 순환성 렙틴 수치가 낮다. 렙틴 수용체는 뇌의 해마 부위에서 발현율이 높게 나타난다. 해마는 알츠하이머병이 손상시키는 단기 기억과 관련된 뇌 부위다. 실험 쥐를 대상으로 한 연구에 따르면 쥐에게 렙틴을 추가로 투여하면 해마에서 알츠하이머병 병리 현상이 적게 나타났다. 이는 장과 뇌의 연결을 뒷받침하는 또 다른 증거다.

살찌는 것은 몸의 잘못이 아니다

초기의 체중 감량 수술이 성공적이지 못한 이유 중 하나는 위 우회술이나 위 밴드술 후에도 위는 그대로 남아 있다는 사실이었다. 한 번에 섭취할 수 있는 음식의 양을 대폭 줄일 목적으로 위의 일부분을 봉쇄하는 수술이기 때문이다. 쉽게 말하자면 감자튀김을 곁들인 치즈버거를 하나 다 먹지 않고 3분의 1 정도만 먹어도 만족할 수 있는 것을 목표로 한 수술이었다. 그러나 환자들은 줄여 놓은 위가 가득 차도 허기가 심하다고 호소했다. 위 전체에서 여전히 렙틴과 그렐린 호르몬이 전량 분비되기 때문이었다.

여기서 얻을 수 있는 교훈은 위가 가득 찼다고 식욕이 사라지는 것이 아니라는 사실이다. 뇌, 특히 시상 하부로 알려진 뇌 부위가 '이제 그만 먹어도 된다'라는 명령을 내려야만 비로소 식욕이 사라진다. 그러나 마음과 몸이 분리된 경우에는 몸이 뇌의 명령을 무시할 수 있다. 뇌와의 관계를 왜곡할 수 있다는 말이다. 그에 따라 공복감과 포만감을 조절하는 자연적인 생체 리듬을 따르는 대신 독자적인 행동을 하게 된다. 우리는 자유 의지를 갖추었기에 그 행동은 어떤 식으로든 표출될 수 있다. 그러나 오늘날의 사회 규범은 이미 왜곡된 상태이기 때문에 어린 시절부터 뇌를 적응시켜 평생의 나쁜 습관을 기를 기회가 많다. 다음과 같은 나쁜 습관이 체중 관리를 방해한다.

- 배가 불러도 계속 먹는다.
- 설탕과 지방을 과다하게 섭취한다.
- 술을 마신다.
- 끊임없이 간식을 먹는다.
- 배가 고프지 않아도 스트레스를 풀기 위해 먹는다.
- 규칙적인 식사 시간을 무시한다.
- 채소와 식이 섬유가 거의 없는 육류 식단을 채택하는 등 심한 편식을 한다.

- 다이어트 전쟁에서 패했다는 생각에 될 대로 되라는 식으로 과식을 한다.

역설적이지만 이런 문제의 책임은 대부분 몸으로 간다. 체중이 늘어날수록 사람들은 몸이 도대체 말을 듣지 않고 생각대로 협조해 주지 않는다고 불평하기 쉽다. 그러나 이런 협조 결여는 몸이 아닌 다른 곳에서 시작된다는 사실을 명심해야 한다. 마음과 몸의 연결 상태가 약화된 것이 그 주범이다. 좀 더 깊이 들어가 보자.

앞에서 설명했듯이 렙틴과 그렐린이라는 두 가지 호르몬이 포만감과 공복감을 관장한다. 1994년 미국 록펠러 대학 분자 유전학자 제프리 프리드먼 교수팀이 동물 연구에서 렙틴 호르몬의 존재를 처음 발견하자, 당시 《뉴욕타임스》 신문은 흥분된 어조로 그에 관한 기사를 실었다.

"적게 먹고 더 많이 운동하게 해 주는 호르몬을 발견했다는 소식은 너무 좋아 잘 믿어지지 않는다. 하지만 연구팀은 바로 그런 호르몬을 실제로 찾아냈다고 밝혔다."

제약사들은 렙틴이 뇌에 신호를 보내 식욕을 억제하고 신체 활동을 촉진한다는 가정 아래 렙틴 수치를 높이는 약을 개발하려고 나섰다.

그러나 상황은 곧바로 더 복잡해졌다. 우선 비만인 사람은 이미 렙틴 수치가 아주 높다. 정상 체중을 가진 사람보다 지방 세포가 더 많기 때문이다. 그렇다면 그런 사람들의 식욕은 왜 줄지 않을까? 아무도 확실히 알지 못했다.

렙틴 저항성이 한 가지 요인이 될 수 있다. 렙틴 수용체에 과부하가 걸려 렙틴에 반응하지 않는 상태를 가리킨다. 당뇨병과 관련된 문제에서 인슐린 과다 분비가 인슐린 민감도를 낮추는 것과 비슷하다. 또 렙틴과 그렐린은 신경 펩티드로 알려진 뇌 화학 물질이기도 하다. 뇌의 수용체 자리(시상 하부)가 만성적인 과식의 영향을 받을 수 있다는 의미다. 여기서 문제가 더욱 복잡해진다. 뇌에서 이런 수용체가 자리하는 바로 그 시상 하부 부위가 전반적인 대사의 균형을 맞추고 몸 전체에 어느 정도의 연료를 할당할지 조절하는 곳이기 때문이다.

아울러 시상 하부가 렙틴을 받아들인 후 거기서 이어지는 경로에 문제가 생길 수도 있고, 혈뇌 장벽(뇌와 혈관 사이에 존재하는 장벽으로, 뇌에 외부 물질이 들어오는 것을 막는다)을 통과하는 렙틴의 양이 충분하지 않을 가능성도 있다. 그 외에 유전자 요인도 있다. 2004년 미국 컬럼비아 대학의 실험 쥐 연구에 따르면 생애 초기의 렙틴 수치가 뇌 회로를 바꿔 나중의 음식 섭취량에 영향을 미칠 수 있다. 유아 시절 너무 많이 먹으면 나중에 커서 비만이 될 위험이 크다는 연구 결과와도 일치하는 듯하다. 따라서 우리가 아직 정확히 알지 못하는 기제를 통해 렙틴이 뇌 회로를 변경시켜 거기에 맞춰 뇌를 계속 훈련함으로써 식욕에 영향을 미칠 수 있다. 그 결과 너무 많이 먹어도, 너무 적게 먹어도 늘 배가 고픈 느낌이 들게 된다.

렙틴이 이런 일을 한다는 사실은 매우 흥미롭다. 그러나 뇌 훈련이라면 우리 자신이 그보다 훨씬 더 잘할 수 있다. 의식을 동원할 수 있기 때문이다.

음식 섭취와 관련해 몸과 마음의 간극을 좁히고 싶다면 다음과 같은 간단한 마음 챙김 실험을 해 보자.

의식하며 먹는 마음 챙김 식사법

먹는 것을 포함해 무슨 일이든 의식적으로 하면, 뇌의 기본 설정 작동을 중단시킨 뒤 의식적인 사고와 행동을 관장하는 더 높은 수준의 뇌와 직접 소통할 수 있다. 하지만 우리는 대부분 무의식적으로 먹는다. 지금 먹는 행동의 결과를 따지거나 그에 관해 깊이 생각하지 않는다.

우리는 이런 상황을 간단한 마음 챙김 방식으로 바꿀 수 있다. 식사든 간식이든 무엇인가 먹을 때는 다음과 같이 해 보자.

- 1단계 : 먹기 바로 전에 심호흡을 한다.
- 2단계 : 자신에게 "내가 이것을 왜 먹지?" 하고 묻는다.
- 3단계 : 그 대답을 잘 기억한다. 기록하는 것이 더 효과적이다. 마음 챙김 식사 일기를 써 본다.
- 4단계 : 먹을지 안 먹을지 의식적으로 선택한다.

이런 간단한 연습으로 큰 혜택을 얻을 수 있다. 목표는 공복감과 포만감의 정상적인 생체 리듬으로 돌아가는 것이다. 따라서 먹기 전 잠시 멈추고 선택할 때 먹는 이유가 반드시 '배가 고프다'가 돼야 한다. 하지만 우리는 다음과 같은 다양한 이유로도 먹는다.

- 따분하다.
- 먹고 싶은 생각을 거부할 수 없다.
- 음식을 통한 위안이 필요하다.
- 이 음식을 그냥 버릴 수 없다.
- 스트레스를 많이 받았다.

- 음식에 대한 갈망을 느낀다.
- 우울하다.
- 불안하다.
- 왜 먹는지 모르겠다.
- 외롭다.
- 다이어트에 신물이 난다.
- 함께 있는 사람이 먹기 때문이다.
- 얼마 남지 않아 내가 다 먹어 치우는 게 낫다.
- 뭔가 축하하고 싶다.
- 입이 심심해서 먹는다.

음식이나 간식을 앞에 두고 자신이 왜 먹는지 자문하면 이런 이유 중 하나가 대답이될 가능성이 크다. 그것을 잘못된 것으로 판단하거나 그에 대한 죄책감 때문에 음식을 거부할 필요는 없다. 마음 챙김이란 의식적으로 알아차리는 상태일 뿐 그 이상도 그 이하도 아니다. 그런 자기 인식 또는 자각이 열쇠다. 자각 상태에서는 다른어떤 경우보다 변화가 더 쉽다. 특히 과체중이 너무 심하지 않을 때는 무의식적으로 먹는 것을 그만두는 것만으로도 체중 감량 효과가 있다.

이렇듯 마음 챙김 식사법에는 다이어트 차원을 넘어서는 희망이 있다. "모든 것을 다 해 봤지만 아무 소용이 없어"라고 신음하는 사람들이 새로운 길을 찾을 수 있다. 체중 감량의 전인적 시스템 접근법이 내면의 투쟁을 종식시킨다. 우리 몸이 더는 적이 아니며, 우리가 몸의 패배자도 아니다.

의식적으로 먹는다

그렇다고 우리가 소화 과정의 연구 가치를 폄하하는 것은 결코 아니다. 렙틴 같은 호르몬 한 가지를 연구하는 데 일생을 바칠 수도 있다. 실제로 일부 과학자들은 거기에 전적으로 매달리고 있다. 그럼에도 렙틴을 활용한 체중 감량은 요원할지 모른다(제약사는 지방 연소제부터 식욕 억제제까지 다양한 일반 약품과 처방 약품을 제공하지만, 대부분 검증되지 않았거나 효과가 없거나 부작용이 많거나 임상적으로 의미가 없는 것으로 나타났다).

다른 한편으로 과식의 심리에는 악순환이 작용한다. 자신을 괴롭히는 믿음이 핑곗거리가 될 수 있기 때문이다. '난 언제나 체중과 씨름하니 처음부터 이런 식으로 태어난 게 틀림없어'라는 믿음이 바로 그런 예다. 그보다 더 자기 패배적인 태도는 없다. 심지어 과학도 그런 믿음을 더욱 확고하게 만든다. 어떤 사람은 유전학적으로 과체중이 될 가능성이 크다는 점을 시사하는 증거가 있기 때문이다.

그렇다면 비만인 사람의 일부는 이 유전자의 변이가 렙틴 결핍증을 일으켜 통제할 수 없는 체중 증가로 이어질 수 있을지도 모른다. 따라서 렙틴 생산량을 조절하는 특정 유전자를 확인하면 그 가치는 매우 클 것이다. 이처럼 렙틴의 이야기는 대중의 마음속에 비만의 이야기와 얽혀 있기 때문에 모든 단서가 추구할 가치를 갖는다.

그러나 렙틴 발견 초기에 모든 사람을 흥분시킨 희망이 어떻게 됐는지 잘 봤듯이 그 하나의 '지방 유전자'를 찾는 것도 지금까지 별 성과가 없다. 기껏해야 유전자는 비만을 일으키는 원인의 일부분에 불과하다. 그 외에도 심리, 식습관, 어려서부터 가정에서 익힌 태도 등 수많은 요인이 작용한다. 유전자와 달리 그 요인들은 얼마든지 바꿀 수 있다. 자유 의지에 따라 달라질 수 있기 때문이다. 우리는 이런 요인들을 바꾸는 방법만 알면 된다. 특히 그런 변화가 일어날 때 유전자도 그에 반응하기 때문에 궁극적으로 유전자의 활동을 과체중 문제를 해결하는 치유의 방향으로 바꿀 수 있다는 점이 좋은 소식이다.

죄책감을 핑계로 전환해 악순환을 유지하는 다른 믿음도 많다. 다음과 같은 믿음 중 몇 가지 정도가 자신에게 해당하는지 꼽아 보라.

- 우울할 때 음식이 행복을 가져다줄 수 있다고 믿는다.
- 배가 가득하면 뿌듯해진다고 믿는다.
- 과다한 지방과 설탕, 소금 등 잘 알려진 위험 인자도 나에게는 적용되지 않는다고 믿는다. 그런 믿음이 나를 보호해 준다.
- 무의식적으로 먹었기 때문에 먹은 기억이 없는 음식은 신경 쓸 필요 없다고 믿는다.
- 체중이 많이 나가도 상관없다고 믿는다.
- 다른 사람이 나를 어떻게 생각하든 신경 쓰지 않는다고 믿는다.

이런 믿음은 하나같이 이중 타격을 안겨 준다. 언제든 기댈 수 있는 핑곗거리를 주며, 그 핑곗거리는 패배를 부추긴다. 핑곗거리가 좋을수록 패배는 더 심해진다.

그런 믿음을 의식적으로 떨치자는 것이 우리의 접근법이다. 우리의 방법은 현실적인 면을 강조한다. 명확한 의식으로 자각함으로써 환상을 현실로 바꿔 악순환의 고리를 끊는 방식으로 접근한다. 많은 사람이 체중 문제를 두고 자신이 마주치는 고통을 두려워한다. 거울을 바라보는 것조차 괴로운 일이다. 하지만 우리는 거울을 똑바로 바라보고 현실을 직시하는 데서 얻을 수 있는 긍정적인 효과를 중시한다.

물론 시간이 걸리는 일이다. 하지만 의식은 상당한 보상을 가져다줄 수 있다. 예컨대 우리는 명상 실험을 통해 사람들이 힘들이지 않고 정상 체중으로 돌아가는 것을 목격했다. 그들에게는 살아 있고 깨어 있음을 자각하는 즐거움이 먹는 것의 즐거움을 대신했다. 그런 상태가 되면 전인적 시스템이 정상적으로 작동하기 시작한다. 몸과 마음이 분리된 상태에서 벗어나야만 몸과 싸우는 것의 무의미함을 깨달을 수 있다. 우리는 생각과 느낌, 욕구, 희망을 즐기기 위해 지금 이 자리에서 살아간다.

이 챕터에서 우리는 체중 문제에 초점을 맞췄다. 수많은 사람이 체중 문제에 시달리고 있기 때문이다. 또 다이어트를 하는 사람 대다수는 체중 감량을 고통스럽게 생각하며, 그 과정을 개인의 성장에서 즐거운 부분으로 만들 수 있다는 것을 믿지 않기 때문이다.

하지만 좀 더 넓게 보면 의식적인 삶이 우리의 목표다. 지금까지 우리는 몸과 마음의 분리를 치유하는 것이 얼마나 중요한지 확인했다. 이제 매일매일을 의식적으로 살아감으로써 무엇을 성취할 수 있는지 알아보자.

chapter 7

마음 챙김과 마음 방치

　　책의 첫머리에서 우리는 하버드 대학 심리학자 엘렌 랭어 교수의 획기적인 실험을 소개했다. 그녀는 70대 남성들을 '타임캡슐' 안으로 데려갔다가 일정 시간이 흐른 뒤 훨씬 더 젊어 보이는 상태로 데리고 나옴으로써 심리학계를 놀라게 했다. 그러나 그런 시간 여행은 일상생활에서는 불가능하다. 그래서 랭어 교수는 아주 극적인 방식으로 타임캡슐 개념을 사용한 실험으로 자신의 가설을 입증한 다음, 마음 챙김이라는 좀 더 큰 문제로 시선을 돌렸다.

　　우리 필자들도 지금까지 '마음 챙김'이라는 용어를 사용하면서 그것이 단순히 동양의 영적인 수행법 그 이상이라는 점을 보여 주려고 노력했지만, 랭어 교수는 한 의대 강연에서 다음과 같은 정의로 마음 챙김을 완전히 서구화했다.

　　"마음 챙김은 새로운 것을 적극적으로 알아차리고, 사전에 형성된 사고방식을 버린 다음, 새로운 정보에 따라 행동하는 과정이다."

이 책에서 치유의 라이프 스타일을 강조하는 우리의 목표도 그 정의를 바탕으로 한다.

랭어 교수는 강연에서 아주 직설적이었다. 우리의 일상적인 행동은 대부분 아무런 생각 없이 이루어진다고 그녀는 지적했다. 그러면서 개인적인 경험을 사례로 들었다.

"슈퍼마켓에서 물건을 들고 계산대에 가서 신용 카드를 제시했다. 그런데 점원이 카드에 서명이 없다고 말했다."

랭어 교수는 미안하다며 그 자리에서 서명을 했고, 점원은 카드를 결제 기계에 꽂았다. 그런 다음 점원은 랭어 교수에게 영수증에도 서명할 것을 요구했다.

"그 점원은 카드 소유자와 사용자가 같은 사람이라는 것을 확인하기 위해 두 서명을 비교했다."

랭어 교수는 이렇게 말하고는 잠시 뜸을 들였다. 청중이 무슨 뜻인지 알아차리고 웃음을 터뜨리기까지 약간의 시간이 걸렸다. 같은 사람이 카드와 영수증에 서명하는 것을 두 눈으로 봤는데도 두 서명을 비교할 필요가 있는가? 이처럼 무의식적인 행동의 작은 사례들은 우리를 과거에 얽매이게 하며, 현재의 순간을 알아차릴 수 없게 할 뿐 아니라, 보이지 않는 가능성에도 집중할 수 없도록 만든다. 랭어 교수도 바로 그런 가능성을 중시한다는 뜻에서 자신의 마음 챙김 추구를 '가능성의 심리학'이라고 일컬었다.

이 책에서 우리는 한 걸음 더 나아가 언제나 의식이 깨어 있는 궁극적인 가능성으로 도약하려 한다. 그러나 업무의 마감 시한과 각종 청구서, 자녀 교육 등에 시달리는 사람에게 그런 추구가 가능할까? 다양한 스트레스와 긴장이 쏟아지는 상황에서는 우리의 의식이 무뎌질 수밖에 없다. 따라서 주의를 바짝 기울이고 신경을 쓰기보다는 그냥 주어지는 자극에 반응할 뿐이다. 우리가 아무리 의도가 좋아도 마음 챙김이 잘 안 되는 이유다.

하지만 잠시 멈추고 자신이 하루를 어떻게 보내고 있는지 찬찬히 생각해 보라. 당신이 대다수 사람과 비슷하다면 현재의 순간순간에 집중하며 상황을 의식하기보다는 그냥 주어진 자극에 반응하면서 대부분의 시간을 보낸다는 사실을 알 수 있을 것이다. 이렇듯 사람들은 아무런 생각 없이 무의식적으로 살며 그런 현실을 정상으로 받아들인다. 다음 중 어떤 것이 당신에게 적용되는지 돌이켜 보라.

- 식사를 불규칙하게 또는 이동하며 한다.
- 주로 인스턴트식품이나 패스트푸드를 먹는다.
- 자신의 몸과 체중이 마음에 들지 않는다고 느낀다. 어제도 그랬고 내일도 그럴 것이다.
- 무엇인가에 쫓겨 서두르는 듯이 행동한다.
- 배우자나 자녀가 말하면 흘려듣는 경우가 많다.
- 이것이 왜 필요한지 또는 옳은지 따져 보지 않고 무작정 부정적으로 반응한다.
- 온종일 뭔가 아름다운 것을 하나도 알아차리지 못한다.
- 골치 아픈 일을 해결할 계획도 없이 걱정만 한다.
- 습관적으로 미래를 비관적으로 본다.
- 과거의 괴로운 기억에 계속 시달린다.

- 발목이 잡혀 아무것도 할 수 없다고 느낀다.
- 불안하고 위험하다고 느낀다.
- 외로움을 느낀다.
- 따져 보지도 않고 친구에게 화를 낸다.
- 피해 의식에 사로잡힌다.
- 자신의 옳음과 권리를 위해 나서지 못한다.
- 다른 사람에게 싫은 소리를 못 하고 좋은 게 좋다는 식으로 행동한다.

우리의 삶을 곰곰이 돌이켜 보면 얼마나 많은 무의식적인 반응과 행동이 정상으로 받아들여지는지 놀라울 따름이다. 아무 생각 없는 것이 정상이고 표준이 되었다. 따라서 우리가 변화하려면 이런 사실을 먼저 정확히 깨달아야 한다. 무의식적으로 받아들이는 그 모든 부정적 요인이 우리를 지배하지 않도록 해야 비로소 치유로 향하는 중대한 변화가 나타난다. 여기에는 다양한 가능성이 있다. 그 가능성의 스펙트럼은 다음과 같이 간단히 표현할 수 있다.

무의식 ⟷ 의식

이것은 아무런 판단 없이 실패와 성공을 아주 개략적으로 묘사하는 방식이다. 가장 왼쪽에는 완전히 무의식적인 라이프 스타일이 자리한다. 치유가 필요한 모든 것이 그냥 방치되면서 궁극적으로 완전한 실패로 이어지는 상황이다. 그와 정반대로 오른쪽 끝에는 완전히 의식적인

팬데믹 시대의 평생 건강법

라이프 스타일이 있다. 잠재적인 모든 문제에 주의를 기울이면서 완전한 성취를 추구하는 상황을 가리킨다.

지옥 아니면 천국인 양극단에서 사는 사람은 거의 없다. 우리 대다수는 그 중간 어디에서 산다. 때로는 무의식적으로, 때로는 자각하며 행동한다. 이런 회색 지대가 우리 사회에서 정상으로 받아들여진다. 하지만 세월이 흐르면서 그 피해가 눈덩이처럼 불어날 수 있다.

브렌다의 이야기 : 회색 지대의 삶

수년 전 브렌다는 감기에 걸렸다. 감기는 쉽게 낫지 않았다. 마른기침이 심했지만 그냥 참고 견뎠다. 그러다가 갑자기 발열이 시작됐다. 그런데도 브렌다는 곧 낫겠지 하며 증상을 무시했다. 그러던 어느 날 저녁, 더는 견딜 수 없는 지경에 이르렀다.

브렌다는 이렇게 돌이켰다.

"땀이 나고 힘이 너무 없어서 침대에 앉아 있었다. 자상한 남편이 나를 붙들고 괜찮은지 물었다. 하지만 난 많이 아팠다. 내가 감기에 걸렸다는 소식을 듣고 간호사인 한 친구가 닭고기 수프를 들고 찾아왔다. 그녀는 나를 보더니 곧바로 응급실에 가야 한다고 말했다."

조금만 더 늦었어도 생명이 위태로울 뻔했다. 응급실 의사는 브렌다에게 폐렴이 심하다고 말했다. 브렌다는 호흡 곤란으로 인공호흡기를 사용해야 했다. 일반적인 경우 항생제로 치료하면 감염이 사라지는데, 혈액 검사 결과 브렌다는 당뇨병으로 진단됐다. 브렌다는 10대 시절부터 체중 문제에 시달렸지만 당뇨병이라는 이야기를 들은 것은 그때가 처음이었다. 비만인 경우 제2형 당뇨병이 아주 흔하다. 의료진은 인공호흡기 사용에 따른 불안증을 가라앉히기 위해 신경 안정제를 다량 투여해 그녀를 무의식(유도 혼수) 상태로 만들었다. 급진적인 처치였지만 브렌다의 치료를 세심하게 조절하고 관찰할 필요가 있었기 때문에 그 방법을 사용했다.

브렌다는 당시를 회상하며 이렇게 말했다.

"며칠 전만 해도 그냥 감기였는데 곧바로 위독해졌다니, 믿을 수 없었다. 하룻밤 사이에 내 인생이 악몽으로 변했다."

그 뒤 19일 동안 아슬아슬한 상태가 계속됐다. 완전히 의식이 없다가 가끔 희미하게 의식을 찾는 상태가 이어졌다. 의료진이 그녀의 상태를 관찰하려고 일부러 그런 식으로 처치했지만, 나중에 브렌다는 너무나 섬뜩한 일이었다고 말했다.

"중간에 한 번씩 깨어나면 곧 죽을지 모른다는 생각에 불안했다. 더는 내 몸을 내가 어떻게 할 수 없었다. 주삿바늘을 꽂은 채 병상에 가만히 누워 있을 뿐이었다. 내 생애에서 가장 끔찍한 경험이었다."

브렌다는 앞으로의 어려움에도 전혀 준비된 상태가 아니었다. 병원에서 폐렴이 다 나아 더는 걱정할 필요가 없다는 말을 들었으나 퇴원하면서도 몹시 불안했다. 그녀는 친구들에게 자신이 죽음의 문턱까지 갔던 경험에 관해 계속 이야기하며 자신의 내적인 두려움과 통제력 상실감을 더 키웠다. 어떤 면에서 그녀는 계속 위기 상태였다. 전혀 그녀답지 않은 모습이었다.

당시 53세이던 브렌다는 자신을 투지로 삶을 개척하며 적극적으로

팬데믹 시대의 평생 건강법

살아온 강한 여성이라고 생각했다. 실제로 그녀는 어려움에서 살아남은 생존자 그 이상이었다. 가난한 가정에서 태어나 고등학교도 졸업하지 못했지만 브렌다는 자신이 가족의 다른 구성원들과는 다르다고 생각했다. 노력하면 충분히 많은 것을 얻을 수 있다고 믿은 그녀는 18세에 독자적인 삶을 찾아 나섰다.

"내 또래 여자아이들이 너무 일찍 임신해 원치 않는 결혼을 하거나 나중에 후회하는 것을 자주 봤다. 남자아이들은 대부분 장래가 없는 일자리를 갖고 텔레비전 앞에서 맥주나 마시며 시간을 허비했다. 나는 그들이 너무 혐오스러워 무슨 일이 있어도 다른 곳으로 가서 새로운 삶을 살겠다고 결심했다."

브렌다는 홀로 세상에 나가 자수성가했다. 그녀는 어려운 사람을 보면 기꺼이 도움을 주려고 했다. 노숙자를 위한 식사 조리 서비스를 시작하고, 지역 사회 지원 단체 지도자로도 활동했다. 집을 떠난 뒤 중년이 되기까지 수십 년 동안 그녀의 삶에는 의식적인 면이 충만했다.

그러나 폐렴을 심하게 앓고 난 뒤부터 모든 것이 흐트러진 듯했다. 우울증에 시달리면서 친구도 자주 만나지 않았다. 예전에는 집에서 요리를 하고 저녁 식사에 친구 초대하기를 좋아했지만, 더는 의욕이 나지 않았다. 게다가 매일 인슐린 주사를 맞아야만 혈당을 조절할 수 있었다. 의사들은 당뇨병으로 인한 손상을 회복하기 어렵다고 말했다.

브렌다는 이렇게 돌이켰다.

"일주일에 세 차례씩 병원에 가야 했다. 망막 손상으로 시력이 나빠졌고, 갑자기 배가 너무 아파 병원에 가니 게실증이라고 했다. 또 팔다리에 혈류가 감소하면서 손발이 차가워졌다."

브렌다는 서글프게 웃었다.

"나는 그냥 추락하고 있었다. 믿을 수 없었다."

브렌다의 삶의 질이 이처럼 급속히 떨어진 것은 사실 갑작스러운 일이 아니었다. 그녀의 모든 것에는 역사가 있었다. 가장 긴 역사는 비만과 관련된 것이었다. 거기서부터 혈당 수치 상승의 역사가 시작됐고, 그후 혈액 순환, 소화, 시력 등 문제의 역사가 이어졌다. 브렌다는 동정과 보살핌이 필요했다. 그녀 삶의 무의식적인 측면이 보상을 요구하기 때문이었다. 그녀는 그런 보상을 추구해 결국 얻어 냈다. 브렌다는 고통스러운 위기를 겪었지만, 그 후 대부분 정상적인 삶을 살아간다. 하지만 현실적으로 들여다보면 그녀는 회색 지대에 깊숙이 빠져 있다.

사소한 것 때문에 큰일을 당한다는 의미로 사용하는 '못 하나가 빠져서'라는 격언이 있다. 말이 교통수단이던 옛 시절, 어린아이들이 즐겨 부르던 동요에서 나온 격언이다.

못 하나가 빠져 말굽의 편자가 떨어져 나갔지
편자가 없어 말을 잃었지
말이 없어 말 타는 사람이 사라졌지
말 타는 사람이 없어 전령을 못 보냈지
전령을 못 보내 전쟁에서 졌지
전쟁에서 져 나라를 잃었지
이 모든 일이 편자의 못 하나 때문에 일어났지

그렇다면 브렌다가 잃어버린 못은 무엇이었을까? 브렌다뿐만 아니라 수많은 다른 사람도 마찬가지다. 그들은 자신의 몸과 자연, 자기 자신과의 연결 고리를 잃어버렸다. 이 중 어느 것도 별개로 볼 수 없다. 우리 몸은 자연과 연결돼 있다. 그 연결 고리가 끊어지면 우리는 더는 우리 자신이 아니다. 오늘 내가 하는 생각, 아이디어, 감정에 따르는 행동이 내 몸에 실시간으로 영향을 미친다는 사실을 더 확실히 의식해야만 나의 삶이 모든 차원에서 변하게 된다. 그러나 여기서 말하는 '차원'이라는 단어는 오해를 일으킬 수 있다. 분리된 몸과 마음이 아니라 하나로 합쳐진 보디마인드가 모든 것을 융합해 내가 누구이며 나에게 무슨 일이 일어나고 있는지에 대한 단일 의식을 형성하기 때문이다. 과거의 일은 과거에 일어난 사건이라는 이야기를 들어 봤을 것이다. 그럼에도 우리의 현재 상태는 과거의 결과다. 여러 면에서 그 두 가지는 떼어 놓을 수 없다. 따라서 과거는 바꿀 수 없지만, 현재는 바꿀 수 있다.

회의론자는 여기서 손을 들고 이의를 제기할 것이다. 그들은 브렌다의 어려움은 자신이 치유할 능력이 없는 의학적인 문제라며 이렇게 지적할 것이다.

"의식은 고매한 목표로는 바람직하지만, 우리 모두에게는 치료가 필요한 의학적인 문제가 있다. 브렌다 같은 곤경에 처한 사람이 환자인 상태에서 어떻게 스스로 의식에 신경을 쓸 수 있다는 말인가."

사실 이 정도는 부드럽게 표현한 것이다. 어쩌면 '말도 안 된다'며 더 강하게 반발하는 사람도 있을 것이다. 이처럼 약과 수술만이 '진짜' 의료라는 믿음은 쉽게 바뀌지 않는다. 물론 우리 모두는 어차피 다양한 이유로 병원에 갈 수밖에 없다. 하지만 그렇다고 해서 치유의 자아를 부정하는 것은 결코 아니다.

걱정과 면역 체계

앞에서 언급했듯이 주류 의학은 생물학을 바탕으로 한다. 따라서 마음(그리고 정신)은 뇌에만 존재한다고 믿는다. 실제로 의사만이 아니라 대다수 과학자도 '뇌=마음'이라고 확신할 것이다. 하지만 그건 팩트가 아니라 하나의 가정이다. 그 가정의 유효성은 보디마인드가 보여 주는 지능에 주목하면 무너진다. 보디마인드의 정보 슈퍼하이웨이도 신경 세포와 똑같은 화학 물질을 사용해 모든 세포에 신호를 전달한다.

다시 말해 세포가 우리보다 더 의식적이라는 뜻이다. 하나의 예로 면역 체계를 보자. 면역 체계는 고장이 나지 않는 한 늘 깨어 있으며 경계를 늦추지 않는다. 아무 생각 없이 있는 적이 없다. 그러나 우리 자신이 아무 생각 없이 행동하면 그 영향이 광범위한 분야에 미치면서 면역 세포의 의식 능력을 손상할 수 있다. 갈수록 주목받는 정신 신경 면역학(PNI)을 통해 이 상호 작용을 좀 더 깊이 알아보자. 정신 활동과 면역 체계의 상호 작용을 연구하는 PNI는 신체적 장애와 심리적 장애의 전통적인 구분을 인정하지 않는 소수의 학문 분야 중 하나다.

우리는 제1부 챕터 2에서 사랑하는 사람의 죽음에 따른 장기적인 비탄이 질병을 막아 내는 면역력을 포함해 건강에 큰 피해를 줄 수 있다는 사실을 살펴봤다. 실제로 나의 동료 탄지 박사는 부친이 심장 발작으로 갑작스럽게 돌아가신 뒤 비탄이 가시지 않은 상태에서 곧바로 교단에 복귀해 두 학기를 가르치는 동안 끊임없는 감기에 시달렸다고 한다. 당시만 해도 마음과 몸이 서로 연결돼 있어 슬픔이 면역력을 약화시킨다는 사실을 그 역시 몰랐다. 다른 한편으로 장기적인 비탄이 가져다주는 파괴적인 결과는 아주 빨리 나타날 수도 있다. 배우자를 잃은 지 얼마 안 된 10만 명을 대상으로 한 연구는 사별 직후 1주일 안에 그들의 사망률이 두 배로 높아진 것을 보여 준다.

마음은 몸의 어디에든 존재하며 모든 세포에 스며든다. 따라서 PNI는 면역 체계에 영향을 미치는 어떤 정신 상태에도 적용할 수 있다. 하지만 여기서는 모두가 잘 아는 정신 활동인 '걱정'에 초점을 맞춰 보자.

걱정은 집요하게 마음을 괴롭히며 우리를 끊임없이 불안한 상태로 만들어 스트레스를 유발한다. 문제에 대한 합리적인 해결을 방해할 뿐 걱정 스스로는 아무런 해법을 내놓지 못한다. 걱정은 이처럼 쓸데없는 정신 활동인데도 우리 사회에 깊이 뿌리박혀 널리 퍼져 있다. 2016년 미국 대통령 선거 직후 실시한 갤럽 여론 조사에 따르면 미국인들은 걱정이 크게 늘었다. 어떻게 보면 격동하는 정치와 대통령 선거전이 대중의 걱정 수준을 높인 것은 당연한 결과다. 미래에 대한 불안 때문이다. 그런 불안이 모든 걱정의 특징이다.

다른 한편으로 걱정은 해가 아니라 도움이 될 수도 있다. 최악의 상황에 대비할 수 있도록 해 주며, 닥치는 도전이나 위협에 대처할 준비를 할 수 있게 해 준다. 걱정이 인간의 진화적인 특성으로 보존된 이유가 바로 그런 이점에 있는 듯하다.

그러나 걱정이 만성화되고 제어가 불가능해지면 건강에 아주 해로울 수 있다. 특히 PNI 연구 결과에 따르면 과도한 걱정은 면역 체계를 약화시킬 수 있으며, 심장병부터 알츠하이머병까지 다양한 질병에 영향을 줄 수 있다. 걱정은 불안을 바탕으로 하며 질병과 아주 가까운 사이다.

그렇다면 걱정을 희망으로 바꾸면 되지 않느냐고 생각하는 사람도 있을 것이다. 옳은 지적이다. 다만 여기서 뭔가 나쁜 일이 일어날지 모른다고 걱정하는 것이 뭔가 좋은 일이 일어나기를 희망하는 것과 정반대가 아니라는 사실을 명심하는 것이 중요하다. 그 두 경우 밑바탕에는 미래에 대한 불확실성과 불안정이 자리 잡고 있다. 거기에는 불안이 자동으로 따른다. 그러나 희망은 낙관주의나 수용(받아들임) 등과 연결된 긍정적인 감정이기 때문에 걱정보다 훨씬 낫다. 만성 부정적 감정은 말 그대로 사람을 죽일 수 있는 반면, 긍정적인 생각은 암과 에이즈 같은 다양한 질병의 증상 호전에 도움을 줄 수 있다. 천식과 건선, 습진 같은 질환은 긍정적인 감정으로 증상이 호전될 수 있으며, 스트레스와 우울증, 불안증으로 악화할 수도 있다.

긍정적이거나 부정적인 이런 결과가 정확히 어떤 기제를 통해 나타날까? PNI의 주된 취지가 바로 그것이다. 미국 로체스터 대학 정신신경면역학연구센터 소장을 지낸 심리학자 로버트 에이더 교수의 연구가 PNI의 기원이다. 1974년 에이더 교수와 동료들은 실험 쥐에게 인공 감미료인 사카린을 넣은 물과 면역력을 떨어뜨리고 구토를 유발하는 약물 사이톡산을 함께 주었다. 쥐는 그 물을 마실 때마다 구토로 몹시 힘들어 하고 면역력이 떨어져 병에 쉽게 걸렸다. 그렇게 반복하다가 나중에는 사이톡산 없이 사카린만 넣은 물을 주어도 구토를 하고 면역력이 떨어져 결국 쥐가 죽었다.

사카린을 많이 먹일수록 쥐는 더 빨리 죽었다. 에이더 교수는 충분한 훈련 과정을 거치면 사카린 맛만으로도 쥐의 면역 체계를 억누를 수 있다고 결론지었다. 그 결과 면역 반응이 약해져 평소에는 거뜬히 물리칠 수 있던 박테리아나 바이러스에도 쉽게 감염돼 치명적인 질병에 걸린다는 설명이었다. 여기서 사상 최초로 뇌와 면역 체계 사이의 긴밀한 연결이 드러나면서 PNI라는 학문 분야가 탄생했다(그 용어도 에이더 교수가 만들었다). 면역 체계가 전적으로 자율적으로 움직인다는 개념이 빛을 잃으면서 그와 관련된 많은 발견이 이루어지기 시작했다.

1981년 신경 과학자 데이비드 펠턴 교수(당시에는 인디애나 대학 의대에 있었지만 나중에 로체스터 대학으로 옮겼다)는 흉선(가슴샘)과 비장의 신경을 면역 체계 세포와 직접 연결함으로써 이 분야에서 또 다른 중요한 이정표를 세웠다. 1985년에는 신경 과학자이자 약리학자인 캔더스 퍼트 박사가 신경계에서 신경 펩티드라는 특수 소형 단백질을 발견함으로써 또 다른 중대한 돌파구를 열었다. 그 단백질은 뇌의 신경 세포와 면역 세포 둘 다와 상호 작용하며, 시냅스(신경 세포 연접부)를 강화하고, 심지어 신경 세포와 면역 세포 둘 다에서 유전자 발현을 바꿀 수 있다.

퍼트 박사의 혁명적인 연구는 우리 몸의 신호 전달망이 어떻게 작동하는지 더 정확히 이해하는 데 필수적이었다. 아울러 신경 펩티드가 면역 반응만이 아니라 사회적 행동부터 생식에 이르기까지 다양한 활동에 관여한다는 점도 입증했다.

PNI 분야에서 스트레스보다 더 많이 연구된 주제는 없을 것이다. 만성 스트레스는 선천 면역(감염을 신속히 막아 낸다)과 적응 면역(침입하는 병원체를 막기 위해 항체를 만든다) 둘 다를 억제할 수 있다. 또 만성 스트레스는 빈번한 중증 감염뿐 아니라 암과 심장병, 에이즈의 나쁜 예후와도 관련 있다. 또 걱정은 두려움과 연관된 자가 생성 스트레스의 일종이다. 스트레스를 줄이는 문제에 대해서는 제2부에서 자세히 알아보자.

PNI 분야의 연구가 본격적으로 이루어지면서 마음과 몸의 연결이 더욱 강조되고 있지만, 그 연결이 가진 힘은 아직 정확히 평가되지 않고 있다. 미국의 언론인이자 평화 운동가이던 노먼 커즌스의 예를 보자. 오랫동안 잡지 《새터데이 리뷰(Saturday Review)》의 편집장이던 그는 나중에 보디마인드 치유에 관한 저술가로 유명해졌다. 특히 웃음의 치유력에 대한 그의 발견은 이미 널리 다루어졌지만, 여기서 다시 한번 인용할 가치가 충분하다고 본다. 다음은 웹사이트 '웃음 온라인 대학'에 나와 있는 설명이다.

"커즌스는 1964년 스트레스가 심한 러시아 여행 후 강직척추염(콜라겐 분해를 일으키는 퇴행성 질병) 진단을 받았다. 통증이 거의 멈추지 않고 지속됐다. 의사는 그에게 몇 달밖에 살지 못할 것이라고 말했다. 그는 의사의 견해에 동의하지 않았다. 러시아 여행 전에는 아프지 않았기 때문에 스트레스가 이 병의 원인일 가능성이 크다고 생각한 그는 만약 스트레스가 문제였다면 긍정적인 감정이 치료에 도움이 되리라 판단했다. 커즌스는 의사의 동의를 얻어 퇴원한 뒤 길 건너의 한 호텔에 방을 잡고 비타민 C를 다량 복용하면서 유머가 가득한 영화나 웃음을 선사하는 책 등에 몰입했다. 나중에 커즌스는 10분 동안 배꼽 잡을 정도로 치열하게 웃고 나면 2시간은 고통 없이 잠들 수 있었다고 말했다. 가장 강한 진통제인 모르핀으로도 멈추지 않던 통증이었는데 말이다. 증상이 점차 호전되면서 그는 서서히 팔다리를 움직일 수 있게 됐다. 6개월이 지나자 그는 다시 걸을 수 있었고, 2년 후 잡지사 편집장으로 복귀할 수 있었다. 커즌스의 이야기는 과학계를 당혹스럽게 만들면서 수많은 연구 프로젝트에 영감을 주었다."

그 후 커즌스는 자신의 놀라운 회복 이야기를 널리 알리며 치유와 웃음의 상관관계를 역설했다. 대중은 그의 이야기에 매료됐지만, 의학계는 강하게 반발했다. 그때만 해도 에이더 교수의 쥐와 사카린 실험이 있기 10년 전이었다. 커즌스의 이야기는 '플라세보/노세보 효과'와 유사한 점이 많다. 플라세보 효과란 의사가 환자에게 속임약을 처방하면서 진짜 약이라고 말하면 환자는 스스로 좋아질 것이라고 믿기 때문에 약물적인 실제 효과가 없어도 병이 낫는 것을 가리킨다. 이와 반대로 노세보 효과는 약효를 의심하거나 부작용이 있다고 믿는 부정적인 생각 때문에 진짜 약을 먹어도 약효가 없는 경우를 말한다. 아무튼 커즌스의 경험 후 50년 이상이 지난 지금도 마음-몸의 연결을 치유에 활용하는 방법은 여전히 과학이라기보다는 미스터리에 가깝다. 그러나 가장 명확하고 간단한 교훈은 커즌스가 처음 얻은 바로 그것이다. 걱정과 불안을 웃음으로 바꾸는 것이 특효약이 될 수 있다는 사실 말이다.

수동적인 환자가 되지 마라

커즌스의 치유 경험에서 우리는 그보다 더 큰 교훈을 생각해 볼 수 있다. 의사의 말과 치료를 수동적으로 받아들이지 말라는 것이다. 어느 라디오 프로그램의 인터뷰에서 커즌스는 이렇게 말했다.

"나는 의사에게 완전히 회복할 확률이 얼마나 되는지 물었다. 그는 다른 전문의에게서 그 확률이 500분의 1이라고 들었다고 솔직히 털어놓았다. 그 전문의도 나 같은 상태에서 회복에 성공한 환자를 본 적이 없다고 단언했다. 그런 말을 듣고 나는 그때까지는 모든 치료를 의사에게 맡겼지만, 이제는 내가 내 몸을 위해 나설 수밖에 없다는 생각이 들었다. 내가 그들이 말하는 500명 중의 1명이 되려면 수동적인 관찰자에 머물러서는 안 된다는 점이 분명해 보였다."

우리 대다수는 의사를 찾아가거나, 응급실에 실려 가거나, 병원에 들어서고 나면 그 뒤에 일어나는 일을 자신이 통제할 가능성은 극히 희박하다. 대개 우리는 의료 시스템에 자신을 맡긴다. 그 시스템이란 사실은 의사와 간호사 같은 개인을 가리킨다. 인간의 행동은 실수가 있기 마련이다. 의료 분야에서는 특히 그런 실수가 중대한 결과를 초래할 수 있다. 환자의 차트를 잘못 읽는다거나 특정 증상을 알아차리지 못하면 환자의 생명이 위험해질 수 있다.

유전자 요법과 독소 암 치료 같은 첨단 의학은 위험성이 더 크다. 치료법이 복잡해지면 실수할 기회와 여지가 더 많아지고 넓어지기 때문이다. 물론 지금 의사들은 한 세대 전만 해도 죽어 가는 것을 그냥 두고 볼 수밖에 없던 환자를 구하기 위해 최선을 다한다. 하지만 그들을 구하는 데 성공할 비율은 별로 높지 않다.

위험과 실수는 서로 밀접한 관련이 있다. 그러나 대중은 다음과 같은 섬뜩한 사실을 잘 알지 못한다.

- 미국 병원에서 의료 과실로 발생하는 사망 건수는 매년 약 40만 건으로 추정된다. 하지만 이 수치는 아주 부정확하다는 견해가 지배적이다. 수많은 실수가 보고되지 않기 때문이다. 사망 보고서는 직접적인 사인만 제공하며, 많은 의사는 자신의 직업 평판을 보호하기 위해 단합한다.

- 미국에서 의료 과실이 초래하는 직접 비용의 연간 총액은 수천억 달러로 추정된다.
- 조기 사망과 불필요한 질병 진단에서 비롯되는 경제적 생산력 손실 등의 간접 비용은 연간 1조 달러가 넘는다.

하지만 이런 통계 수치도 환자가 의료 과실의 피해를 볼 수 있다고 생각할 때 겪는 두려움은 전혀 보여 주지 못한다. 환자라면 누구나 뻔히 아는 사실은 의사를 찾아가면 진료가 눈 깜짝할 사이에 끝난다는 것이다. 2007년 미국에서 발표된 일차 진료 분석 자료에 따르면 환자 1인당 평균 진료 시간은 16분이었다. 환자가 의사와 증상에 관한 이야기를 나누는 데는 1~5분이 걸렸다. 이 정도의 시간은 실제로 긴 쪽에 속한다. 다른 연구들에 따르면 진료 1건당 실질적인 환자의 의사 대면 시간은 평균 7분이었다. 의사들은 의무 기록과 세세한 보험 청구서를 작성하는 데 걸리는 시간이 갈수록 길어진다고 불평한다. 반면 환자들은 의사들이 최대한 많은 유료 고객을 진료하기를 원하며 환자를 개인 인격체로는 별로 중요하게 인식하지 않는다고 믿는다.

미국의 저명한 심장 전문의 존 레빈슨 박사와 케일럽 가드너 박사가 2016년 《월스트리트저널(Wall Street Journal)》에 공동 기고한 '컴퓨터를 끄고 환자의 이야기를 들어라'도 그와 같은 맥락을 보여 준다. 그들은 전자 의무 기록(현재 미국의 모든 의료 기관에서 의무화됐다) 도입으로 "의사와 환자 사이의 관계와 소통 수준이 저하했다"며 "그로 인해 미국 의료 시스템이 기업화되고 비전문화되고 있다"고 지적했다. 두 사람은 의료 시스템의 전문성과 봉사 정신 회복을 목표로 보스턴에 설립된 비영리 기관 론연구소를 적극 지지한다. 그들은 의무 기록의 디지털화가 장점이 있지만, 그로 인해 의사들이 환자와 대화하기보다 기록 입력에 더 많은 시간을 할애하는 경우가 너무 많다고 생각한다.

이런 추세에 대한 반발로 진료실에 환자와 함께 들어가는 대리인 제도를 마련하려는 새로운 운동도 시작되고 있다. 대리인의 임무는 어떤 의료 상황에서도 환자의 이익을 최우선으로 대변하는 것이다. 물론 나이 많은 환자가 상황을 이해할 수 있도록 도움을 주거나 처방전을 받아 약을 타고 비용을 대신 처리하는 가족이나 친척이 보호자로서 그런 역할을 할 수도 있다. 그러나 의사와 환자의 대면 시간이 계속 줄어드는 오늘날의 의료 시스템을 고려하면, 갈수록 높아 가는 위험을 줄일 수 있도록 전문적으로 훈련받은 대리인이 절실한 상황이다.

브렌다의 상황으로 돌아가 보면, 그런 대리인이 없었다는 사실이 여러 면에서 크게 불리하게 작용한 듯하다. 우선 그녀는 비만과 제2형 당뇨병 사이의 연관성에 관한 설명을 듣지 못했다. 수년 전 의사에게서 설명을 들었더라면 그처럼 심각한 건강 악화는 방지할 수 있었을 것이다. 또 폐렴이 나은 뒤에도 브렌다는 수시로 병원을 들락거렸지만, 그녀가 받은 치료는 그 며칠 사이에 나타난 증상에 국한됐다. 시간차로 나타난 증상들을 서로 연결하는 것이 무엇보다 중요했으나, 브렌다가 만난 의사 중 그 누구도 그녀의 전반적인 사정을 종합해서 살펴보지 않았다. 왜 그렇게 되었을까?

자초지종을 파악하려면 앞에서 말한 대리인이 필요할 것이다. 하지만 전문 환자 대리인 활용에 반감을 갖는 의사가 적지 않다. 어쩌면 당연한 일이다. 대다수 의사는 자신의 영역을 절대적인 권위로 통제하는

팬데믹 시대의 평생 건강법

데 익숙하기에 진료실에서 환자 대신 질문을 하거나 개인 의견을 제시하며 잘못이나 실수를 꼼꼼하게 따지려는 대리인을 원치 않는다. 최악의 경우 의료 과실 소송이 빈번해질 수 있다. 전문 환자 대리인 활용 운동은 아직은 걸음마 단계에 있지만, 그 운동을 주창하는 사람들은 환자에게 무엇이 최선인지를 찾는 것이 의사에게 절대로 해가 되지 않는다고 말한다. 그러나 의사들은 그런 주장에 회의적이다.

따라서 현재로는 환자 자신이 전문 대리인 역할을 떠맡아야 한다. 문제의 핵심은 수동성이다. 우리가 의료 서비스를 받을 때 모든 것을 전적으로 의료진의 판단에 맡기는 것은 바람직하지 않다. 일차 진료소건 응급실이건 종합 병원의 입원실이건 어디에서나 마찬가지다. 몸을 찌르고 속에 무엇을 집어넣는 등 수많은 검사를 받는 것이 스트레스를 가중시킬 수 있다. 병원 현관을 들어서는 순간 우리는 대부분 익명의 존재로 변한다. 인격체라기보다 질병과 증상으로만 인식될 뿐이다. 물론 이런 부정적인 상황을 심각하게 인식하고 시간과 노력을 들여 개인적인 손길을 제공하는 헌신적인 의사와 간호사도 있다. 인간미 없는 효율성에 집착하는 의료 시스템에서 고군분투하는 그들의 인간적인 연민에는 경의를 표해야 마땅하다.

어떤 환자는 의료진이 자신을 아주 잘 돌봐 준다고 생각하고 그들을 좋아할 수도 있다. 하지만 그렇다고 자신의 이익을 옹호하는 일을 포기해서는 안 된다. 의료 현장에서 자체적으로 생기는 스트레스도 문제이기 때문이다. 가장 먼저 대처해야 할 스트레스는 걱정과 불안이다. 흔히 '흰 가운 증후군'이라고 부른다. 의사의 하얀 가운을 보면 긴장하면서 혈압이 상승하는 등 생체 정보가 변하는 현상을 가리킨다. 우리 모두는 어린 시절 양호 교사에게 예방 주사 맞기 직전이나 치과에 갔을 때 드릴이 돌아가기 직전에 얼마나 무서워했는지 생생히 기억한다.

여러 연구에 따르면 스트레스가 큰 상황을 예상하고 우려하는 것이 실제로 그 스트레스를 겪을 때 나타나는 것과 같은 정도의 스트레스 반응을 유발할 수 있다. 한 연구에서 피험자들이 두 그룹으로 나뉘어 한 그룹은 각자가 대중을 상대로 연설을 하고, 다른 그룹은 연설을 해야 한다는 통보만 받고 실제로는 하지 않았다. 결과적으로 두 그룹 모두 스트레스를 많이 받아 지친 상태가 됐다. 연구팀은 그들이 스트레스에서 얼마나 잘 회복하는지 알아보고자 했다.

스트레스 회복은 심박과 호흡이 정상으로 돌아가면서 불안 같은 정서적 반응이 줄어드는 과정으로 이루어진다. 두 그룹 모두 회복 효과는 비슷하게 나타났다. 예상은 했지만 실제로는 겪지 않은 스트레스도 실제 스트레스 상황과 비슷한 피해를 줄 수 있다는 점을 시사하는 결과다. 아울러 피험자들이 회복하는 과정에서 자신의 감정 상태를 어떻게 표현하는지도 심장과 호흡 상태를 알려 주는 것으로 나타났다. 정서적으로 스트레스를 많이 받으면 신체적으로도 스트레스를 그만큼 받는다는 표시다. 몸과 마음이 연결된 측면에서 보면 당연한 결과다.

이런 사실이 병원에 가는 상황에서는 어떻게 적용될 수 있을까? 첫째, 이미 설명한 대로 병원에 갔을 때 받는 스트레스도 있지만 그 상황을 예상하는 데서 오는 스트레스도 있다. 둘째, 스트레스를 받으면 대개는 정신적으로 혼란스러워하고 주의가 산만해진다. 셋째, 의사나 간호사가 진료실에 들어올 때 스트레스 수준이 가장 높아진다. 하지만 바로 그때 환자는 정신이 명료해야 한다. 환자로서 자신의 이익을 옹호해

팬데믹 시대의 평생 건강법

야 하기에 한시라도 그런 스트레스에 굴복해서는 안 된다. 그 상황에서 환자의 목표는 올바른 질문을 하고, 도움이 되는 답변을 얻으며, 앞으로 치료가 어떻게 진행될지 정확히 이해하는 것이다. 그것이 환자의 이익을 지켜 준다. 그럼에도 의사를 만나고 나온 뒤 질문할 것을 하나도 못 했다고 후회하는 사람이 많다.

병원에서 받는 스트레스를 극복하는 한 가지 비결은 그 스트레스가 자신에게 어떤 영향을 미치는지 정확히 아는 것이다. 무엇보다 스트레스를 악화시키는 주된 요인이 무엇인지 인식하는 것이 중요하다. 그 요인은 반복, 예측 불가능성, 통제력 상실로 나누어 생각해 볼 수 있다. 반복이란 여러 가지 검사를 연이어 받는다든지, 똑같은 질문을 만나는 간호사와 의사가 되풀이한다는 것을 의미한다. 예측 불가능성은 검사 결과가 어떻게 나오고 의사가 어떻게 판단할지 모른다는 뜻이다. 마지막으로 통제력 상실이란 자신에게 일어나는 모든 일이 외부적인 힘에 의해 발생한다는 것을 가리킨다. 이 세 요인을 좀 더 자세히 살펴보자.

반복

병원에서 환자는 자신을 컨베이어 벨트를 따라 이동하는 물체처럼 느낄 수 있다. 컨베이어 벨트가 멈출 때마다 스트레스가 반복된다. 여러 가지 검사를 하고, 매번 다른 의사나 간호사가 똑같은 질문을 하는 경우가 많다. 최악의 반복은 똑같은 질병 때문에, 똑같은 치료를 받기 위해, 병원을 다시 찾는 상황이다. 그럴 때 한 가지 해결책은 그 컨베이어 벨트에서 정신적으로 내려서는 것이다. 낯선 환경에 있으면서도 정상적인 일상생활의 느낌으로 돌아가려는 노력이다. 곁에 있는 다른 환자와 대화하거나, 명상을 하거나, 오디오북을 듣거나, 서류 작업을 하거나, 친구들에게 문자 메시지를 보내는 등의 간단한 일상적인 활동이 정상적인 세계에 있다고 느끼게 한다.

예측 불가능성

인터넷 시대의 의료는 과거처럼 깜깜이 의료가 아니다. 질병과 웰니스의 모든 측면에 대한 정보가 수없이 많아 누구든 찾아보고 활용할 수 있다. 이런 정보를 가장 잘 사용하는 방법은 자신의 질병이 무엇인지 정확히 알 수 있을 때까지 침착하게 기다리는 것이다. 반면 가장 나쁜 방법은 자신의 일시적인 증상이나 증상처럼 느끼는 것을 바탕으로 섣부르게 추측하며 정보를 찾아보는 것이다.

한편, 병원에 가면 받아야 하는 검사나 처치가 무엇인지 사전에 말해 달라고 의사나 간호사에게 요청하고 그 답변을 들음으로써 예측 불가능성을 어느 정도 해소할 수도 있다. 그냥 수동적으로 기다리면 스트레스가 더 쌓인다. 예컨대 치과 의사들은 환자들의 불안을 잘 알기 때문에 요즘은 처치 시 다음 단계가 무엇인지 사전에 설명하며 안심시킨다. 또 그들은 예상되는 통증이나 불편함의 수준을 정확히 알려 주려고 노력한다. 그냥 대수롭지 않다고 무조건 좋게 안심시키면 불신을 초래할 수 있기 때문이다. 그런 불신도 스트레스다.

통제력 상실

자신의 몸을 낯선 사람의 손에 맡기는 것은 엄청난 스트레스다. 그러나 병원에 가면 그럴 수밖에 없다. 어쩔 수 없는 상황이라는 사실을 인

팬데믹 시대의 평생 건강법

식하면서도 마음으로 자신이 좀 더 통제력을 가질 방법을 소개한다.

첫째, 자신의 질병을 확실히 파악한다. 자신에게 무엇이 잘못됐는지 정확히 알 기회를 스스로 포기해서는 안 된다. 그렇다고 의사에게 따져 물어야 한다는 뜻은 아니다. 하지만 인터넷에서 찾아본 정보에 관해 의사의 견해를 알아볼 필요가 있다고 느끼면 그렇게 물어봐도 좋다. 요즘 대다수 의사는 인터넷 정보를 통해 박식해진 환자를 많이 보기 때문에 그런 질문에 상당히 익숙하다.

둘째, 자신의 질병이 일시적이지 않거나 사소하지 않다면 같은 진단을 받고 치료 중인 다른 사람을 찾아 대화한다. 온라인 지원 단체에 가입해도 좋고, 병원에 있는 다른 환자와 이야기를 나누는 것도 좋다.

셋째, 오래 지속되는 질병이라면 온라인 지원 단체나 가까운 곳에 있는 지원 단체에 가입한다.

넷째, 치료 과정에서 생기는 건강상의 문제와 호전 상태를 매일 또는 수시로 자세히 기록한다.

다섯째, 그냥 말을 들어 주는 것이 아니라 마음이 통하고 진정으로 도움을 주고 싶어 하는 친구에게 정서적인 지원을 구한다.

여섯째, 의료진 중 누군가와 개인적인 유대감을 형성한다. 주로 간호사나 수련의 등이 의사보다 시간도 많고 접근하기도 더 쉽다. 이런 유대감은 단순히 질병보다는 가족이나 자녀, 취미, 관심사 등 공유하는 사안을 바탕으로 형성하는 것이 바람직하다.

일곱째, 조용히 혼자 고통을 참으려는 유혹에서 벗어난다. 혼자 고립된 상태에서는 통제력이 자신에게 있다고 느낄 수 있지만, 그런 통제력은 가식일 뿐이다. 최대한 정상적인 생활과 대인 관계를 유지하는 것이 바람직하다.

　이런 방법을 따르면 환자의 권리를 지키는 데 많은 도움이 된다.

　그러나 여전히 해결하기 어려운 문제가 있다. 의료 과실 가능성이다. 몇몇 연구에 따르면 의료 과실 사고는 환자로서는 어떻게 할 수 없는 요인과 관련이 있다. 간호사와 인턴, 레지던트가 겪는 힘든 일과와 장시간의 근무에서 오는 피로가 그런 요인이다. 따라서 부산하게 돌아가는 병원 시스템에서는 일부 환자가 불이익을 당하거나 제대로 대접받지 못하거나 잘못된 처치를 받는 일이 불가피할지도 모른다.

　2009년 《미국의학협회 저널(Journal of the American Medical Association)》에 기고한 글에서 테이트 샤나펠트 박사는 "거의 모든 의료 전문인을 대상으로 한 여러 국제적인 연구에 따르면 의사 3명 중 약 1명이 과로에 의한 탈진을 경험한다"라고 설명했다.

　의사의 피로를 줄이는 운동을 벌이는 웹사이트 '행복한 의사(The Happy MD)'를 운영하는 다이크 드러먼드 박사는 이 문제를 이해하려면 하나의 에너지 은행 계좌에서 세 가지 형태의 에너지, 즉 신체적인 에너지(살아 움직이는 데 필요한 에너지), 정서적인 에너지(서로 교류하고 공감하는 데 필요한 에너지), 정신적인 에너지(의사로서 목표와 직무를 수행하는 이유를 기억하는 데 필요한 에너지)를 인출하는 것을 생각하면 된다고 말했다. 환자 각각이 이 은행 계좌에서 에너지를 인출하기 때문에 의사는 에너지가 소진되기 쉽다. 따라서 다음 환자를 위해 에너지를 충분히 비축하거나 자주 재충전해야 한다.

　환자는 정보를 더 많이 얻으려고 노력하고 적극적으로 질문하는 것이 바람직하다. 사정을 잘 알아야 뭔가 잘못될 때 바로 알아차릴 수 있기 때문이다. 그러나 의료 과실은 상당히 복잡한 요인들이 작용하는 문제다. 당신을 돌보기 위해 그곳에 있는 의료진과 좋지 않은 관계를 갖는 것이 최악의 상황이 될 수 있다. 환자로서 바람직한 행동과 피해야할 행동을 간략히 정리해 본다.

바람직한 행동

- 자신의 치료에 적극 참여한다.
- 의사와 간호사에게 자신의 치료에 적극 참여하고 싶다는 뜻을 분명히 전한다.
- 궁금하거나 필요하다고 판단되면 주저하지 말고 추가 정보를 요청한다.
- 먹는 약이 맞는지 확신할 수 없는 경우처럼 의심스러운 상황이 발생하면 곧바로 의사에게 확인한다.
- 마음이 편안해지지 않고 불안할 때는 누군가에게 그런 상황을 이야기하면서 해결책을 찾는다.
- 그런 말이나 행동을 할 때는 예의를 지킨다.
- 적절한 상황에서 의사와 간호사를 칭찬한다. 감사를 표하는 것은 언제나 도움이 된다.

피해야 할 행동

- 적대적으로 행동하거나 의심하거나 당연한 듯이 요구하지 않는다.

- 의사와 간호사의 권한과 능력에 도전해서는 안 된다.
- 불안하고 초조하더라도 잔소리나 불평을 늘어놓지 않는다. 그런 감정은 가족이나 친구, 지원 단체의 동료에게 해소하는 것이 좋다.
- 의료진만큼 잘 안다거나 그들보다 더 많이 아는 체하지 않는다.
- 입원했을 때 호출 버튼을 계속 누르거나 사소한 일로 간호사실로 뛰어가지 않는다. 그들의 정해진 돌봄 방식을 신뢰한다. 일반적으로 환자가 간호사를 호출하는 것은 대개 실질적인 처치의 필요성보다 불안감 때문이다.
- 피해자 역할을 자임하지 않는다. 의료진에게 피해 의식을 드러내기보다 힘든 상황에서도 마음을 굳게 먹고 흔들리지 않으며 의욕을 내는 모습을 보여 주려고 노력한다.

　의료 과실의 원인은 대개 의사소통 부족이다. 의사와 간호사 또는 다른 의료진 간에 지시 사항이 전달되면서 혼동을 일으키거나, 정확히 언급되지 않거나, 엉뚱하게 해석되면서 오류가 발생한다. 만약 환자가 자신의 질병과 치료에 대해 잘 알고 있다면 그런 소통의 오류를 쉽게 발견할 수 있을 것이다. 하지만 현실적으로 환자는 그런 소통에 거의 관여할 수 없다. 게다가 당연하겠지만 의료진은 그런 문제를 환자와 논의하거나 문제의 심각성을 인정하기를 꺼린다.

　여기서도 사회적 지위가 중요하게 작용한다. 구체적으로 말하자면 의료 과실은 사회적으로 불리한 조건에 있는 집단에서 발생할 가능성이 아주 크다. 미국에서 나이가 많거나 가난하거나 학력이 낮거나 소수인종에 속하는 환자는 더 젊고 백인이며 학력이 높고 부유한 환자와 똑같은 대접을 받지 못하는 경우가 많다. 모든 사회가 그렇듯이 특권층이 특권을 누린다.

그럼에도 우리 각자는 의사소통 문제를 최소화하기 위해 다음과 같이 환자로서 최선을 다하는 책임 의식을 가져야 한다.

- 자신의 증상을 정확히 설명한다.
- 기대하는 바를 현실적으로 밝힌다. 통증 완화를 바라는가? 완치를 바라는가? 증상 호전의 조짐을 원하는가? 최악의 상황은 일어나지 않을 것이라는 안심이 필요한가? 환자마다 기대하는 바가 다르다. 의사와 의료진이 정확히 알 수 있도록 당신이 원하는 것이 무엇인지 분명히 밝힌다.
- 자신의 상태에 대해 이해가 안 가는 부분이 있다면 즉시 이야기한다.
- 처방된 약의 부작용에 관해 문의한다.
- 질문에 관한 만족스러운 답을 얻지 못할 때는 주저하지 말고 그런 사실을 누군가에게 이야기한다.

우리가 이 문제를 자세하게 다룬 것은 환자의 권리와 의무가 단순히 병원에 가는 것보다 훨씬 더 중요하기 때문이다. 스스로 자신의 권리를 옹호할 때 우리는 무의식에서 벗어나 의식적으로 될 수 있으며, 다른 누구의 돌봄만큼이나 자신의 돌봄을 가치 있게 여기게 된다. 또 스스로 자신을 돌보는 태도를 가지면 스스로 자신의 치유자가 될 수 있다.

환자 권리 옹호 운동은 의사가 전적인 통제권을 행사하는 의료 관행을 뒤집기 때문에 의사들 사이에서 반감을 불러일으킬 수 있다. 따라서 급진적으로 진행되기보다 환자를 위한 조직적인 운동이 조금씩 커지면서 변화가 서서히 일어날 것으로 예상된다. 같은 맥락에서 환자가 의사에게 '내 몸의 치유자는 나'라고 말한다면 의사가 좋아하지 않을 가능성이 있다. 어쩌면 의사는 환자가 자신의 역할을 빼앗는다고 생각할지도 모른다. 하지만 지금까지 살펴보았듯이 그런 역할 찬탈은 시도된 적이 없다. 우리의 몸이 우리를 자신의 치유자로 만들기 때문이다. 우리가 의식적인 선택을 하느냐 무의식적인 선택을 하느냐가 치유 반응을 지속할지 아니면 발목을 잡을지 결정한다. 가장 기본적이고 중요한 선택은 마음 방치가 아닌 마음 챙김이요, 무의식이 아닌 의식이다.

환자로서 마음 챙김과 의식을 선택하고 스스로 자신의 치유자로 자리매김한다고 해서 의료계를 상대로 전쟁을 선포하는 것은 결코 아니다. 만약 환자가 자신의 치료와 돌봄에 적극 참여한다는 사실 때문에 의료진이 불쾌하게 생각한다면 그들이 이미 의학적인 실수를 하고 있다고 해도 과언이 아니다. 자신의 치료와 보살핌에 적극 참여할 뿐 아니라 자신의 노력과 함께 의료진에 대한 신뢰를 보여 주는 환자는 오히려 의사들의 환영을 받아 마땅하다. 그런 환자를 환영하고 격려하는 의사가 진짜 좋은 의사다. 환자 자신의 노력과 의료진에 대한 신뢰는 상호 배타적인 자세가 아니다. 궁극적으로는 의사와 환자 모두 똑같은 활동에 참여하기 때문이다. 최선을 다해 치유 반응을 촉진하는 활동이 바로 그것이다.

chapter 8

신념의 마력

　　요즘은 인공 지능이 화두다. 그에 관한 이야기를 하지 않으면 시대에 뒤진 듯한 느낌이다. 하지만 컴퓨터가 인간 지능을 넘어선다고 해도 결코 얻지 못할 것이 있다. 인간 마음의 특성 중 하나인 '믿음'이다. 컴퓨터의 현실은 1과 0으로 이루어진 디지털 언어로 전환될 수 있는 팩트만을 바탕으로 한다. 인공 지능 옹호론자들은 이성과 감정이 뒤섞인 인간의 사고보다 냉철한 계산을 바탕으로 한 기계적인 판단이 더 낫다고 믿는다. 그러나 회의론자들은 그런 주장을 말도 안 되는 소리라고 일축한다. 아무튼 믿음이 우리를 더욱 인간답게 만드는 것은 분명하다. 인간 외에 믿음을 나타내 보이는 생명체는 없다. 그러나 믿음이 실제로 어떻게 생기고 어떻게 작용하는지는 여전히 미스터리다.

　'눈으로 보면 믿을 것이다'와 '믿으면 눈에 보일 것이다' 중 어느 쪽이 더 옳을까? 사실 이 두 가지 중 어느 한쪽이 더 옳다고 말할 수는 없다. 상반되는 팩트에도 불구하고 각 문장은 기껏해야 절반만 옳기 때문이다. 의사는 자신이 내린 진단 때문에 환자가 목숨을 잃는 현상을 경험하는 경우가 있다. 환자가 의사에게서 들은 나쁜 소식에 너무 큰 충격을 받아 치료 가능성이 없지 않으며 최소한 몇 달 또는 몇 년은 더 살수 있는데도 곧바로 모든 것을 포기하고 치료를 받지 않아 사망하는 경우다. 이런 경우는 '보는 것이 믿는 것'이라고 말할 수 없다. 예를 들어 폐암을 진단받은 두 환자의 X선 사진이 똑같다고 해도 그들 각각의 생존 확률은 사실상 예측이 불가능하다. 어떤 암 전문의도 그 두 환자의 생존 확률이 똑같으리라고 예단할 수 없다.

의대에서 오래전부터 전해 오는 우스갯소리가 있다. 한 여성이 정기 검진을 받으러 가서 자신이 암에 걸린 것 같다고 말한다. 의사는 필요한 검사를 마친 뒤 그녀에게 암의 조짐이 전혀 없고 아주 건강하니 걱정하지 말라고 한다. 다음 해 그녀는 또 그 의사를 찾아가 암에 걸린 것 같다고 말한다. 또다시 온갖 검사를 한 뒤 아무런 문제가 없다는 결론이 나온다. 몇십 년 동안 매년 그런 과정이 되풀이된다. 그러다 그 여성은 75세가 된 해에 드디어 자신의 믿음을 확인한다. 의사는 "유감입니다만, 암입니다"라고 말한다. 그녀는 의기양양하게 외친다.

"그것 보세요. 내가 암이라고 수십 년 전부터 그랬잖아요!"

믿음이 어떻게 신체적 상태로 연결될 수 있을까? 그것이 미스터리의 핵심이다. 의사들은 대부분 신체적으로만 설명하려 애쓰며, 면역 체계나 뇌에서 일어난 변화에 집중한다. 그러나 그런 생리적인 변화는 몸과 마음이 하나의 합일체로서 작용한다는 것을 보여 주는 증거다. 믿음을 다룰 때는 '왜?'라는 의문이 반드시 따라붙는다. 예를 들어 실직이나 사별 등 심리적 충격이 큰 일을 당하면 면역 반응이 약화한다는 것은 여러 연구를 통해 입증됐다. 하지만 왜 그럴까? 심리적인 충격과 면역이 연결되는 이유는 무엇일까?

다른 한편으로 우리의 뇌가 사실이 아닌 것을 집요하게 '믿을' 수 있다는 증거도 있다. 그 예가 '환상 사지' 현상이다. 환자 자신의 절단된 팔다리가 아직 그 자리에 있는 것처럼 느끼는 증상을 말한다. 이런 환상에도 실제적인 통증과 불편함이 따를 수 있다. 이처럼 마음은 진실을 알지만, 뇌는 몸에 대한 믿음에만 매달릴 수 있다. 왜 그럴까?

종종 우리 몸은 우리가 좋아하지 않는 일을 벌인다. 그럴 때는 '왜?'가 좀 더 개인적인 의문이 된다.

"왜 이 일이 하필 나에게, 또 내 몸에서 일어나지?"

그에 대한 답으로 신체적인 원인에만 의존하는 것은 바람직하지 않다. 사소한 문제에서도 전인적 시스템 접근법이 필요하다. 예를 들어 겨울철에 감기에 걸리는 것은 단순히 감기 바이러스(리노바이러스)에 노출되기 때문만은 아니다. 어떤 사람은 리노바이러스를 코에 직접 주입해도 '정서 면역'이 감염을 막아 주기 때문에 감기에 걸리지 않는다.

미국 카네기 멜런 대학과 피츠버그 대학의 합동 연구팀은 성인 276명을 대상으로 바로 그 문제를 파헤쳤다. 그 연구에서 피험자 거의 모두의 혈류에 리노바이러스가 침투했지만 그중 일정 비율만 실제로 감기 증상을 나타냈다. 왜 그럴까?

연구팀은 리노바이러스가 똑같이 침투해도 감기에 걸리는 사람이 있고 안 걸리는 사람이 있는 것은 인간관계 때문이라고 생각했다. 연구 결과 그들의 추정이 옳았을 뿐 아니라 그 효과를 구체적인 수량화로 확인할 수 있었다. 연구팀은 피험자들이 가족과 친구부터 클럽, 학교,

교회, 자원봉사 활동에 이르기까지 열두 가지 범주에서 얼마나 많은 사회적 관계를 유지하는지 조사했다. 피험자가 직접 만나든 전화로 통화하든 최소 2주일에 한 번은 접촉하는 관계마다 1점씩을 부여했다. 따라서 만점은 12점이었다.

그 결과 세 가지 이하 관계를 유지하는 사람이 여섯 가지 이상 관계를 가진 사람보다 감기 증상을 보일 확률이 4배나 높았다. 특히 자신을 위로해 주며 닭고기 수프를 만들어 주는 어머니를 둔 사람이 외로운 홀아비보다 면역력이 강했다. 사실 놀라운 일이 아니다. 그러나 이 연구는 인간관계의 친밀도 수준이 아니라 관계의 다양성과 그 수를 중시했기에 한계가 있었다. 그럼에도 이 연구는 우리가 광범위한 사회적 관계망에 소속되면 담배를 피우거나 항체 형성, 운동, 수면 등에서 신체적 위험 인자가 존재하더라도 정서 면역이 생성된다는 점을 보여 준다.

이처럼 보디마인드 합일체 현상의 실질적인 증거를 찾기는 어렵지 않다. 그렇다면 이제 해결해야 할 것은 마음에서 비롯되는 '왜?'라는 문제다. 플라세보 효과에서 그 단서를 찾아보자. 거의 모두가 이 효과를 잘 알지만 수년에 걸친 연구에도 불구하고 과학자들은 왜 그런 효과가 나타나는지 그 이유를 정확히 설명하지 못하고 있다.

스스로 자신의 플라세보가 되어라

의학적인 발전은 주로 어떤 약이나 조치가 효과가 있고 어떤 것이 무효한지 정확히 아는 것에 좌우된다. 아무런 효과가 없는 약이나 건강 기능 식품을 먹으려는 사람은 없다. 예를 들어 처방전 없이 약국에서 살 수 있는 동종 요법 제품을 구매하려고 생각 중인 사람이 있을지 모른다. 동종 요법이란 건강한 사람에게 어떤 증상을 일으킬 수 있는 물질을 비슷한 증상이 있는 환자에게 적은 양을 투여하면 증상이 호전되는 효과가 있다는 원리를 이용하는 치료법을 말한다. 그런 사람들은 이런 고민을 한다. 이 제품이 나에게 효과가 있을까? 효과를 본 사람이 사용자의 일부밖에 되지 않아도 사용해 보는 것이 좋을까?

사실 그 정도는 기본적인 의문일 뿐이다. 그 외에도 고심해야 할 X인자가 있다. 동종 요법 제품을 사용함으로써 기분이 좋았다면 그건 실제 그 제품이 증상을 호전시켰다기보다 단지 효과가 있다는 믿음 때문인지 모른다. 그런 믿음과 어린 시절부터 받은 교육과 훈련, 심지어 부모로부터 물려받은 유전자도 그런 X인자에 속한다.

동종 요법 제품이나 어떤 다른 약 또는 건강 기능 식품도 그 자체로는 우리 자신이 치료에 어떻게 반응할지를 부분적으로만 결정할 뿐이다. 따라서 실질적인 약효 성분이 전혀 없이 치유를 가져다주는 플라세보 효과가 상당히 매력적이다. 만약 우리가 우리 자신의 플라세보가 될 수 있다면 가장 안전한 형태의 치유를 우리 스스로 이룰 수 있기 때문이다. 그럴 경우 우리 몸의 모든 세포는 무엇이 필요한지 정확히 알고 다른 것은 절대 받아들이지 않을 것이다. 이 논리가 보디마인드 전체에도 적용될 수 있을까? 만약 가능하다면 세포를 전적으로 지원하는 내면의 자아와 소통함으로써 세포가 필요로 하는 것을 의식적으로 제공하기만 하면 모든 문제가 해결될 수 있지 않을까?

그것이 현실적인 가능성이 있는지 판단하기 전에 먼저 이 전체 현상을 좀 더 깊이 살펴보자. 의사들에게 지금까지 플라세보 효과는 매력적인 동시에 혼란스러움과 좌절감을 안겨 주었다. 플라세보 효과를 이론으로는 잘 알고 있지만 실제로 환자에게 진짜 약 대신 속임약을 주려는 의사는 거의 없다. 하지만 다른 한편으로 신약의 임상 시험에서는 플라세보 효과가 배제될 수밖에 없다. 그 약의 실제적인 효과를 확인하는 것이 임상 시험의 목표이기 때문이다.

'플라세보'는 라틴어로 '기쁘게 할 것'이라는 의미다. 과거 가톨릭 기도에서 사용됐다. '플라체보 도미노(Placebo Domino)'는 '내가 하느님을 기쁘게 할 것'이라는 의미다. 그런 종교적인 의미가 지금도 남아 있다. 플라세보 효과 중 일부는 병원에서 흰 가운을 입은 의사의 손으로부터 약을 받는 의식에서 나오기 때문이다. '플라세보'는 18세기에 와서야 속임약 또는 가짜 약의 의미로 사용됐다. 현대 의학에서는 1950년대 미국의 선구적인 마취 전문의 헨리 놀스 비처 박사가 플라세보 효과에 대한 최초의 연구를 했다.

비처 박사는 제2차 세계 대전에 참전했을 때 심한 부상을 당한 몇몇 군인이 거의 통증을 못 느껴 진통제를 달라고 하지 않는 것을 목격했다. 그는 나중에 하버드 의대와 매사추세츠 종합 병원에서 연구를 계속하면서 1955년 통증의 인식은 반드시 부상이나 질병의 심각성에 좌우되는 것이 아니라는 내용의 논문을 발표했다. 요즘은 이 원칙이 널리 적용되고 있다. 예를 들어 우리는 흔히 병원에서 환자의 통증 수준을 파악하는 가장 믿을 만한 방법으로 의사나 간호사가 환자에게 통증의 정도를 직접 묻는 것을 자주 본다. 같은 부상을 입은 환자에게 통증의 정도를 1에서 10 사이의 숫자로 말해 보라고 하면 어떤 환자는 10이라고 말하지만 어떤 환자는 7이나 그 이하의 숫자를 댄다. 그처럼 개인에 따라 통증의 수준은 크게 차이가 난다.

비처 박사는 통증의 자각이 플라세보를 둘러싼 믿음과 기대 때문에 달라질 수 있다는 가설을 세우고 그와 관련한 임상 시험을 여러 차례 실시했다. 그 결과 성공적인 치료 중 약 35%에서 플라세보 효과가 작용했다는 결론을 얻었다. 당시 이 발견은 의학계를 뒤흔들었다. 그 충격파는 그 후 몇십 년 동안 더욱 커졌다.

나중의 여러 연구에서 플라세보 효과가 그보다 더 크다는 사실이 밝혀졌다. 전체 치료 효과의 최대 60%를 차지할 수 있다는 결론이었다. 예를 들어 항우울제(플루옥세틴, 설트랄린, 파록세틴) 연구에서 긍정적 효과의 50%는 플라세보 효과에서 비롯됐으며, 실제 약이 기여한 부분은 27%에 불과한 것으로 나타났다.

비처 박사의 연구는 의사들에게도 영향을 미쳤다. 예를 들어 그 후 반세기 동안 환자에게 진실을 말하는 것에 대한 의사들의 태도가 크게 달라졌다. 특히 환자에게 치명적인 진단 결과를 알리지 않는 것이 관행으로 자리 잡았다. 환자에게 더 큰 피해를 줄 수 있다는 우려 때문이었다. 1987년 히로히토 일왕은 장암 진단을 받았지만, 의사는 이야기해주지 않았다. 그는 1년 이상 자신의 상태를 모르고 지내다 1989년 사망했다. 그러나 지금 우리는 다시 진실을 말하는 시대에 살고 있다. 모든 환자는 의사로부터 정확한 진단 결과를 들어야 한다고 생각한다.

플라세보 효과와 정반대인 노세보 효과도 있다. 환자가 진짜 약을 먹고도 효과를 믿지 못해 차도가 없는 현상을 가리킨다. 결과가 나쁠 것이라는 완전히 주관적인 믿음도 그처럼 강한 영향력을 미친다.

노세보 효과는 스스로 유도할 수도 있다. 2017년 비셀리악 글루텐 과민증 진단을 받은 1300여 명을 대상으로 실시한 글루텐 맹검 테스트에서 40%는 아무런 증상을 보이지 않았다. 이전에 진단을 받았지만 테스트할 때는 글루텐을 섭취하고도 그것이 글루텐인지 아닌지 몰랐을 경우 아무런 증상을 보이지 않았다는 뜻이다. 그렇다면 그들이 평소 일상생활에서 글루텐에 과민 증상을 보였을 때는 아무런 근거 없이 자신은 글루텐에 과민하다고 무조건 믿었을 가능성이 크다. 그것이 바로 자신이 유도한 노세보 효과다.

1980년대 들어 아주 기이하고 치명적인 노세보 효과가 나타났다. 사람들이 잠을 자는 동안 아무런 이유 없이 사망하는 유행병이 등장했을 때다. 30대 초반의 남성인 동남아 이주 노동자 수십 명이 고국에서 수천 킬로미터 떨어진 곳에 와서 낮에 일한 뒤 밤에 잠을 자다가 죽기 시작했다. 라오스에서 중국까지 흩어져 있는 산악 부족인 몽족 남성들이었다. 그들은 원래 출신이 라오스라는 공통점도 있었다. 이 의학적인 미스터리는 '수면 중 돌연사 증후군'이라는 이름으로 알려졌다.

나중에 밝혀진 면담 내용에 따르면 몽족 남성들은 영적 세계에 대한 자신들의 믿음 때문에 사망했다. 겨우 살아난 생존자들은 수면 중에 완전히 겁에 질려 심장 발작으로 죽어 가던 경험을 이야기했다. 의학적으로 흔하게 나타나는 증상으로 '수면 마비'가 있다. 수면 마비는 깊은 잠에 빠졌을 때 사지를 움직이지 못하는 증상으로 거의 모두에게서 일어나는 자연적인 현상이며, 이는 크게 해롭지 않다. 그러나 수면 중 돌연사 증후군의 경우 사지 마비가 '의식이 뚜렷한' 꿈의 일부다. 그 꿈을 꾸는 사람은 자신이 깨어 있다고 믿고 자신이 몸을 움직일 수 없다는 사실을 깨달으며 극심한 공포에 빠지면서 심장 발작을 일으킬 수 있다.

여러 문화권의 전통에서 수면 마비는 밤에 찾아오는 악귀와 관련 있다. 아시아권에서 흔히 사용하는 '가위눌리다'라는 표현이 그것이다. 악몽이라는 뜻의 영어 'nightmare'는 네덜란드어 'nachtmerrie'에서 나왔다. 여기서 'mare'는 초자연적인 여성의 존재를 가리킨다. 그 여성이 꿈꾸는 사람의 가슴 위에 드러누워 압박을 가해 숨을 못 쉬게 하는 것을 뜻한다. 서구에서는 이런 현상을 '늙은 할망구 증후군'으로 부른다. 아무튼 수면 중 돌연사 증후군으로 사망한 몽족 남성의 경우 움직일 수 없다는 깨달음에서 비롯되는 극심한 공포에다 그런 상태를 악귀가 일으킨다는 문화적인 믿음이 합쳐지면서 심장이 마비된 것으로 추정된다.

플라세보는 양날을 가진 칼이다. 따라서 다양한 문제점이 제기될 수 있다. 예컨대 플라세보가 역효과를 불러 환자에게 실질적인 피해를 줄 수도 있지 않을까? 항우울제 효과의 새로운 영역을 추구한 연구를 생각해 보자. 이 연구에서 우울증 치료 성공의 최대 75%가 플라세보 효과라는 결과가 나왔다. 언론은 이 연구 결과를 소개하는 기사에 '항우울제는 효과가 없다'라는 제목을 달았다. 대중은 그 뉴스에 매우 부정적인 반응을 보였다. 효과가 있기를 간절히 바라는 약에 대한 자신들의 믿음을 무너뜨리는 소식이기 때문이었다. 항우울제를 믿던 사람들이 그때까지 가짜 약에 속았다는 생각에 자신들이 외롭고 소외됐다고 느끼며 이제 우울증에 속수무책이라고 낙담하게 됐다.

그럼에도 미국에서는 우울증의 경우 약에 대한 의존도는 지속적으로 아주 높게 나타났다. 플라세보 효과가 아무리 크다고 해도 프로작(항우울제)이 범람하는 미국은 아직 달라질 준비가 되어 있지 않은 것 같다.

프로작의 시장은 오히려 이전보다 더 크게 성장했다.

심지어 속임약이 없어도 플라세보 효과를 만들어 낼 수 있다. 한 연구에서 과민 대장 증후군 환자들이 속임수 침술 치료를 받았다(침이 피부를 뚫고 들어가지 않았다). 그럼에도 놀랍게도 피험자의 44%가 소화 불량과 복통 등의 증상이 호전됐다고 말했다. 더구나 침술사가 가짜로 침을 놓으면서 잘 나을 것이라고 격려해 주자 피험자의 62%가 실제로 몸이 좋아졌다고 말했다.

지난 오랜 세월 동안 플라세보 효과를 설명하는 것은 블랙박스에 들어가는 것과 같았다. 블랙박스란 원인과 결과가 연결되지 않는 현상을 가리키는 과학자들 사이의 은어다. 속임약을 주는 시점과 나중에 그 효과를 관찰하는 시점 사이에 무슨 일이 일어났는지 아무도 몰랐다는 뜻에서 블랙박스라는 표현이 사용됐다. 비교 대상이 되지 않는 사과와 오렌지를 비교하는 것 같은 사고방식이 의학적인 설명을 불가능하게 만들었다. 속임약의 물리적인 속성(사과)이 그 약의 심리적인 속성(오렌지)과 일치하지 않았기 때문이다. 그러나 전인적 시스템 접근법을 취하면 그런 딜레마가 없다. 플라세보 효과가 나타나는 것은 그것이 마음과 몸 사이의 인위적인 경계를 뛰어넘기 때문이다. 이 현상을 간단히 정리하면 다음과 같다.

플라세보(속임약) → 해석 → 결과

플라세보 효과에서 아주 특이한 일이 일어나는 것은 아니다. 오히려 그 반대다. 일반적으로 우리가 하는 경험은 그 효과를 나타내기 전에 해석 과정을 거친다. 해석 과정이 어떻게 나타나는지 보자. 한 유명한 플라세보 효과 실험에서 만성 욕지기에 시달리는 환자들에게 약을 주면서 욕지기가 사라질 것이라고 말했다. 그러자 그 약을 먹은 환자 중 약 30%가 실제로 욕지기가 사라졌다고 말했다. 하지만 그들이 먹은 것은 설명과는 반대로 욕지기를 유발하는 약이었다. 그럼에도 일부의 경우 욕지기가 사라졌다는 것은 해석의 힘이 약의 물리적인 효과를 뛰어넘어 증상을 호전시켰다는 의미다. 비처 박사의 첫 발견도 충격적이었지만, 이 새로운 발견도 의학계에 상당한 파장을 일으켰다.

수많은 다른 플라세보/노세보 효과 실험도 같은 결론에 도달했다. 그 내용을 여기서 장황하게 다룰 필요는 없다. 다만 그 효과가 의심할 여지가 없다는 점을 강조하기 위해 플라세보 효과의 '포괄성'을 보여주고자 한다. 예를 들면 속임약만이 아니라 속임 수술 같은 극단적인 것에서도 플라세보 효과가 확실히 나타났다. 이는 통증에만 해당하지 않고 전인적 시스템에 플라세보 효과를 적용할 수 있다는 점을 시사한다. 몇 가지 연구 사례를 살펴보자.

2009년 실시한 임상 시험에서 골다공증 환자들이 통증을 완화할 수 있는 시술을 받았다. 골시멘트를 주입해 손상된 척추뼈를 수리하는 시술이었다. 한 그룹은 실제로 그 시술을 받았지만, 플라세보 그룹은 골시멘트를 실제로 주입받지 않고 대신 의사가 그들의 척추에 압력을 가하면서 골시멘트 냄새를 맡을 수 있도록 조치했다. 그 후 플라세보 그룹과 실제로 골시멘트를 주입한 대조 그룹 둘 다 똑같은 수준으로 통증이 완화됐다. 실제 시술이 속임 수술보다 통증 완화 효과가 훨씬 더 나은 것이 당연하지만, 결과는 그렇지 않았다. 물론 플라세보 효과에만 의존하는 것으로 통증을 완화하는 것이 얼마나 가치가 있는지는 여전히 미지수다. 하지만 플라세보 그룹이 단순히 치료의 효과를 믿음으로써 통증 완화의 혜택을 얻었을 가능성이 있다는 점은 믿음의 힘이 그만큼 크다는 사실을 말해 준다.

이 책을 나와 함께 쓴 탄지 박사는 선구적인 알츠하이머병 연구자다. 그는 환자의 뇌를 어지럽히고 신경 세포를 파괴하는 노인성 플라크를 어떻게 방지할 수 있을지 알아보기 위해 유전자 차원에서 알츠하이머병을 추적했다. 현재 그는 노인성 플라크의 축적을 방지하는 신약 개발에 참여하고 있다. 그중 오스트레일리아에서 개발된 유망한 신약 PBT2의 효과를 검증하기 위한 소규모 임상 시험이 이루어졌다. PBT2는 이미 축적된 노인성 플라크를 제거하는 약이다. 플라세보 그룹은 활성화되지 않은 붉은 알약(속임약)을 먹었고, 대조 그룹은 PBT2를 먹었다. 일정 기간 복용 후 뇌 촬영 영상으로 노인성 플라크 수준을 측정했다. 그 결과 PBT2를 먹은 대조 그룹의 피험자들에게서 평균적으로 노인성 플라크가 줄어든 것으로 나타났다. 하지만 플라세보 그룹도 마찬가지였다(다만 감소 정도가 작았다). 그에 따라 시험약은 실패로 판정 났다. 그러나 더 큰 그림에서 보면 플라세보가 실제적인 생리 변화로 이어질 수 있다는 놀라운 사실이 확인된 셈이었다. 통증과 불편함이 줄어들었다는 환자의 주관적인 느낌만이 아니라 실제로 노인성 플라크가 줄어들었기 때문이다. 믿음과 기대가 우리의 뇌를 바꿀 수 있다면 그 힘이 얼마나 멀리까지 미칠 수 있을까?

플라세보 효과에서는 믿음이 중요하게 작용하기에 먹는 약에 대한 환자의 신뢰를 끌어내기 위해 속임이 필요한 듯하다. 그러나 하버드 대학의 권위 있는 플라세보 연구자 테드 캡트척 교수는 속임 요소를 없앨 가능성을 연구하고 있다. 그는 과민 대장 증후군 환자를 대상으로 한 임상 시험에서 환자에게 플라세보를 주면서 속임약이라고 솔직히 밝힌 뒤 속임약이라도 실제 약만큼 혹은 그 이상으로 강력한 효과가 있다고 강조했다. 그러나 대조 그룹의 환자들에게는 아무런 약도 주지 않았다. 그 결과 자신이 받은 약이 속임약이라는 것을 알고 그 약을 먹은 환자의 약 59%가 증상이 호전됐다고 보고했다. 약을 먹지 않은 대조 그룹의 경우 그 비율은 35%였다. 이 결과는 대수롭지 않아 보이지만, 의학계 일부의 지속적인 편견과 달리 속임약이라도 주는 것이 아무런 조치를 하지 않는 것보다 나을지 모른다는 점을 보여 준다.

해석을 어떻게 바꿀 것인가

플라세보 효과의 실질적인 원인은 아직 밝혀지지 않았지만 믿음과 기대, 인식이 중요한 역할을 한다는 점은 의심의 여지가 없다. 1949년 미국의 선구적인 플라세보 효과 연구자이던 스튜어트 울프 박사는 그 효과가 개인적인 인식에서 큰 영향을 받는다며 이렇게 설명했다.

"신체의 기제(메커니즘)는 물리적·화학적 자극뿐 아니라 상징적인 자극, 즉 개인에게 특별한 의미를 지닌 단어나 사건에도 반응할 수 있다."

일반적으로 우리는 울프 박사가 말한 '상징'이 우리의 현실감이나 우리 몸의 반응에 영향을 준다고 생각하지 않는다. 그러나 이렇게 생각해 보라. 우리는 어려서 병이 났을 때 나아지리라는 기대를 하고 작은 알

약을 먹음으로써 상징의 세계에 들어갔다. 그 약 속에 무엇이 들었는지 우리는 전혀 몰랐다. 하지만 그 약은 병이 낫는 것을 상징했다. 그러면서 더 많은 상징이 우리 머릿속에서 지도를 그리기 시작했다. 여기서 잠시 멈추고 의사와 관련된 다음 서술을 읽으며 자신이 동의하는지 동의하지 않는지 판단해 보라.

- 병에 걸리지 않으려면 의사를 멀리해야 한다.
  ☐ 동의한다 ☐ 동의하지 않는다
- 의사들이 관여하는 한 의료비는 절대 줄지 않는다.
  ☐ 동의한다 ☐ 동의하지 않는다
- 한 연구 결과가 A라고 나오는데 다른 연구 결과는 그 반대로 나올 경우 의사를 믿기 어렵다.
  ☐ 동의한다 ☐ 동의하지 않는다
- 의사들은 대형 제약사들의 꼭두각시다.
  ☐ 동의한다 ☐ 동의하지 않는다
- 대다수 의사는 환자가 진료실에서 되도록 빨리 나가기를 원한다.
  ☐ 동의한다 ☐ 동의하지 않는다

합리적으로 말하자면 앞의 각 서술은 사실 여부를 세밀히 따져 볼 수 있다. 그러나 우리 대다수는 사실 여부가 아닌 다른 잣대를 근거로 즉석에서 그에 동의하거나 동의하지 않을 것이다. 그 다른 잣대에는 자신이 병원에서 겪은 좋고 나쁜 경험, 언론을 포함한 각종 미디어에서 전해 들은 이야기, 친구나 가족의 영향으로 형성된 편견, 고소득자들을 향한 좋거나 나쁜 감정 등이 포함된다.

대개는 사실 여부를 따지지 않고 공정하게 하려는 노력 없이 개인적인 이유로 즉석에서 판단한다. 설혹 실제 사실이 개인적인 이유와 다르게 나타난다고 하더라도 판단을 번복하려 들지 않는다. 의사들에 관한 이런 부정적인 서술은 의사를 탐욕과 무능, 이기심과 냉담함, 심지어 부정직성 같은 나쁜 개인적 특성의 상징으로 만든다.

상징의 힘은 너무 강해 합리적이고 이성적인 마음으로 억누르기가 어렵다. 앞의 의사들에 관한 서술에서 우리가 내리는 즉석 판단의 확실성과 단순성에 비하면 다음과 같은 그 반대의 서술은 따분하고 몸을 사리는 느낌을 준다.

- 의사라고 전부 다 그런 것은 아니다.
- 그런 나쁜 특성을 보이는 의사가 실제로 어느 정도 되는지 확인하려면 통계적인 조사가 필요하다.
- 서로 다른 결과를 보여 주는 연구들은 주관적인 판단에서 비롯되기 때문에 신뢰하기가 어렵다.
- 의사가 잘못한다는 모든 사항에 대해 각각의 의사는 충분히 변론할 자격이 있다.

물론 우리는 전문성과 지식, 병자를 보살피는 따뜻한 마음, 헌신과 온정, 이타심 등 의사들에 대한 긍정적인 상징을 제시할 수도 있다. 허위 치료와 검사 비용 부풀리기로 거액을 청구한 의료 사기 사건도 있지만, 다른 한편으로는 서아프리카에서 발생한 치명적인 감염병 에볼

라와 싸우는 '국경 없는 의사회'의 회원들도 있다. 이런 상징들은 우리가 어린 시절 이후 지금까지 그에 어떻게 반응했느냐에 따라 우리 내면에 믿음과 습관, 두려움, 편견으로 뿌리를 내린다. 이 전부는 극단적인 긍정과 극단적인 부정 사이의 스펙트럼에 존재한다.

따라서 플라세보/노세보 효과는 일반적인 정의를 뛰어넘는다. 추상적이고 모호해 보이는 하나의 상징이 어떻게 우리 몸에서 생리적인 변화를 일으키는지에 대해서는 아직 아무도 권위 있게 설명할 수 없다. 하지만 플라세보 효과에 대해 지금까지 살펴본 바에 따르면 개인적인 경험도 음식, 공기, 물과 같이 우리 몸 안에서 생리적으로 대사된다는 사실은 의심의 여지가 없다. 이론적으로 말하자면 우리는 예를 들어 브로콜리 조각의 각 분자가 우리 몸의 어디에 도달하는지 추적할 수 있다. 그러나 경험의 경우에는 그런 대사 과정의 추적이 불가능하다. 몸과 마음의 연결 고리가 우리 눈에 보이지 않으며, 그 연결 고리는 화학 반응의 거의 마지막 단계에서 물리적인 효과를 내기 때문이다.

스탠퍼드 대학의 심리학자 앨리아 크럼 교수와 그의 동료들은 2017년 발표한 논문에서 치유의 비물리적인 측면에 대한 연구를 촉구하며 이렇게 지적했다.

"우리는 오랫동안 플라세보 효과를 신비롭다고만 생각했는데 그 효과는 속임약에 대한 신비로운 반응이 아니라 다음 세 요소의 측정 가능한 영향력이 가져오는 결과다. 그 요소는 우리 몸의 자연적인 치유 능력, 환자의 마음가짐, 사회적인 맥락이다. 따라서 플라세보 효과의 실체를 알면 그 효과를 의학적으로 불필요하다고 폄하하는 대신, 그 내재하는 요소들을 적극 활용함으로써 의료를 개선할 수 있다."

자신을 속여야 한다면 스스로 자신의 플라세보가 되는 것은 불가능하다. 물론 플라세보 효과에서 속임 요소를 제거하려는 캡트척 교수의 전술이 다른 접근법의 가능성을 보여 주지만, 여기서도 '속임약이 효과가 좋다'는 의사의 말이 갖는 상징성의 영향력을 무시할 수 없다. 속임약을 먹으면 요통이 사라질 수 있다고 의사 대신 자신이 스스로에게 말하는 것은 통하지 않는다. 약을 먹지 않고 물만 마시면서 약을 먹었다고 생각하는 것은 불가능하기 때문이다. 그러나 치유된다는 긍정적인 믿음을 불어넣으면 플라세보 효과가 활성화될 수 있음은 분명하다.

치유의 믿음이 가능한 조건

- 확신을 불러일으킬 정도로 설득력이 있어야 한다.
- 부정적인 믿음을 제거할 수 있어야 한다.
- 개인적인 의미가 있어야 한다.
- 긍정적인 결과를 가져와야 한다.
- 결과를 신뢰할 수 있고 다시 해도 같은 결과가 나와야 한다.

이 각각은 전부 현실적이고 구체적이며 신비주의적이지 않다. 물론 신앙 치유, 심령 치유 같은 현상의 강력한 효과도 그런 조건에 해당한다고 주장하는 사람이 있겠지만 말이다. 종교적인 신앙 치유는 논외로 치고, 우리는 자신을 믿는 것이 큰 힘을 발휘한다는 사실을 강조하고자 한다. 그 믿음이 우리의 치유 반응을 제어하기 때문이다.

하나의 믿음으로 얻을 수 있는 신뢰 수준은 상황에 따라 달라진다. '너는 곧 나을 거야'라는 친구의 말을 듣는 것은 사회적으로 신망 높은 의사로부터 같은 말을 듣는 것에 비해 거의 효과가 없을 것이다. 그러나 자신의 믿음 체계를 구축하는 것, 더 중요하게는 모든 사람의 믿음 체계가 역동적이며 순식간에 쉽사리 바뀔 수 있다는 사실을 아는 것은 무엇보다 중요하다.

친구의 초대로 파티에 간다고 가정해 보자. 어떤 파티인지 전혀 모르는 상태에서 그 친구에게 누가 참석하는지 묻는다. 그때 그 친구의 대답을 상상해 보자.

"그냥 따분한 직장 동료 몇 명이지."

"인기 브로드웨이 뮤지컬 〈해밀턴〉 출연 배우들이 올 거야."

"민권 운동가들이 참석해."

"최근에 출소해 인생을 새로 시작하려는 전과자 몇 명을 불렀어."

이런 대답 각각은 당신이 파티를 즐길 것인지, 아니면 잘못 왔다고 후회할 것인지에 대한 믿음에 아주 다른 결과를 가져다줄 것이다. 기대와 인식, 결과와 상징 등 지금까지 우리가 플라세보 효과에 관해 살펴본 모든 요소가 거기서 나타날 수 있다. 그 전부는 경험의 데이터를 실제 경험으로 바꾸는 '해석'이라는 항목 아래 속한다. 해석은 여러 단계로 구성된 '필터'라고 생각할 수 있다. 무엇인가를 보거나, 누구의 말을 듣거나, 일상 상황과 마주할 때 그 필터는 이렇게 묻는다.

- 이 경험을 내가 원하는가, 아니면 하지 말아야 하는가?
- 이 경험이 어느 정도 유쾌하고, 어느 정도 불쾌할까?
- 이전에도 해 본 경험인가? 그때 내가 어떻게 반응했더라?
- 지금 이 순간 내가 관심을 쏟아야 할 경험인가?

- 내가 어떤 말을 하거나 행동을 할 필요가 있는가?
- 내가 고민할 만한 가치가 있는 일인가?

해석의 과정을 의식하고 알아차리게 되면 그 해석의 모든 측면을 바꿀 수 있다. 그러나 그 반대쪽 극단에 있는 사람은 외부의 자극에 대해 일상적으로 아무런 의식 없이 반응한다. 시금치를 싫어하는 아이가 부모의 어떤 구슬림에도 넘어가지 않고 시금치라면 무조건 자동으로 거부하듯이 말이다. 이 챕터의 요점은 우리 몸의 세포가 우리 자신의 해석에 귀를 기울이고 스스로의 경험으로 그 해석에 반응한다는 것이다. '나는 시금치를 싫어해'가 아이에게 욕지기 반사(아니면 그 흉내)를 촉발할 수 있으며, 그와 더불어 부모의 혈압이 치솟을 수 있다.

따라서 우리는 믿음을 비롯해 해석의 모든 요소가 반드시 신체 반응을 촉발한다는 사실을 현실로 받아들여야 한다. 믿음에서 시작되는 의식적인 선택이 우리에게 닥친 상황을 치유의 과정으로 이끄느냐 마느냐를 결정한다. 치유의 효과가 가장 큰 믿음은 다음과 같다.

- 나는 행복하고 건강할 것이다.
- 나의 삶은 내가 결정할 수 있다.
- 어떤 어려움이 닥쳐도 나는 도전에 맞설 수 있다.
- 나는 안전하고 두렵지 않다.
- 가족과 친구들이 모두 내 편이다.
- 나는 사람들로부터 사랑받고 있으며 나도 그들을 사랑한다.
- 나는 나 자신을 있는 그대로 받아들인다.

이 믿음 중에서 첫 번째인 '나는 행복하고 건강할 것이다'만이 건강 문제와 상관있다. 나머지는 자신을 어떻게 생각하느냐에 관련된 문제다. 이 책의 핵심은 모든 것이 자아로 귀결된다는 사실이다. 대부분 우리의 '자아'는 믿음으로 구성된 하나의 시스템이다. 믿음이란 언제든 입거나 벗을 수 있는 외투와는 다르다. 믿음은 우리를 특정 개인으로 만들어 주는, 눈에 보이지 않는 유전자 코드 조각이라고 할 수 있다.

치유를 방해하는 믿음의 거의 전부는 치유에 도움이 되는 믿음의 정반대다. 순서대로 열거하면 다음과 같다.

- 나는 불행하고 다른 사람들보다 더 자주 아플 것이다.
- 나의 삶은 내가 결정할 수 없다. 많은 부분이 내가 어떻게 할 수 없는 사람들과 상황에 달려 있다.
- 내가 감당할 수 없는 도전이 많을 것이다.
- 나는 나쁜 일이 일어날 수 있다는 불안과 걱정에 시달릴 것이다.
- 나는 혼자다. 다른 사람들의 도움 없이 스스로 알아서 해야 한다.
- 나는 특별히 누구의 사랑을 받거나 누구를 사랑하지 않는다.
- 나는 나 자신이 마음에 들지 않는다.

긍정적인 믿음과 부정적인 믿음 둘 다에서 이런 서술은 '나는 무엇을 믿는다'라는 형태가 아니다. 하지만 표출된 감정을 벗겨 내면 사실 선언처럼 보이는 것(예를 들어 '나는 나 자신을 있는 그대로 받아들인다' 또는 '나는 나쁜 일이 일어날 수 있다는 불안과 걱정에 시달릴 것이다')도 가려진 믿음에 그 뿌리를 둘 수 있다. 부정적인 사례를 들자면 '나는 나쁜 일이 일어날 수 있다는 불안과 걱정에 시달릴 것이다'라는 선언은 '세상은 안전한 곳이 아니다', '두려운 것이 당연하다', '두려움으로 나는 늘 긴장한다', '나는 원래 이런 사람으로 태어났다' 등의 믿음이 그 뿌리라고 할 수 있다.

믿음을 치유의 방향으로 변화시키는 과정은 전혀 신비스럽지 않다. 부정적인 믿음을 단계적으로 하나씩 제거해 나가면 되기 때문이다.

첫째, 자신이 부정적인 말을 한다는 것을 의식하면 "이게 진실일까?"라고 자문한다. 자동 반사 반응에 합리적인 의문을 제기하는 것이 그런 반응을 제거하는 중요한 첫 단계다.

둘째, 부정적인 믿음이 떠오르면 "이것이 나에게 진정으로 도움이 될까?"라고 자문한다.

셋째, 다른 사람의 부정적인 믿음에 그냥 따라가지 않는다. 부정적인 믿음에는 '부화뇌동'이라는 2차 감염이 자주 일어난다.

넷째, 떠오르는 부정적인 믿음 한 가지마다 긍정적인 믿음 두 가지씩을 떠올린다.

다섯째, 자신의 내면 탐구 여정을 기록한다. 자신에게 실제로 일어나거나 자신이 원하는 믿음 체계의 변화를 글로 자세히 적는다.

여섯째, 도움을 주거나 사랑해 주거나 격려해 주는 긍정적인 사람들과 더 많은 시간을 보낸다. 그 반대편 사람들은 최대한 피한다.

일곱째, 스스로 자신을 돌보는 일을 중요하게 생각하고 자신의 웰빙 상태를 개선한다.

우리는 특히 '떠오르는 부정적인 믿음 한 가지마다 긍정적인 믿음 두 가지씩을 떠올린다'라는 넷째 단계를 강조하고자 한다. 이는 자신의 믿음 체계를 스스로 만들 수 있는 효과적인 방법이다. 자신이 직접 만들지 않으면 남들의 검증되지 않은 모든 종류의 믿음을 그대로 받아들여 그 믿음에 계속 얽매일 것이다. 새로운 믿음을 글로 적어 자신의 것으로 만들려고 노력하라. 또 추상적이거나 임의적인 가능성이 아니라 자신이 어느 정도 신뢰할 수 있는 믿음을 시간적 여유를 갖고 선택하라. 두 가지 예를 들어 보겠다.

- 부정적인 믿음 : 나는 최악의 시나리오를 예견한다. 반드시 그 시나리오대로 될 것이다.
- 새로운 믿음 : 누구도 미래를 정확히 알 수 없다. 최악의 시나리오에 매달리는 것은 나에게 도움이 되지 않는다. 다른 가능성을 믿는다면 더 나은 결과를 얻을 가능성이 크다. 지금까지 최악의 시나리오가 그대로 이루어지리라 생각한 적이 많았지만, 실제는 그렇게 되지 않았다.

- 부정적인 믿음 : 나에게는 위기를 극복할 능력이 없다.
- 새로운 믿음 : 도움을 청하는 것이 내가 약하다는 뜻은 아니다. 같은 위기를 겪은 사람들에게서 조언을 얻는다면 이 위기를 극복하는 방법을 배울 수 있다. 나 혼자 위기를 감당해야 한다는 법은 없다. 또 지금까지 나는 숱한 위기에서 살아남았다. 위기는 기회가 될 수도 있다. 깊이 들여다보면 모든 문제에는 해결책이 있다.

이 각각의 믿음은 긍정적이건 부정적이건 사실의 선언과는 다르지만, 희한하게도 자기 충족적인 예언으로 변할 수 있다. 생각대로 이루어진다는 뜻이다. 믿음이 이끄는 곳으로 현실이 따라간다. 어떻게 그럴 수 있느냐고? 일부 의학 연구자들은 그 문제를 유전학으로 풀고자 한다. 유전자가 플라세보/노세보 효과의 개인적 소인에 큰 영향을 미칠 수 있기 때문이다. 특히 신약 임상 시험에서는 속임약으로 혜택을 입을 가능성이 더 큰 사람이 누구인지 예측하는 것이 매우 중요할 수 있다.

몇 년 전 과학자들은 플라세보 효과 강화에 영향을 주는 것으로 보이는 유전자 변이 후보들을 찾아내고 여기에 '플라세봄(placebome)'이라는 이름을 붙였다. '플라세보(placebo)'와 유전체를 뜻하는 '게놈(genome)'을 합친 조어다. 플라세봄 분야는 아직 초기 단계지만 벌써 일부 유력한 단서가 발견됐다. 뇌의 신경 화학 물질인 도파민(위험 감수나 보상 심리를 관장한다)과 관련된 유전자들, 그리고 아편제, 통증 완화, 카나비노이드(뇌가 생성하는 분자로 마리화나의 활성 성분과 비슷하다)에 관여하는 유전자들이 그 후보군으로 지목되고 있다. 플라세보 효과는 그 전인적 시스템 성격을 고려할 때 유전자 차원에까지 이르는 아주 복잡한 네트워크가 동원되는 과정일 가능성이 크다.

아직은 이 같은 유전자 차원의 연구가 어디로 이어질지 아무도 모른다. 그렇다면 지금 우리가 할 수 있는 일은 무엇일까? 치유의 라이프스타일을 추구하려면 먼저 자신의 부정적인 믿음을 명백히 파악해야 한다. 그래야 변화할 수 있다. '기민하다', '경계하다', '자각하다', '깨어 있다' 등 우리가 의식 있는 느낌을 표현하는 단어는 놀랍게도 우리 세포에도 그대로 적용된다. 다음 챕터에서 자세히 살펴보겠지만 자연이 준 가장 큰 선물 중 하나인 우리 몸에 대한 지혜를 확장한다면 우리 자신이 우리 몸의 치유자 역할을 하기가 훨씬 쉬워질 수 있다.

chapter 9

지혜로운 치유자, 우리 몸

다시 한번 강조하지만 우리는 몸과 마음을 단일체인 보디마인 드로 인식해야 한다. 그런 사실을 깨닫고 분리된 몸과 마음을 다시 연 결하는 것이 치유로 향하는 여정에서 매우 중요한 과정이다. 그러나 한 걸음 더 나아가면 우리는 치유의 좀 더 깊은 차원에 도달할 수 있다. 아 니, 더 깊을 뿐 아니라 더 쉽고 더 자연스러운 차원이다. 여기서 중요한 것은 우리 몸이 가진 지혜다. 대다수 사람은 이런 지혜를 무시하거나 아예 믿지 않는다.

흔히 동업자들의 이름이 들어가는 법률 회사를 예로 들어 보자. 몸과 마음이 법률 회사의 합작 파트너라면 그들은 회사 이름에 아주 당연하 다는 듯 '마음'을 먼저 넣어 '마음 & 몸 법률 회사'라는 간판을 내걸 것 이다. 사람들은 흔히 같은 동업자라 해도 몸은 사실 아무것도 모르며, 따라서 마음이 몸보다 격이 더 높은 파트너로 대우받아야 한다고 생각 하기 때문이다. 여기서 잠시 다음 질문에 답해 보자.

- 몸과 마음 중 어느 쪽이 더 똑똑한가?
- 어느 쪽이 더 창의적인가?
- 어느 쪽이 더 지혜로운가?
- 당신은 현재 어느 쪽을 더 자랑스럽게 생각하는가?

몸보다 마음을 더 높이 평가한다고 답했다면(50세가 넘으면 모두 그렇게 생각할 가능성이 크다) 잘못된 옛 믿음을 갖고 있다는 증거다. 사실은 이렇다. 몸의 지능은 수백만 년 동안 축적돼 왔으며 이성적인 마음보다 훨씬 깊다. 몸은 보디마인드 합작 회사에서 동등한 파트너가 될 자격이 충분하다. 이를 깨달으면 누구나 자신의 지혜로운 치유자가 될 수 있다.

숙주의 통제 기능

일반인뿐만 아니라 과학자들도 뇌를 지능이 들어 있는 유일한 곳으로 치켜세우는 경향이 있다. 그러나 그건 잘못된 생각이다. 몸의 지혜는 어디에나 존재한다. 이 책에서 지금까지 몸의 정보 슈퍼하이웨이가 어떻게 작동하는지 살펴보았기에 신호를 주고받는 것이 우리 몸을 구성하는 50조 개 전체의 세포가 관여하는 끊임없는 과정이라는 사실을 잘 알 것이다. 하지만 아무리 그렇다고 해도 뇌를 향한 존경심이 쉽게 사라지지는 않는다. 사실 간을 구성하는 세포가 베토벤의 교향곡 제5번 '운명'을 작곡할 수 있겠는가. 또 신장 세포가 아인슈타인의 특수 상대성 이론에 나오는 질량-에너지 등가 원리인 '$E=mc^2$'를 이해할 수 있겠는가. 물론 틀린 말은 아니다. 그러나 사실 우리 몸은 그 두 사례를 충분히 압도할 만한 지능의 기량을 보유하고 있다.

우리가 다루는 주제가 치유이므로 병원체 침입으로부터 우리 몸을 보호하는 면역 체계를 중심으로 이 문제를 살펴보자. 의학에서는 흔히 '숙주의 통제' 기능에 관해 이야기한다(병원체에게는 우리 몸이 숙주다). 이 기능에서 중요한 점은 병원체가 우리 몸에 침투하면 전부 다 감염되는 것은 아니라는 사실이다. 우리 중 일부만 감염되고 그중에서도 또 일부만 증상을 보인다. 병원체가 똑같이 침투했는데 일부만 병에 걸리고 나머지는 멀쩡한 이유는 무엇일까? 그것은 우리 몸이 여러 단계로 구성된 방어 체제를 가동함으로써 내부에서 일어나는 모든 일을 제어하기 때문이다. 이 같은 '숙주의 통제' 기능은 수천만 년 전부터 시작된 다양한 신체적 방어 시스템으로, 일종의 자연 현상이라 할 수 있다.

상처가 공기에 노출되면 병원체가 침투할 위험이 크다. 하지만 다시 생각해 보면 우리의 폐도 계속 공기에 노출된 상태인데 쉽게 감염되지 않는다. 왜 그럴까? 호흡 계통의 내벽은 점액으로 덮여 있다. 그 점액이 파리를 잡는 끈끈이 역할을 함으로써 침투하는 먼지와 병원체를 차단한다. 아울러 우리가 들이쉬는 숨은 길고 구불구불한 경로를 통과한 다음 산소가 이산화탄소와 교환되는 폐의 섬세한 막에 도달한다. 그런 경로가 침입자 잔당들을 차단하거나 포착해 제거한다.

두개골과 척추는 우리 몸의 막강한 방어벽이다. 뼈를 통과할 수 있는 병원체는 거의 없다. 우리 피부는 그보다 훨씬 약한 장벽이다. 그럼에도 피부는 흔히 우리가 생각하는 것보다 방어력이 훨씬 더 강하다. 피부 표면의 건조함과 땀에서 분비되는 소금이 병원체의 번식을 억제하

팬데믹 시대의 평생 건강법

는 환경을 만든다. 피부에는 눈이나 여성의 질처럼 자연적으로 열린 부분이 있지만 거기에는 또 다른 방어책이 있다. 눈에서는 눈물이 이물질을 내보내고, 질에서는 질 분비물이 강한 산성을 띠면서 병원체를 제거한다. 눈물, 침, 코 분비물에는 라이소자임이 들어 있다. 박테리아의 세포벽을 파괴하는 용균 효소다.

그러나 이런 일차 방어선만으로는 충분하지 않다. 방어 기제를 발달시킨 바로 그 진화 과정이 병원체의 침투 능력도 그만큼 발전시켰기 때문이다. 박테리아나 바이러스 형태인 병원체가 일차 방어선을 뚫고 침투하면 우리 몸은 그들과 백병전을 치러야 한다. 백혈구가 병원체에 접근해 그 주변을 둘러싼 다음 잡아먹는 동영상을 본 적이 있을 것이다. 이런 일을 담당하는 면역 세포를 '대식 세포'라고 한다. 그 과정은 겉보기에는 남미에 서식하는 대형 뱀인 보아뱀이 사냥감을 통째로 삼키는 것처럼 원시적으로 보인다. 그러나 그 이면에서는 놀라울 정도로 복잡한 화학적 신호 전달이 이루어진다. 면역 반응이 상상을 초월할 정도로 지능적이라는 것이 결코 과장이 아니라는 점을 확인하기 위해 그중에서 한 가지 측면만 좀 더 자세히 살펴보자.

가장 간단한 사례로 감기에 걸리는 과정을 보자. 우리 대다수는 감기에 걸리는 것이 몸에서 일어나는 물리적인 과정이라고 생각한다. 한 사람이 감기 바이러스에 노출되고, 그 바이러스가 주로 호흡 계통을 통해 혈류에 침투한 뒤 복제를 시작하면 몸의 면역 체계가 바이러스 확산을 막기 위해 전투를 개시한다. 건강한 아이나 성인의 경우 면역 체계가 쉽게 바이러스를 제거하고 승리를 거둔다. 그 후 며칠 동안 혈류에는 죽은 바이러스와 바이러스를 삼킨 백혈구의 찌꺼기 등 바이러스 독소가 돌아다닌다. 그러다가 한 주가 지나면 몸이 바이러스를 완전히 제거하고 새로운 항체가 생겨나 건강을 되찾는다. 그 항체는 같은 바이러스가 다시 침투할 때 몸을 보호해 준다.

이 모든 과정이 전부 물리적으로 일어나는 일처럼 보인다. 하지만 초등학교 3학년생인 아이가 어느 추운 날 하굣길에 들이마신 감기 바이러스 하나가 면역 체계의 보병인 대식 세포와 정면으로 만나는 지점으로 가 보자. 전투가 곧 벌어질 상황이다. 그러나 먼저 두 묶음의 지혜가 충돌하는 탐색전이 이루어진 다음에야 전투가 진행될 수 있다. 그 지혜의 한 묶음은 감기 바이러스의 DNA에 들어 있고, 다른 묶음은 아이의 DNA에 형성돼 있다. 그 두 묶음이 만나면 각 묶음은 다른 묶음과 정보를 교환한다. 그때 지구상에서 변이 속도가 가장 빠른 감기 바이러스가 이제까지 알려진 적이 없는 새로운 정보를 내놓으면 아이 몸의 대식 세포는 처음에는 완전히 당황해 어떻게 해야 할지 모른다.

그에 따라 한동안 감기 바이러스의 수준 높은 단편적 지식이 우세를 점하면서 바이러스가 하고 싶은 일, 즉 혈류에서 바이러스를 급속히 복제하는 일을 마음껏 할 수 있다. 그러나 궁극적으로는 몸의 치유 시스템이 감기 바이러스보다 수백만 배는 더 지혜롭다. 우리 몸의 적응 속도가 바이러스의 변이 속도보다 더 빠르기 때문이다. 면역 체계의 지휘부(혈류와는 다른 별도의 경로를 가진 림프 계통)가 긴급 메시지를 전달받는다. 대식 세포가 기존의 무기로는 차단이 불가능한 바이러스의 새로운 화학 물질(주로 단백질)이 무엇인지 파악해 면역 체계에 알린다는 뜻이다.

그러면 B세포 림프구로 알려진 백혈구가 '과돌연변이' 과정을 거치면서 곧바로 그 교활한 단백질을 차단할 수 있는 항체를 생산한다. 그와 함께 살해 T세포와 도움 T세포도 그 과정에 참여한다. 이런 미세한 과정은 수십 년에 걸친 의학적 연구로 밝혀졌다. 아무튼 여기서 강조하고자 하는 요점은 우리 몸이 뛰어난 지능을 갖고 있으며 지식을 어떻게 사용해야 하는지 잘 안다는 것이다.

이처럼 몸은 단지 우리 눈에 보이지 않을 뿐 실질적인 지혜를 갖고 있다. 우리는 몸의 지혜를 철학자나 현자, 과학자의 지혜와 다르게 생각할 이유가 없다. 문제 해결을 위해 지능이 사용된다면 의식이 작용한다는 뜻이기 때문이다. 면역 세포는 침입하는 병원체를 파악하고, 그 병원체를 제거하기 위해 행동하며, 새로운 방어 전술을 개발하고, 메시지를 받아 정확히 해석한다. 탄지 박사와 동료들은 알츠하이머병 환자의 뇌에서 병리적 노인성 플라크가 단순히 치명적인 화학 물질이 아니라 바이러스 감염 같은 것으로부터 뇌를 보호하기 위해 만들어진다는 사실을 확인했다(부록 1에서 이에 관해 좀 더 자세히 알아보기로 한다). 이 모든 현상이 의식적이라고 말하는 것 외에는 달리 설명할 방법이 없다.

지금까지 의학 연구는 현미경을 사용하는 미시적인 차원에서 우리 몸을 조사함으로써 큰 성과를 이루어 냈다. 일상생활에서 우리가 알 수 있는 것은 대부분 거시적인 차원에서 일어나는 반응이다. 예를 들어 체육관에서 운동하는 동안 땀을 흘리고, 숨이 가빠지고, 심박이 빨라지는 것을 가리킨다. 그러나 운동할 때 나타나는 일부 적응 반응은 미시적인 차원에서 일어난다. 근육 세포에 산소를 더 많이 공급하고 노폐물을 배출하는 과정이 그 예다. 의학은 그 각각의 적응 반응을 자세히 이해하기 위해 연구에 수많은 시간을 투자한다. 그에 비해 전인적 시스템 접근법은 그보다 훨씬 더 거대한 미스터리를 다룬다. 우리 몸이 스스로 무엇을 해야 하는지 어떻게 아느냐를 파헤치는 과정이기 때문이다.

몸은 균형을 잡고, 강건한 상태를 유지하며, 병원체 침투를 막고, 효율적으로 반응하며, 수조 개 세포에서 일어나는 모든 일을 파악하기 위해 수많은 전선에서 동시에 지능을 사용한다. '숙주의 통제' 기능에는 이와 관련된 모든 것이 포함된다. 더구나 그 각각의 요소는 모든 다른 요소와 함께 동시에, 또 하루 24시간 끊임없이 다루어진다. 아무리 합리적이고 이성적이라 해도 마음은 몸의 지혜를 따라갈 수 없다. 몸의 지혜 사용을 방해하지 않기 위해 필요한 것이 무엇인지 생각해 보자.

몸의 지혜에 도움을 주는 선택에는 다음과 같은 것들이 있다.

- 스트레스 줄이기
- 낮은 수준의 만성 염증 방지하기
- 매일 운동하기
- 몸에 해로운 공기, 음식, 물 피하기
- 가공을 최소화한 유기농 자연식품 섭취하기
- 매일 밤 숙면 취하기
- 좋은 기분 유지하기
- 매일 하루 중 혼자 조용히 지내는 시간 갖기
- 불필요하게 주의를 분산시키지 말고 자신에게 집중하기
- 교감 신경 항진에서 벗어나기(제1부 챕터 5 참조)
- 일상적인 도전에 차분한 각성 상태로 대응하기

이 목록에서 특이한 것은 전혀 없다. 하지만 우리는 여기서 두 가지

중요한 점을 강조하고자 한다.

첫째, 우리 몸의 적응 기제는 이런 행동 각각에 맞도록 사전 설정이 돼 있다. 우리가 잘 협조하면 보디마인드 상태가 모든 측면에서 좋아진다. 역으로 그런 행동을 하지 않으면 보디마인드 상태가 모든 측면에서 나빠진다. 예를 들어 숙면은 감기에 대한 면역력이나 근육 반응의 순발력, 섭식과 포만감의 리듬, 체중 유지 등과 아무런 상관이 없어 보이지만, 전인적인 기반에서 이 모든 것에 영향을 미친다.

둘째, 이 중 한 가지를 선택하고 한동안 실행한 다음 다른 행동으로 옮겨 가는 방식은 통하지 않는다. 몸은 언제나 모든 측면에서 동시에 작동한다. 따라서 슈퍼마켓에서 유기농 시금치를 살지 말지, 체육관에 가서 운동을 할지 말지에 신경을 쓰는 동안 나머지 다른 모든 행동도 세포 차원에서 다루어져야 한다.

이렇게 말하면 흔히 사람들은 '나는 모든 것을 동시에 할 수 없다'라는 반응을 보인다. 옳은 지적이다. 바로 그것이 전체론적인 건강 접근법의 큰 실패 요인이었다. 아무도 보디마인드 전체를 동시에 아우를 수는 없다. 한 가지에 신경 쓰면 다른 것은 하지 못한다. 이런 장애물을 극복하는 것이 마음의 지혜가 할 일이다. 그러기 위해서는 몸의 지혜를 증강할 수 있는 진정한 전체론적인 방법이 필요하다.

브릿의 이야기 : 지혜의 시작

브릿은 미모가 뛰어난 스웨덴 출신의 여성이다. 특히 흘러내리는 금발이 인상적이다. 48세지만 그보다 훨씬 젊어 보인다. 몇 년 전까지만 해도 사람들은 그녀를 대단한 행운아라고 생각했다. 매력적인 외모 외에도 만족스러운 가정생활로 주변의 부러움을 샀다. 그녀는 폴과 결혼했다. 폴은 20대에 미국으로 이민한 성공한 개인 투자자였다(그는 미국에서 살면서 브릿과 사랑에 빠져 첫 아내와 이혼하고 그녀를 아내로 맞았다). 그들에게는 성인이 된 자녀가 3명 있다. 그 자녀들은 각자 독립한 뒤 열심히 일해 성공적으로 사회에 진출했다. 폴은 헌신적인 아버지였다. 10대 후반인 나머지 두 자녀도 착실한 학생으로 행복하게 잘 지냈다.

그러다가 5년 전 추수 감사절에 가족이 함께 모였을 때 일이 터졌다. 폴이 갑자기 집을 나가겠다고 말했다. 가족 누구에게도 사전 예고가 없던 전격적인 폭탄선언이었다. 그는 잘라 말했다.

"난 네 어머니를 더는 사랑하지 않아. 우리가 갈라서는 것이 가족 전체에 좋다고 판단했어."

브릿은 하늘이 무너지는 듯한 충격을 받았다. 폴의 선언도 그랬지만 그가 그 이야기를 가족 모임에서 했다는 사실을 믿을 수 없었다.

"그는 나와 단둘이 있는 자리가 아니라 아이들 앞에서 그렇게 말했다. 게다가 그의 태도는 너무나 침착하고 확고했다."

눈물과 언쟁이 이어졌다. 아이들의 생각도 갈렸다. 두 딸은 아빠를 행복하게 해 주지 못했다며 브릿을 탓했다. 아들은 브릿을 감싸려고 애썼다. 폴은 요지부동이었다. 그는 이미 가까운 곳에 아파트를 세냈다며 자신은 같이 살지만 않을 뿐 예전처럼 한 가족으로서 모든 것을 같이 하자고 제안했다. 브릿은 기가 막혀 말조차 할 수 없었다.

그 후 한두 달 브릿은 그런대로 잘 지냈다. 홍보 회사에 다니며 승진도 했다. "모든 것을 그만두고 무너질 수는 없었다"고 그녀는 말했다. 폴은 자기 생각대로 일을 진행했다. 그는 다른 아파트에 살면서 함께 저녁을 먹고 싶거나 아이들이 보고 싶을 때는 언제든 브릿의 집에 들렀다. 브릿이 그에게 집을 나간 이유를 묻자 폴은 그녀를 불신하게 됐다고 털어놓았다. 몇 년 전 브릿이 출장을 갔을 때였다고 그는 돌이켰다. 늦은 밤에 폴이 호텔방으로 전화했지만 그녀가 받지 않았다는 것이다. 폴은 그때 그곳에 다른 남자가 있었다고 확신했다.

브릿은 무너지지 않겠다고 결심했지만 갈수록 불안이 심해졌다. 불안감의 가장 큰 원인은 자신이 혼자라는 사실이었다. 불면증에 시달리고 밤에 두려움을 느끼기 시작했다. 그녀는 어디에 도움을 청해야 할지 몰라 어쩔 수 없이 심리 치료사를 찾아갔다. 심리 치료사는 브릿에게 신경 안정제를 처방하면서, 혼자 있는 것이 왜 불안한지 그 이유를 아느냐고 물었다. 그녀는 모른다고 답하고는 다음에 다시 찾아오기로 했다. 브릿은 신경 안정제가 답이 아니라는 사실을 알고 있었다.

브릿은 완벽한 현모양처에다 직장에도 충실하느라 20년 동안 자신을 희생했다. 슈퍼우먼이 되기 위해 짊어진 짐은 별문제가 되지 않았다. 그녀는 오히려 자신의 성공을 자랑스러워했다. 그러나 심리 치료사는 브릿이 깜짝 놀랄 만한 사실을 지적했다.

"당신은 자신의 너무 많은 부분을 내주고 말았어요."

"무슨 뜻인가요?"

그녀가 물었다.

"다른 모든 사람의 일을 자신보다 중시하면서 자신을 무시했어요."

브릿은 '그게 여자들의 일 아닌가요?'라고 말하려다 잠시 자신을 돌아본 뒤 이렇게 말했다.

"내가 한 모든 일이 사랑스러운 가족을 만들어 냈어요. 크리스마스나 내 생일이 되면 모두 나에게 내가 가정의 중심이고 자신들의 길잡이 별이라고 말했죠."

그 말과 함께 그녀는 흐느끼기 시작했다. 사실 맞는 말이었다. 브릿이 가족의 중심을 차지하고 있었는데 폴이 그녀를 더는 사랑하지 않는다고 말함으로써 그녀의 안정감이 무너졌다. 남편의 폭탄선언이 그동안 그녀의 노력을 헛수고로 느껴지도록 했다.

심리 치료사가 말을 이어 갔다.

"당신은 다른 사람에게 적응했어요. 모든 사람의 결혼 생활에서 당연히 그런 일이 일어나죠. 하지만 당신의 경우는 완전히 일방통행식이었어요. 남편이 모든 일을 결정하고 모든 권한을 가졌어요. 당신은 그에 따르며 필요한 모든 일을 무던히 해냈지요. 상황을 완전히 장악했다고 느낀 그는 당신이 굴복하리라는 사실을 알고 집을 나간 거죠."

상담 내내 브릿이 그동안 포기한 것이 무엇이었는지에 관한 이야기가 이어졌다. 자존감과 위엄, 의사 결정권이 거론됐다. 그녀의 이야기는 충격적인 파경 후 다시 가정을 정상화하려는 한 여성의 사례가 될 수 있었을지 모른다. 실제로 상담 대부분이 그랬다. 그러나 어느 날 브릿은 심리 치료사에게 아주 중요한 질문을 했다.

"지금까지 포기한 자아를 어떻게 되찾을 수 있나요?"

뜻밖의 질문에 깜짝 놀란 심리 치료사는 "진짜 그렇게 하고 싶어요?"라고 물었다. 그는 그동안 이혼하는 부부들을 상담하면서 주로 다시 합치려는 노력을 도왔다. 대다수는 배신과 쓰라린 상처의 극복과 정서적인 회복을 원했다. 그런 회복은 수년이 걸리는, 길고 고통스러운 과정일 뿐 아니라 정서적으로 옛날 그대로의 부부 모습으로 되돌아가는 사람이 그리 많지 않다. 브릿은 심리 치료사에게 이렇게 말했다.

"선생님은 내가 나를 포기했다고 말했잖아요. 그러니 이제 내 것을 되찾고 싶어요."

브릿은 자신의 힘과 자존감, 고유한 견해와 믿음을 포기하지 않아도 되는 내면의 삶을 되찾고 싶어 했다. 자아 차원에서 이루어지는 치유를 원한 것이다. 하지만 어떤 자아를 말하는 것일까? 우리가 생각해 볼 수 있는 자아는 여러 가지가 있다. 삶의 진행 방향은 그 자아 중 어느 것을 강화하느냐에 따라 달라진다. 따라서 자신이 원하는 '나'를 찾는 것은 생각보다 훨씬 더 힘들다. 선택이 가능한 자아에는 크게 네 가지가 있다.

첫째는 외적인 자아다. 돈, 출세, 격이 맞는 동네, 멋진 주택 등 사회적으로 인정받는 것에 초점을 맞출 때 적용되는 사회적인 페르소나를 가리킨다. 그럴 경우 '나'는 그런 요소와 관련된 꼬리표를 달게 된다. 예를 들어 '대도시의 부유한 동네에 병원을 가진 의사로서 사교계 명사인 아내를 두고 주식 투자도 많이 하는 사람'과 '미혼모에 막노동을 하는 기초 생활 수급자'처럼 완전히 서로 판이한 자아가 나올 수 있다.

둘째는 내적인 자아다. 닫힌 문 뒤의 자신을 가리킨다. 내적인 자아는 감정과 인간관계를 기반으로 하며, 가장 중시되는 가치에 행복한 결혼, 만족스러운 성생활, 사랑스럽고 자랑스러운 자녀 등이 포함된다. 내적 자아의 부정적인 면은 일상생활에서 부닥치는 개인적인 시련과 괴로움이다. 이 경우 '나'는 일상적인 존재의 희망과 두려움에 연결된다. 그 존재는 어떤 사람에게는 피할 수 없어 보이는 불안정과 불안, 우울, 절망을 의미할 수 있다.

셋째는 무의식적인 자아다. 우리가 깨어 있는 동안에는 알 수 없는 자아다. 대다수가 드러내고 싶어 하지 않는 본능과 욕구가 그 자아를 지배한다. 가장 위협적인 측면의 무의식적인 자아는 '그림자'로 불린다. 분노, 폭력, 질투, 복수, 실존적 공포 등 가장 나쁜 인간적 특성이 거기에 자리 잡고 있다. 또는 그와 달리 무의식적 자아의 어두운 면을 가리거나 밝은 쪽으로 전환하려고 노력할 수도 있다. 예술가, 음악가, 시인은 후자를 지향한다. 그들은 무의식적인 자아를 두려운 영역이 아니라 표출되기를 기다리는 창의성의 원천으로 활용한다.

넷째는 고차원적인 자아다. 일상생활의 갈등과 혼란을 초월하고자 하는 자아다. 경험으로 보면 외적인 자아와 내적인 자아, 무의식적인 자아는 끊임없이 갈등을 겪는다. 정신 분석의 창시자인 지크문트 프로이트의 개념을 인용하자면 인류 문명이 불만으로 가득한 이유가 바로 그것이다(프로이트는 본능적 욕구가 억제되어야 문명이 발전할 수 있기 때문에 문명 속에는 분출되지 못한 욕구로 인한 불만이 팽배하다고 주장했음 - 옮긴이 주). 무의식의 분출은 전쟁과 범죄, 폭력을 가져온다. 개인적인 괴로움이 공적인 성공을 뒤덮어 버린다. 예술은 창의성의 무한한 가능성을 가르치지만, 그런 장점을 활용할 수 있는 사람은 극소수다. 세계의 지혜 전통에 따르면 너무 많은 갈등 사이의 투쟁은 투쟁 차원에서는 결코 이길 수 없다. 더 높은 의식 상태를 추구하려면 자아는 공적이건 사적이건 '나'의 모든 요구를 포기해야 한다.

브릿이 투쟁에 휘말린 자신을 발견한 것은 결코 특이한 일이 아니다.

일반적으로 남편이 그녀에게 안겨 준 것으로 보이는 위기는 혼란과 투쟁을 심화시키지만, 일상생활이 그런 갈등 상황을 뒤덮어 버린다. 아울러 브릿의 자아 선택도 특이하지 않다. 외부 세계에 완벽하게 보이던 외적 자아를 선택한 대가로 그녀는 내적인 자아와 무의식적인 자아, 고차원적인 자아에 대한 자신의 권한을 포기했다. 특이한 것은 남편이 집을 나간 뒤 그녀가 아주 빨리 그런 사실을 깨달았다는 점이다.

심리 치료사는 그녀를 진정으로 격려했다.

"당신이 내주고 포기한 것은 무엇이든 되찾을 수 있어요. 지금까지 걸어오면서 떨어뜨린 조각들을 다시 주워 담기 위해 되돌아가는 '귀환의 여정'이라고 생각하세요."

세계의 지혜 전통, 즉 고차원적 의식의 전승이 가리키는 것도 바로 그런 여정이다. 지혜는 보디마인드가 단순히 세포나 조직, 기관이 아닐 뿐더러 사고나 느낌, 감각만인 것도 아니며, 몸과 마음, 정신의 통합체라는 사실을 깨우치는 것에서 시작된다. 우리가 누군가를 사랑하게 되면 그에 부합하는 사랑의 생리적 작용이 몸 안에서 이루어진다. 그와 마찬가지로 불안이나 우울, 행복의 생리적 작용도 있다. 전인적 시스템 접근법은 이런 사실을 바탕으로 한다. 그러나 전체적인 진실을 파악하기는 어렵다. 매 순간의 필요성에 따라 생리적인 작용이 달라지기 때문이다. 우리 몸의 세포는 주어진 상황에서 어떻게 행동해야 하는지 잘 안다. 자연에서 발견할 수 있는 가장 놀라운 차원의 지능이다.

우리가 생각하는 '나'는 태양 광선을 초점으로 모으는 돋보기와 같다. 그런 '나'는 모든 경험을 독자적으로 해석함으로써 개인적인 것으로 만든다. '나'는 희망과 두려움, 소망과 꿈의 묶음이다. '나'는 다른 누구도 갖고 있지 않은 기억을 품고 있다. 그 기억의 각 칸에는 습관과 믿음, 과거의 트라우마와 특정 경험 등이 저장돼 있다. 이런 복잡성이 우리를 혼란스럽게 만든다. 따라서 '나 자신을 알라'는 가르침은 모든 살아 있는 존재의 숙제다. '나'라는 존재가 어디서 왔는지 모른다면 우리는 진정한 자신을 발견할 수 없다.

브릿은 그 같은 '귀환의 여정'을 진지하게 받아들였다. 그녀는 외적인 삶의 모든 유리한 점을 갖고 있으면서도 '나 혼자'라는 가장 기본적인 상황을 견딜 수 없었다. 그녀로서는 다른 사람들을 보살피고 열심히 일하면서 바쁘게 지내는 삶이 그냥 사라지는 상황이 너무 끔찍했다. 무의식적 영역의 치유가 절실했던 것이다. 그 영역에는 악마만이 아니라 상처받은 어린 시절도 숨어 있다.

브릿은 5년 동안 '귀환의 여정'으로 다음과 같은 단계를 거쳤다.

첫 번째 단계는 불안증 극복이었다. 그녀는 처음에는 신경 안정제에 의존했지만 정신 요법 치료를 통해 약을 끊을 수 있었다. 더 중요한 점은 명상과 요가를 시작했다는 사실이다.

두 번째는 홀로서기 학습 단계였다. 폴은 브릿에게 예전처럼 언제든지 집에 들르겠다고 했지만, 그녀는 그 제안을 거절했다(곧 그에게 여자 친구가 있다는 사실이 밝혀졌다). 브릿은 자신의 조건과 속도대로 이혼 절차를 거쳤다. 홀로서기를 할 준비가 됐다고 느끼기까지 꼬박 2년이 걸렸다.

새로운 인간관계를 형성하는 것이 세 번째 단계였다. 브릿은 데이트도 시작했다. 25년 동안 데이트를 해 본 적이 없던 그녀로서는 아주 기이한 경험이었다. 하지만 브릿은 다시 행복해지고 싶었다. 그때부터 그녀는 10대 시절의 로망이던 무용을 다시 배우고, 폴과 함께 알던 사람들 외에 다른 친구들도 사귀기 시작했다.

네 번째 단계는 영성 추구였다. 브릿은 점차 명상에 몰입하면서 스트레스와 긴장의 완화나 건강 문제를 뛰어넘는 영적인 영역으로 진지하게 접근했다. 그녀는 자기 자신을 내주면 무의식적인 상태가 된다는 교훈을 마음 깊이 새겼다. 그동안 혼자 지내는 상황을 두고 느낀 불안의 이면에는 무감각한 상태가 자리 잡고 있었다. 가정과 직장에서 다 잘하기 위해 쉴 새 없이 일해야 하는 삶이 브릿의 모든 에너지를 흡수해 버렸다. 그녀의 내면 깊숙한 곳에서는 아무것도 움직이지 않았다. 브릿은 명상을 통해 자신의 그런 상태가 오랫동안 지속됐다는 사실을 서서히 깨닫기 시작했다.

사실 우리 모두는 브릿을 닮았다. 그녀에 관한 이야기의 세부 사항이 우리 모두의 이야기와 비슷하다는 것이 아니라, 치유를 위해 반드시 거쳐야 할 '귀환의 여정'이 우리 모두에게 거의 똑같다는 의미다. 진정한 치유를 원한다면 잠든 '나'를 깨워 다시 한번 활기찬 존재가 되려고 노력해야 한다. 그 영역에서는 의식의 빛이 진정한 치유자다. 의식 있는 삶을 살아가면 다음과 같은 경험을 할 수 있다.

의식 있는 삶의 풍성한 열매

- 누군가에게 도움의 손길을 내민다.
- 아름다운 것을 인식한다.
- 친절하게 행동하고 친절하게 말한다.
- 누군가에게 필요한 일을 해 준다.
- 감사하는 마음으로 미소 짓는다.

- 모욕이나 무시를 용서한다.

- 다른 사람에게 웃음을 선사한다.

- 신선한 아이디어가 떠오른다.

- 문제 해결책을 찾는다.

- 다른 사람과 긴밀한 유대감을 갖는다.

- 명상을 한다.

- 짬을 내 혼자 있는 시간을 갖고, 그런 시간을 소중히 여긴다.

- 누군가의 기운을 돋운다.

- 놀기를 좋아하고 자주 시간을 내어 논다.

- 산책으로 재충전하며 산뜻한 기분을 갖는다.

- 기운 나게 하는 신체 활동을 즐긴다.

- 요구받기 전에 미리 다른 사람의 영역을 존중하고 배려한다.

- 몸이 가볍게 느껴진다.

- 행복하고 기분이 좋다.

- 순수한 기쁨의 순간을 자주 느낀다.

- 다른 사람을 소중히 생각한다.

이런 경험이 왜 바람직한지 구태여 설명할 필요는 없을 것이다. 그 각각이 행복한 순간을 만들어 낸다는 것이 너무도 명백하기 때문이다. 진짜 문제는 그런 경험을 어떻게 만드느냐에 있다. 이 문제와 관련해 앞에서 설명한 자아 형태의 각각은 서로 다른 관점과 목표를 갖는다.

외적인 자아는 내면을 들여다보지 않는다. 외적인 성공, 다시 말해 부의 축적과 소유, 지위 상승 등으로 행복을 쟁취하는 것이 목표다. 그

팬데믹 시대의 평생 건강법

와 달리 내적인 자아는 내면으로 들어가 좋은 감정과 나쁜 감정을 느낀다. 그러나 고통보다 더 많은 즐거움을 통해 행복을 얻고자 한다. 따라서 내적인 자아의 완벽한 행복은 끊임없는 즐거움의 상태다. 하지만 그 목표는 비현실적이기 때문에 달성할 가능성이 없다. 그럼에도 우리 대다수는 삶에서 나쁜 것보다 좋은 것을 더 많이 갖기 위해 많은 시간과 에너지를 쏟는다.

하지만 내적인 자아는 의식적인 삶의 풍요로움 중 일부를 경험할 수 있다. 예를 들어 사랑스럽고 친절해지려는 노력은 우리의 정서적인 삶에 뿌리를 두기 때문에 우리 대다수는 그 경험을 즐긴다. 그러나 한계가 있다. 내적인 자아는 이기적이고 불안정하다. 자신의 행복과 다른 사람의 행복 중 선택해야 하면 당연히 자신의 행복을 택한다. 폴이 브릿의 곁을 떠나갔듯이 사랑하는 사람이 변심하면 내적인 자아는 상실감과 고통을 경험한다. 그러면 즐거운 존재가 될 수 있다는 전망이 최소한 얼마 동안은 사라진다.

무의식적인 자아는 마음의 가장 미스터리한 부분이다. 대다수가 두려워하는 감춰진 영역이다. 무의식적인 자아의 목표가 무엇인지, 그 자아가 행복하려면 무엇이 필요한지 아무도 모른다. 현대 심리학은 바로 이 문제를 둘러싸고 견해가 크게 엇갈렸다. 프로이트는 무의식을 길들지 않은 원시적인 힘의 영역이라고 믿었다. 그는 그 힘을 '이드(id)'라고 불렀다. 이드는 죄의식이나 수치로 억제되지 않는다. 사회적 규범도 이드를 건드릴 수 없다. 마트에서 두 살짜리 아이가 짜증을 내고 성질을 부리는 것이 순수한 이드가 표출되는 사례라고 볼 수 있다. 그 아이는 성질을 부리지 말아야 한다고 느끼지 못하며, 그로 인해 누군가 힘들고 당혹스러워진다는 것을 상관하지 않는다. 일반적인 이드가 그렇듯이 아이의 짜증과 성질부림도 부도덕하거나 이기적인 의도가 있는 것은 아니다. 이드는 단지 제어가 되지 않을 뿐이다. 그래서 우리는 종종 그 무법성을 두려워한다. 프로이트는 증오와 공격성, 성욕, 죽음의 유혹과 폭력성 등 인간의 모든 어두운 힘이 무의식에서 비롯된다고 믿었다.

그러나 프로이트의 가장 유명한 제자인 스위스 심리학자 카를 융은 그 가설을 둘러싼 의견 대립으로 결국 프로이트와 완전히 갈라섰다. 이 두 학자의 차이점을 따지는 것은 아주 복잡한 일이지만 견해차의 가장 기본적인 문제는 무의식과 어두운 힘의 관계였다. 프로이트는 무의식과 어두운 힘을 동일시했지만, 융은 무의식이 단지 어두운 힘만이 아니라 수십 가지 행동 패턴을 보인다고 주장했다. 그는 그런 행동 패턴을 '원형(archetype)'이라고 불렀다.

인류는 집단적 무의식 속에 이런 패턴을 공유한다. 그 증거로 융은 모든 사회에 영웅과 신화, 신, 빛으로 향하는 여행, 탐구, 남성성과 여성성의 고정된 모델 등이 있다는 점을 지적했다. 그는 무의식이 전쟁과 폭력성으로 분출될 수 있다는 사실을 부인하지는 않았다. 다만 그것을 한 가지 원형의 표출일 뿐이라고 믿었다. 로마 시대 '전쟁의 신' 마르스가 그런 원형의 예다. 하지만 원형의 다른 측면에서 보면 로마 시대 '사랑의 신' 베누스(비너스)도 있다.

융은 1907년부터 1913년까지 프로이트와 긴밀하게 협력하면서 연구를 진행했다. 그러나 그들 사이의 관계는 갈수록 험난해졌다. 결국 융은 프로이트와 갈라선 뒤 독자 노선을 걸었다. 많은 사람은 그 후 나온 그의 저서 《레드 북, 나를 찾아 떠나는 영혼의 여행》(영어 번역본의 제목은 'Red Book'이지만 원래의 라틴어 제목은 'Liber Novus', 즉 '새로운 책'이라는 뜻이었다)

을 걸작으로 평가한다. 그 책은 융 자신이 스위스 육군 장교로 복무하는 동안 꾸던 생생하고도 충격적인 꿈을 기반으로 했다. 많은 사람은 융이 '자각몽'(스스로 꿈이라는 것을 자각하면서 꾸는 꿈)을 기록한 결과물이 그 책이라고 생각했다. 실제로 그는 그 책을 위해 펜으로 글을 쓰고 그림까지 그렸다. 아주 인상적인 수준의 필체와 그림이었다. 융은 그 꿈이 자신의 무의식 속에서 진행된 배경 활동을 보여 주는 창이라 믿고, 거기서 본 것을 16년 동안 기록했다.

융은 1961년 세상을 떠나기 전 한 인터뷰에서 이렇게 회고했다.

"내가 내면의 이미지를 뒤쫓던 그 시절(《레드 북, 나를 찾아 떠나는 영혼의 여행》 집필 시기)이 내 인생에서 가장 중요한 시기였다. 다른 모든 것이 거기서 비롯됐다. 나의 무의식에서 튀어나와 수수께끼의 흐름같이 나를 완전히 잠기게 하고 나를 무너뜨리려고 위협한 것이 무엇인지 자세히 밝히려는 노력이 내 인생의 전부였다. 그러나 그 내용이 방대하고 너무 복잡해서 한 번의 삶으로는 완전히 밝히기가 불가능했다. 그 시절 이후의 모든 것은 그 내용의 형식적인 분류의 과정이고, 그것을 과학적인 기술이나 현실적인 삶과 통합하려는 노력이었을 뿐이다. 하지만 내면의 이미지를 추구하던 그 시절은 모든 것을 담고 있던 신령스러운 시작이었다."

《레드 북, 나를 찾아 떠나는 영혼의 여행》(붉은 가죽 장정의 육필 원고였기 때문에 '레드 북'이라는 이름이 붙었다)은 1915~1930년에 집필됐지만 2000년에 와서야 출판을 위해 편집됐다. 이 책을 영어로 번역하고 편집한 소누 샴다사니를 포함한 여러 해설자는 이 책을 융이 자신의 심연에 자리 잡은 무의식과 가진 내면의 대화를 통해 자신의 영혼을 구원하려는 긴 길고 복잡한 탐구 과정이라고 평가했다. 그러나 일각에서는 융이 프로이트와 결별한 뒤 겪은 정신 착란의 결과물이 이 책이라고 주장했다. 동정적인 지지자들은 융이 자신의 정신병을 대담하게 정면 돌파했다고 믿는다. 꿈을 통해 자신의 정신세계 깊이 들어 있는 것과 정면으로 맞서면서 더 강해지고 더 온전한 자신을 찾았다는 지적이다.

프로이트의 '이드'와 융의 '원형'을 둘러싼 근본적인 견해차는 그 후 수십 년 동안 심리학 분야 전반에 지대한 영향을 미쳤고, 지금도 결론이 나지 않았다. 어쩌면 영원히 그럴지 모른다. 하지만 인간이라면 누구나 일상생활 속에서 욕구와 갈망, 분노와 폭력의 유혹을 경험한다. 그런 경험이 직접 표출되면 아무도 원치 않는 와해가 나타날 수 있다.

그러나 외적인 자아는 무의식적인 자아를 억압함으로써 큰 힘을 얻는다. 우리는 직장에 출근할 때 외적인 자아를 몸에 걸친다. 다른 사람들도 모두 그렇게 한다. 그러면서 용납될 수 없는 성희롱과 노골적인 적대 행위를 최대한 억제한다. 이 장황한 설명의 결론은 무의식적인 자아가 일상적인 생활에서는 잘 나타나지 않는다는 것이다. 하지만 융의 주장대로 만약 우리가 무의식의 세계에서 아름답고 만족스러운 무엇을 찾을 수 있다고 해도 우리 중에는 그 문을 열어젖힐 용기를 가진 사람이 많지 않다.

그렇다면 우리에게 남은 자아는 무엇인가? 고차원적인 자아다. 그 자아만이 우리가 의식적인 삶이라고 부르는 풍요로운 경험에 접근할 수 있다. 고차원적인 자아의 목표는 의식의 빛 속에서 살아가는 것이다. 하지만 그런 삶은 항상 즐거운 것과는 다르다.

의식은 아무런 방해를 받지 않으며 늘 자유롭다. 모든 경험에 열려 있는 그 개방성이 신뢰의 비약을 부른다. 그러나 세계 모든 문화의 현자, 성인, 정신적인 지도자 등을 포함해 그처럼 신뢰의 비약을 받아들인 사람들은 고차원적인 자아가 단 하나뿐인 진정한 자아라고 선언한다. 나머지 자아는 믿을 수 없다는 것이다. 그 자아들은 거짓으로 약속하며, 불안정에 시달리고, 통제력 상실을 두려워하며, 악마에게 은신처를 제공하기에 궁극적으로 영구한 행복의 상태에 도달할 수 없다.

앞에서 살펴본 브릿은 위기를 겪으면서 그런 사실을 깨달았다. 그녀와 같은 사람들은 고차원적인 자아를 찾을 수 있는지 알아보기 위해 과거의 삶에서 벗어나 완전히 새롭고 다른 길을 선택한다. 브릿은 위기 속에서 진정한 자신을 찾을 수 있는 곳이 바로 그런 새로운 길이라고 확신하고 그 길을 따라 치유의 여정을 떠나기로 했다.

하지만 반드시 위기가 있어야만 이런 여정을 시작할 수 있는 것은 아니다. 우리에게 필수적인 자아가 어느 날 갑자기 변덕을 부릴 수도 있다. 우리가 잘 모를 수 있지만 우리는 끊임없이 믿음을 바꾼다. 외적 자아는 우리에게 직장에서 열심히 일하고, 파티에서 열심히 즐기며, 새 집을 사라고 요구한다. 내적인 자아는 마음의 문제, 우울하고 불안한 순간, 가족 관계 쪽으로 우리를 이끈다. 무의식적인 자아는 무엇이건 원하는 대로 한다. 아무리 억제하려고 애써도 소용없다. 성욕, 맹렬한 분노, 악몽(무의식의 어두운 면과 조우하는 가장 순수한 형태일지 모른다) 등의 경험을 한번 생각해 보라.

치유로 가는 여정의 마지막 장애물은 우리가 당연시하는 '나'라는 자아의 불안정성과 예측 불가능성이다. 보디마인드가 스스로 치유할 수 있도록 한 발 뒤로 물러나는 것 같은 아주 단순해 보이는 행동도 실제로 행하기는 몹시 어렵다. 몸의 지혜는 놀랍지만 일상생활의 스트레스와 예측 불가능성이 그 지혜를 손상시킨다. 우리는 자아와 건강한 관계를 갖기보다 끊임없이 자신이 누구인지에 대해 의문을 품는다. 또 우리는 자신의 힘으로 다룰 수 없는 상황이나 잠재적인 갈등으로 가득한 인간관계에 빠져든다. 자신을 스스로 제어하려는 노력은 일시적이어서 부분적으로만 효과가 있을 뿐이다. 자신의 완벽한 통제에 성공하더라도 부정적인 감정을 보이지 않게 억누른 데 대한 대가를 나중에 치러야 하는 문제도 따른다.

간추리자면 우리의 상황은 아주 혼란스럽다. 스스로 지혜로운 치유자가 되기 위해서는 '나'와 거기서 비롯되는 수많은 문제가 만들어 낸 혼란을 정리해야 한다. 하지만 그토록 큰 피해를 주는 원천인 '나'가 다른 한편으로 또 어떻게 그 문제의 해결책이 될 수 있다는 말인가? 자아에게 자아를 치유하라고 요구하는 것은 외과 의사에게 자신의 맹장 수술을 위해 자기 배에 스스로 메스를 갖다 대라고 주문하는 것과 같다. 당연하지만 대다수 사람은 이런 역설을 해결할 수 없다. 그들은 최대한 '나'와 타협하면서 한해 한해를 살아간다. 경험의 기회는 오기도 하고 사라지기도 한다. 이번에는 좋은 일이 생기지만, 다음에는 나쁜 일이 생긴다. 결국 사람들은 분별도 없고 조리에도 맞지 않는 건강과 웰빙 상태에 도달한다. 그들은 주어진 것에서 헤어나지 못한다.

다음 챕터에서 우리는 이처럼 무계획적이고 되는 대로의 결과를 바꿀 수 있을지 살펴볼 것이다. 그보다 더 나은 길이 있어야 하며, 또 당연히 있다.

chapter 10

고통을 끝내는 길

　　치유의 자아가 고통을 끝낼 수 있다면 그야말로 기적이 아닐까? 모든 삶에는 어느 정도의 고통이 따른다. 고통의 신체적인 측면인 통증만이 아니라 고통의 정신적인 측면인 괴로움도 당연히 수반된다. 정신의 내적인 드라마에서 자유로울 수 있는 사람은 아무도 없다. 겉으로 아무리 행복해 보인다고 해도 말이다(제1부 챕터 9에서 우리는 융이 자신의 내적인 드라마를 회피하지 않고 공개적으로 받아들이는 과정을 살펴보았다). 지금까지 우리는 치유의 라이프 스타일을 바탕으로 삼는 전인적 시스템 접근법을 알아보았다. 치유의 라이프 스타일에서는 다른 무엇보다 의식, 다시 말해 '알아차림'이 중요하다. 반복해서 강조하지만 알아차리지 못하는 것을 치유할 수는 없기 때문이다.

　여기서 좀 더 정확히 알아야 할 것이 있다. 고통의 두 측면인 통증과 괴로움은 서로 연결돼 있지만 똑같지는 않다는 사실이다. 통증은 고통의 신체적인 측면이고 괴로움은 정신적인 측면이다. 우리는 갑자기 통증이 찾아왔을 때 그에 어느 정도 심리적으로 적응할 수 있다. 통증에 많이 적응할수록 괴로움의 비중은 줄어든다.

앞으로 나쁜 일이 생기리라고 걱정하는 것만으로도 보디마인드에서 스트레스 수치가 치솟으면서 통증이 올 수 있다. 예를 들어 직장에서 실적 평가를 두고 관리자와 면담할 때면 흉통이나 두통, 요통, 위통 등에 시달릴 수 있다. 그런 증상이 나타나면 어떤 사람은 두려움과 불안, 우울 같은 정신적인 괴로움도 함께 느낀다.

그러나 어떤 사람은 그런 괴로움을 느끼지 않는다. 신체적인 고통인 통증은 모두가 곧바로 감지하지만, 정신적인 고통인 괴로움은 그보다 좀 더 개인적이며 명확하게 규정하기도 어렵다.

자신이 괴로움에 시달린다는 사실을 의식하는 것과 부인하는 것 중 어느 쪽이 나을까? 당연히 답은 의식하는 것이다. 자신이 괴로움을 겪는다는 사실을 아는 것이 해가 되는 것은 절대 바람직하지 않다. 하지만 안타깝게도 일반적인 믿음은 그와 반대다. 사람들은 흔히 '모르는 게 약'이라고 하지 않는가. '알지 못하는 것은 해가 되지 않는다'라는 믿음은 궁극적으로 자신에게 '득'이 아니라 '독'이 될 수 있다. 의식하지 않더라도 과거 경험한 고통(신체적인 통증과 심리적인 괴로움 둘 다를 가리킨다)의 잠재의식적 기억이 두려움을 일으키고, 그 두려움이 앞으로 더 많은 고통을 가져다줄 수 있기 때문이다.

정신적인 괴로움은 누구나 쉽게 이야기할 수 있는 주제가 아니다. 하지만 괴로움과 반비례 관계에 있는 행복 수준에 대해서는 구체적인 데이터가 있다. 여론 조사 기관 갤럽은 정치적인 측면의 조사를 주로 하지만, 세계 곳곳에 사는 사람들이 느끼는 행복 수준에 대한 데이터도 정기적으로 수집한다. 행복 수준 조사는 응답자에게 스스로 느끼는 행복 수준을 평가하라고 요청하는 방법과 '하루 전에 많이 웃거나 미소 지었는가?'라는 간단한 질문을 하는 방법 중 하나로 실시한다.

갤럽의 행복 수준 최고 평가는 '아주 행복하다'이다. 미국의 경우 가장 최근 응답자의 51%가 자신을 '아주 행복하다'라고 평가했다. 조사 대상인 전체 142개국의 행복 수준 순위에서 미국은 14위를 차지했다. 자신의 현 상태를 가장 낮은 수준인 '고통스럽다'라고 평가한 미국인 응답자는 4%, '힘들다'라고 평가한 비율은 45%였다. 그와 대조적으로 세계 행복 수준 순위에서 127위에 머문 인도의 경우 '아주 행복하다'라고 평가한 응답자는 8%에 불과했고, '고통스럽다'가 28%, '힘들다'가 태반을 차지했다.

그러나 일부 전문가에 따르면 감추어졌거나 표현되지 않은 불행의 원인이 있기 때문에 사람들은 자신의 행복 수준을 과대평가할 수 있다. 미국인 5명 중 약 1명은 일생에서 최소 한 차례의 심한 우울증을 겪는다. 또 가정 폭력은 잘 신고하지 않는 사건으로 악명 높으며, 주류 의학에서 다루지 않는 요인 중 하나다. 세계에서 가장 행복한 나라로 평가된 덴마크와 노르웨이에서도 '힘들다'고 응답한 비율이 30%에 이른다 ('아주 행복하다'는 68%). 결론적으로 미국에는 가정 폭력에 시달리는 관계를 중단하거나 마음의 병을 주는 직장을 그만둠으로써 고통스러움에서 시급히 벗어날 필요가 있는 사람이 수백만 명에 이른다고 할 수 있다.

제1부 챕터 9의 마지막 부분에서 우리는 새로운 가능성인 '고차원적 자아'를 소개했다. 의식의 영향력을 극대화할 수 있는 자아를 뜻한다. '고차원'이라는 단어는 정신적인 의미를 담고 있다. 몸과 마음의 분

리는 인위적이며, 의학적인 증거는 이 두 가지를 보디마인드로 통합해야 한다는 주장을 뒷받침한다. 거기까지는 의학계에서도 합의가 이루어진 상태다. 그러나 '고차원적' 의식이라고 하면 몸과 마음의 통합이라는 차원을 뛰어넘어 의학과는 아무런 상관이 없는 신과 정신, 영혼의 영역에 속하는 것으로 보인다. 미국에는 병원마다 목사가 있지만, 그가 수술실의 외과 의사 곁에 서지는 않는다.

치유의 자아가 정신적 고통을 종식할 수 있다면 또 다른 장벽, 즉 '명상은 의술이 아니다'라는 장벽은 제거돼야 마땅하다. 명상 연구는 정신적이고 영적인 수행 과정을 다룬다. 〈닥터 오즈 쇼〉와 〈닥터 필〉 같은 미국 텔레비전의 인기 건강 프로그램 진행자들이 명상 전문가인 닥터 붓다와 팀을 이루는 것이 이상해 보일 수 있지만, 얼마든지 가능한 일이다. 실제로 불교를 창시한 붓다(석가모니)는 신이나 영적 존재 또는 영혼이 아니라, 참선과 명상이라는 의식을 바탕으로 고통을 끝내는 길을 제시했다. 따라서 명상은 의식에 기반한 의술이다. 명상이나 기도, 요가, 마음 챙김 등을 실행할 때 일어나는 일은 먼저 뇌에서, 그다음은 몸의 나머지 부분 전체에서 세포 차원의 활동으로 나타난다.

이런 사실은 단순하면서도 강력한 결론으로 이어진다. 의식적인 문제에 대한 의식적인 해결만이 정신적인 고통을 끝낼 수 있다는 것이다. 엄밀히 말해 단지 신체적인 통증을 느낀다고 모두가 정신적인 고통을 받지는 않는다. 정신적인 고통은 믿음과 습관, 과거에 받은 교육과 훈련, 의식적인 행동과 생각 없는 행동 사이의 갈등 같은 요소를 바탕으로 하는 해석의 결과다. 해석을 달리한다면 느끼는 고통의 수준이 변한다. 고차원적인 자아는 '나는 누구인가?'라는 차원에서 일어나는 중대

팬데믹 시대의 평생 건강법

한 변화를 상징한다. 우리가 이 같은 고차원적 자아를 찾는다면 정신적 고통에서 벗어나는 길을 발견할 수 있다. 자신의 내면에서 다음 사항이 진실이라는 것을 깨닫게 되기 때문이다.

- 정신적 고통, 즉 괴로움을 모르는 의식의 수준이 있다. 통증을 느낄 수 있지만, 그 통증이 괴로움으로 남지는 않는다.
- 신체적인 고통은 감각으로 존재하지만, 치유의 신호일 뿐 폐해가 아니다.

정신적 고통의 근원은 치유의 근원과 같다. 그 근원은 의식의 상태이다. 그렇다고 우리가 통증 연구의 혜택과 통증 완화의 필요성을 부인하는 것은 아니다. 병원에 가면 의사가 환자에게 묻는 첫 질문이 '어디가 아프세요?'이다. 통증 연구와 통증 완화의 목표는 똑같다. 통증에서 벗어나는 것이다. 그러나 이 챕터에서 우리의 목표는 정신적 고통과 괴로움에서 벗어나는 것이다. 의식의 차원에서만 이룰 수 있는 목표다.

통증의 역설

통증 그 자체를 전문적으로 연구하는 의사는 별로 없다. 일반적으로 의사에게 통증은 이해의 대상이 아니라 제거의 대상일 뿐이다. 그러나 신체적인 통증의 역학을 이해하는 것도 간단한 문제가 아니다. 때로는 통증은 신발 안에 들어간 자갈 조각과 같다. 돌이 들어가면 곧바로 발이 아프지만, 그 돌을 빼내면 불편함이 가신다. 아니면 치통과도 같다. 갑자기 견딜 수 없이 아파 치과에 뛰어가면 바로 그 문제가 해결된다. 그러나 어떤 경우에는 통증이 즉시 느껴지지 않거나 쉽게 완화되지도 않는다. 통증은 몸의 특정 부위에 장기적으로 심각한 손상이 생길 것이라고 알려 주는 신호지만, 질병의 마지막에 가서야 나타나는 증상인 경우가 많다. 심장병과 암 등 의학이 아직 완전히 정복하지 못한 수많은 질병 중 다수는 통증의 신호를 보내지 않고 수년 동안 진행될 수 있다. 통증이 나타나면 그 질병을 치료할 가능성이 사라진 뒤인 경우가 많다.

노화를 예로 들어 보자. 노화도 통증을 수반한다. 그러나 노화에 따르는 통증이 정신적인 고통으로 전환되는 경우는 별로 없다. 전환될 때는 개인의 믿음이 중요하게 작용한다. 미국인들은 진통제에 거액을 지출하지만, 정신적인 고통은 직시하려 하지 않는다. 그만큼 거론하기 어려운 주제다. 그런 사회에서는 바람직하지 않은 믿음이 숨은 위력을 발휘한다. 그런 믿음에서 일반적인 추론의 진행 과정은 다음과 같다.

- 통증은 정신적인 고통인 괴로움을 만들어 낸다.
- 통증이 강할수록 괴로움도 커진다.
- 나이가 들면 아픈 데가 많아지고 통증이 심해지게 마련이다.
- 따라서 노화는 괴로움을 증가시킨다.

이런 믿음은 현실과 동떨어지지만 강하게 집착하면 보디마인드는 그 믿음을 현실로 바꿔 놓는다. 따라서 먼저 통증이 정신적인 고통인 괴로움과 같다는 믿음을 바로잡아야 한다. 통증 그 자체는 우리가 해결하고 무시할 수 있는 경우가 많다. 스포츠계에서 흔히 말하는 '고통 없이는 아무것도 얻을 수 없다'라는 정신이 좋은 예다. 마라톤 선수는 우승이라는 더 큰 목표를 달성하기 위해 상당한 고통(통증)을 자발적으로 겪는다. 승리를 향한 욕구가 너무 크고 중요해지면 생명을 위협하는 극한 조건도 견뎌 낼 수 있다. 복싱과 미식축구, 럭비에서 반복되는 뇌 손상을 겪으면서도 경기를 계속할 수 있는 이유다. 어린이의 미래 건강이 걸려 있는 어린이 리그도 예외가 아니다.

통증을 적으로 만들어 진통제로 없애려고 애쓰는 사회에서는 통증과 몸의 불편함에 귀를 기울이는 것이 자주 뒷전으로 밀려나거나 아예 무시된다. 우리 몸이 통증 신호를 보내는 주된 이유가 신경 쓰라는 것인데도 말이다. 그러면 결국 우리 삶의 우선순위가 뒤죽박죽된다. 몸이 보내는 통증 신호가 없는 삶이 너무 좋겠다고? 천만의 말씀이다. 어떤 사람은 통증을 느끼지 못하는 유전적 조건을 타고난다. 그런 무통증병이 있는 사람에게는 일상생활 하나하나가 생명에 위협이 될 수 있다.

제이슨 브렉은 선천성 무통각증(CIP)으로 알려진 유전적 조건을 타고났다. CIP는 매우 희귀한 유전병이다. 의학 논문에 기록된 사례가 20건 정도밖에 되지 않는다. 걸음마를 할 때쯤 브렉은 자신의 혀를 물어 혀가 절반이나 절단됐다. 이때 부모는 아이가 통증을 못 느낀다는 사실을 알았다. 브렉은 성인이 된 뒤 인터뷰에서 이렇게 회상했다.

"내 생일날 발에 골절상을 입은 기억이 난다. 발이 붓고 멍이 들어 강력 접착테이프로 발을 감싼 뒤 부츠를 신고 그냥 일상생활을 했다."

한동안 그런 병의 존재 자체가 의문시됐지만 지금은 CIP가 SCN9A라는 단일 유전자의 변이로 발생한다는 사실이 밝혀졌다. 더 놀라운 점은 그 유전자 하나가 통증 제어를 책임진다는 사실이다. 그 기제는 SCN9A 유전자가 통증 감각을 일으키는 신경 세포에 위치한다는 사실과 관련 있다.

CIP 환자는 온도에도 무감각할 수 있기 때문에 일반 사람들이 경험하지 않는 수많은 위험에 둘러싸여 있다. "심각한 부상을 피하려면 일상생활에서 극도로 조심해야 한다"고 브렉은 말했다.

CIP 환자에게는 통증 신호가 없다는 사실을 고려해 다쳤다는 사실을 알려 주는 다른 전략들이 필요하다. 주로 촉감은 손상되지 않기 때문에 압력이나 갑작스러운 두드림을 감지하는 것이 그런 전략이 될 수 있다. 그러나 이 역시 위험을 제기한다. 브렉은 어렸을 때 벽에 머리 부딪치기를 좋아했다. 머릿속이 흔들리는 느낌을 즐겼기 때문이다. 따라서 CIP가 있는 어린이는 이런 위험한 행동에 대비하기 위해 헬멧을 써야 한다. 브렉은 온도는 느낄 수 있지만 후각이 없다. 따라서 불이 나도 연기 냄새를 맡지 못하기 때문에 그 역시 큰 위험을 부를 수 있다.

브렉의 증상은 어머니와 아버지 둘 다에게서 SCN9A 변이를 물려받은 결과였다. 따라서 보통 사람들이 그런 상태가 될 확률은 아주 낮다. 아울러 그런 유전자 변이는 강력한 진통 수단으로 전환될 수도 있다. 정상적인 SCN9A에서 나오는 신호가 수술이나 심한 부상 후 일시적으로 차단될 수 있다면 완벽한 진통이 가능하고 최상의 경우 아무런 부작용도 없을 수 있다. 또 말기 환자 중 상당수는 가장 강력한 아편제로도 완화할 수 없는 극심한 만성 통증에 시달려 조력 자살(의료진의 도움을 받아 목숨을 끊는 것)을 원할 정도인데, 그들에게는 통증 완화를 위한 유전자 치료가 유일한 희망일지 모른다.

그러나 좀 더 넓게 보면 이런 사례는 통증의 역설을 말해 준다. 통증은 우리에게 도움을 주고 우리를 위험으로부터 보호해 주기 위한 감각으로 진화했지만, 동시에 우리에게 해로울 수 있다. 따라서 통증은 우리 삶에서 다루기가 가장 어려운 요소 중 하나라고 할 수 있다. 한 가지 명백한 사실은 통증만으로는 정신적인 고통인 괴로움을 일으킬 수 없다는 것이다. 이 문제에서는 믿음만이 중요한 것도 아니다. 2013년 앙투안 루츠 박사와 동료들은 통증의 인식(알아차림)이 통증을 피하거나 통증 전에 걱정하는 것보다 더 나은 전술인지 알아보는 연구를 했다.

그 전까지는 마음 챙김에 의한 의식적인 알아차림이 통증과 관련된 뇌 활동에 어떤 영향을 미치는지 거의 알려지지 않았다. 연구팀은 '명상 전문가'들과 '명상 초보자'들을 연구 대상으로 선택했다(명상을 1만 시간 이상 한 경력이 있는 사람들을 전문가로 정의했다). 연구팀은 기능적 자기 공명 영상(fMRI) 뇌 스캔을 사용해 통증을 예상하고, 통증을 경험하고, 통증에 익숙해지는 것과 관련된 그들의 뇌 활동을 정밀하게 살펴보았다.

그 결과 고통스러운 자극을 가했을 때 느끼는 통증의 강도는 명상 전문가들과 초보자들이 비슷했다. 그러나 그에 따르는 불편함과 불쾌함은 전문가들이 덜 느꼈다. 정신적으로 느끼는 괴로움의 수준이 초보자들보다 낮았다는 의미다. 연구팀은 명상 전문가들의 뇌에서 일어난 일과 관련해 "현출성 네트워크(외부 환경으로부터 들어온 자극·통증에 대한 정보를 감지해 신체적 반응을 나타낼 만큼 중요한 것인지를 선별하는 신경망)로 알려진 뇌 부위인 배전측 뇌섬엽과 전측 중앙부 대상 피질에서 활동이 증가한 것이 그런 차이를 만들어 냈다"고 설명했다.

오랜 기간 명상을 해 온 전문가들이 통증을 더 빨리 인식하면서도 그로 인한 정신적인 괴로움은 덜 느끼는 이유는 무엇일까? 그들은 아플 것이라는 예상과 그에 따른 두려움과 불안을 초보자보다 덜 갖기 때문이다. 따라서 의식 수준이 높은 그들은 통증을 더 빨리 인식하지만 더 쉽게 익숙해진다. 이것은 뇌 스캔 영상에 따른 기술적인 설명이다. 그런데 그 설명이 명상 전문가들의 주관적인 느낌과 그대로 맞아떨어졌다. 그들은 차분하고 흔들림 없이 평화롭게 느꼈다고 말했다.

이런 연구 결과를 보는 우리의 관점은 간단명료하다. 의식이 적극 개입하면 정신적인 고통이 줄어들 수 있다는 것이다. 신체적인 통증 수준이 변하지 않을 때도 마찬가지다. 이런 사실에서 우리가 배울 수 있는 교훈은 무엇일까? 치유되는 것은 정신적인 고통에서 해방되는 것이라는 사실이다. 또 이런 이상적인 목표를 쉽게 달성할 수 없다고 해도 우리 각자가 최대한 그에 가까이 다가가려고 노력해야 한다는 것이다. 바로 그 목표를 향해 노력하는 사람의 예를 살펴보자.

대런의 이야기 : 변화와 회복

45세인 대런은 기혼자로 미국 콜로라도주에 산다. 그는 자신의 정체성을 개조하겠다고 마음먹지는 않았다. 그러나 살다 보니 결국 일이 그런 식으로 진행됐고, 그 결과는 인상적이었다. 대런을 오랜만에 보는 대학 동창생들은 그의 달라진 모습에 깜짝 놀란다.

대런은 이렇게 말했다.

"나는 형편이 어려운 가정에서 태어나지도 않았고, 자라난 동네 환경도 괜찮았다. 나 자신을 아주 정상적인 사람이라고 생각했다. 자신만만하고, 경쟁심이 강하며, 변호사나 의사가 꿈이었다. 뭔가 보상이 아주 큰 일을 하고 싶었다.”

목표가 좀 막연했지만 그는 성공할 자신이 있었다. 하지만 대런의 등 뒤에서는 그가 지나치게 저돌적이고 오만하다는 이야기가 나돌았다. 급우들은 늘 대런이 자신의 뜻대로 하도록 뒤로 물러서 주었다. 그를 좋아해서가 아니라 그가 고집이 너무 세고, 만약 누군가 반대하면 반드시 앙갚음을 하기 때문이었다.

대런은 씁쓸한 미소를 지으며 말했다.

“나도 내가 못난 친구라는 사실을 잘 알았지만 그런 내 성향을 바꿀 생각이 없었고, 다른 사람들도 그렇게 예상했다.”

그러다가 집안에 비극적인 일이 생겼다. 남동생이 입대했다가 해외에 파병된 뒤 끝내 돌아오지 못한 것이다.

“소식을 듣고 부모님과 함께 있으려고 급히 집으로 달려갔다. 부모님도 동생의 전사 통보에 망연자실했지만 나도 완전히 멍한 느낌이었다. 울음조차 나오지 않았다. 며칠 뒤 군인 두 사람이 집 앞에 와서 동생의 무공 훈장을 전했다. 아버지는 한마디도 하지 않았지만 그들이 떠나자 상자를 열어 보고는 나에게 ‘네 동생이 죽음으로 남긴 것이 무엇인지 한번 보라’고 말씀하셨다.”

대런이 20세로 아직 변화의 가능성이 있던 시기에 그런 큰 비극이 발생했다는 사실이 중요한 의미를 갖는다. 대다수 젊은이가 정체성 위기를 겪는 시기에 그는 엄청난 충격을 받았다.

“나 자신이 미웠다. 사실 혐오스럽다는 표현이 더 맞을 것 같다. 나는 과음을 일삼고 새벽 3시까지 컴퓨터 게임을 했다. 하지만 무엇을 하든 일시적으로 죄책감을 떨칠 수 있었을 뿐 그 효과는 오래가지 않았다. 형으로서 동생을 보호해야 마땅했지만 나는 동생이 무엇을 하든 어떤 선택을 하든 거의 무관심했다. 나는 매일 밤 쉽게 잠들지 못하고 동생의 입대를 막지 않은 일을 후회했다. 하지만 결국 나는 동생이 입대한 이유조차 알지 못했다는 사실을 깨달았다. 동생이 그때 입대 외에는 다른 길이 없다고 생각했을까? 아니면 애국심에 불탔을까?"

그러면서 자아 성찰이 시작됐다. 대런은 자신의 계획이던 법학 전문 대학원이나 의학 전문 대학원에 가지 않고 한동안 페인트칠 같은 막일을 하며 생계를 꾸렸다. 안정된 이성 관계도 갖지 못했다. 1~2년 그런 관계를 시도하다 결국 데이트를 완전히 포기한 상태에 이르렀다.

"나 자신을 뜯어고치지 않으면 두 가지 대안밖에 없다는 사실을 깨달았다. 감정의 옹어리에 짓눌려 살든지, 아니면 그냥 다 괜찮은 체하며 살 수밖에 없었다. 하지만 그다음에는 답이 없었다."

그 뒤 5년 동안 대런은 자신의 내면으로 들어가 자신이 누구이고 어떤 사람인지 파악하려고 애썼다. 쉽지 않은 일이었다.

"내가 나의 정신을 분석할 능력은 없었다. 하지만 그런 분석은 사실 필요 없었다. 단지 나는 나 자신을 바로 알고 고쳐야 할 것은 고치고 싶었을 뿐이다. 그러기 위해서는 내가 어쩌다 보니 절대로 원치 않던 사람이 돼 버렸다는 사실을 직시해야 했다. 한심한 못난이일 뿐만 아니라 내면의 삶이 없는 사람 말이다."

대런이 그렇게 결심한 것은 사실 이례적이 아니다. 수많은 사람이 수많은 이유에서 다른 사람들과 떨어져 홀로 지내며 내면의 길을 걷는다.

팬데믹 시대의 평생 건강법

그들이 영적인 길이라고 생각하든 치유의 길이라고 생각하든 내면의 길을 걷는 것은 새로운 종류의 의식과 알아차림이 필요하다. 그런 마음 챙김의 준비가 돼 있는 사람은 많지 않다. 옛 기억과 습관, 마음의 상처가 어지럽게 널려 있는 내면의 삶을 어떻게 다시 정비할 것인가? 그곳에 있는 모든 것은 눈에 보이지 않는다. 위기에는 두려움과 우울 같은 원치 않는 감정이 그곳을 제멋대로 휘젓고 돌아다닌다.

그런 어려움 속에서도 대런은 '자아 회복으로 스스로 새롭게 태어나겠다'라는 단 한 가지 목표를 바라보며 그 길을 포기하지 않았다.

"나는 내가 완성된 제품이라는 생각을 단호히 거부했다. 20년 뒤 동창회에 참석했을 때 모두에게서 '너 하나도 변하지 않았군'이라는 말을 듣는 사람이 되지 않겠다고 결심했다. 그런 말을 듣는 것이야말로 가장 끔찍한 일이라고 생각했다."

자아 회복을 추구하는 것은 의식적인 결정이며, 단 한 번으로 되는 일이 결코 아니다. 세포 차원의 회복이 끊임없이 지속되는 사실상 자동적인 과정이듯이 자아 회복도 마찬가지다. 세계적으로 유명한 인도 출신 철학자이자 명상가인 지두 크리슈나무르티는 언젠가 명상과 관련해 다음과 같이 도발적인 발언을 했다.

"흔히 사람들이 하루 중 특정 시간을 할당하고 그 시간에만 명상을 하는데, 진정한 명상은 하루 24시간 계속하는 것이다."

사실 치유도 그와 같다. 세포는 하루 24시간 지속되는 임무를 마다하지 않는다. 물론 개인적인 차원에서 보면 하루 24시간 지속되는 치유는 불가능하다고 생각할 수 있다. 하지만 좀 더 자세히 들여다보면 하루 24시간 치유한다는 것은 온종일 텔레비전을 본다든가 농구공을 드리블하는 것과는 차원이 다르다. 치유는 호흡과 비슷하다. 호흡은 생명 유지 과정으로 자동으로 이루어지지만 의식적으로 조절할 수도 있다(요가의 호흡법이 그 예다). 치유는 원래 자동적인 과정이기 때문에 우리 모두는 이미 그 과정에 완전히 몰입하고 있는 셈이다. 그렇다면 대런이 실제로 하기로 마음먹은 것은 무엇이었을까? 자신을 개조하는 프로젝트가 뜻대로 잘될지 어떻게 알 수 있었을까?

대런은 우리 모두가 반드시 가져야 할 믿음으로 프로젝트를 시작했다. 바꿀 수 없이 고정된 '나' 또는 자아란 없다는 믿음이다. 그 믿음을 갖는 순간부터 우리는 이전과 완전히 다른 사람이 된다. 따라서 바다의 심한 풍랑 속에서 뗏목을 꼭 붙들어 봐야 아무 소용 없듯이 휘몰아치는 폭풍 속에서 '나'를 집요하게 붙드는 것은 무익한 일이다. '나'는 늘 폭풍에 휩싸인다. 우리 모두는 모든 종류의 외적·내적 힘의 파도에 이리 치이고 저리 치인다. 그 모든 혼란 속에서 보디마인드는 계속 변하는 해류에 따라 움직인다. 의식적인 마음은 이런 혼란을 다 추적할 여력이 없다. 그럼에도 우리는 정말 믿을 수 없을 정도로 운이 좋다. 우리의 진화 과정이 완벽한 치유 반응을 발전시켰기 때문이다. 그에 따라 우리는 직접 키를 잡지 않고 자동 항법 장치에 몸을 맡김으로써 우리를 공격하는 각종 변화의 요인으로부터 보호받을 수 있다.

그러나 더 중요한 사실이 있다. 대런을 포함한 수많은 사람이 진화가 새로운 방향으로 이루어질 수도 있음을 깨달았다. 자동적인 진화만이 아니라 의식적인 진화도 가능하기 때문이다. 그에 따라 이제 치유는 이전과 다른 조명 속으로 들어서게 된다. 물론 긍정적인 라이프 스타일 선택이 많은 이점을 가져다주지만 거기에 초점을 맞추기보다 치유 과

팬데믹 시대의 평생 건강법

정에 자신을 몰입시켜 스스로 치유에 참여하는 쪽을 택하는 것이다. 다른 식으로 말하자면 우리 자신이 '고차원적 치유자'로 진화하는 것이 그 목표다. 목표 달성을 위해 어떤 행동과 자세가 필요한지 살펴보자.

- 행복에 높은 가치를 둔다.
- 안정된 중심을 기준으로 살아간다.
- 투쟁과 저항을 멈춘다.
- 다른 사람들을 통제하려 들지 않고 그들의 모범이 됨으로써 조화를 추구한다.
- 주변 사람들과 불화 대신 공감을 선택한다.
- 지금 바로 이 자리에서 일어나는 일에 열린 마음을 갖는다.
- 지금 자신이 가진 것보다 더 높은 가치를 바탕으로 최상의 삶을 추구하는 비전을 갖는다.
- 괴로움과 불편함의 미묘한 조짐에 주목한다.
- 과거에 입은 손상을 복구한다.
- 미래를 낙관적으로 본다.
- 끊임없이 진행되는 과정에 참여하기를 즐긴다.

이 항목들이 의식적인 진화의 특성이다. 매일 성장하고 진화한다는 목표를 설정하면 자신이나 자신의 삶을 부정적으로 보지 않고 자신에게 일어나는 모든 일에 깨어 있는 자세로 참여하게 된다.

보디마인드에서 진행되는 모든 과정은 스스로 이루어지고 새로워지므로 가장 높은 차원의 진화가 이루어진 삶을 산다는 것은 자아가 자신의 모습을 찾도록 내버려 두는 것이다. 그런 상태를 표현하는 말로 '흐름'과 '맡겨 둠' 같은 단어가 떠오르지만, 그것으로는 새로워지려고 끊임없이 노력하는 현실을 제대로 담지 못한다. 고대 중국의 사상가이자 도교의 시조인 노자는 삶에서 생기는 모든 일에 바람 속의 갈대처럼 순응하며 견뎌 내야 한다고 가르쳤다. 우리가 한 치도 양보하지 않겠다며 꼿꼿이 서서 삶의 압력에 저항하면 쉽게 무너지지만, 유연하게 대처하면서 자연의 순리에 따르면 충분히 견뎌 낼 수 있다는 뜻이다.

대런은 이렇게 말했다.

"돌이켜 보면 나는 이런 의문을 품었다. '삶을 믿을 수 있을까?' 동생의 죽음이 내 마음속에서 깊은 불신을 불러일으켰기 때문이다. 삶은 엄청난 충격으로 나를 강타하면서 고통을 안겼다. 물론 대다수 사람도 그런 일을 당하고 살아남으려 애쓰면서 정상적인 삶을 꿈꾼다. 그렇지만 그들은 내면의 의문을 해결하지 못한다. 삶이 어떤 결과를 가져다줄 것이라고 확실히 믿을 수 있는가? 믿기 어렵다. 그렇다면 자신의 주변에 방호벽을 쌓고 최악의 상황에 대비하는 것이 최선이다."

혹자는 이를 두고 개똥철학이라고 말할지 모르겠지만, 이것은 실제로 아주 중대한 문제다.

수수께끼의 '나'

앞에서 강조했듯이 자아는 얼마든지 변할 수 있다. 고정된 자아를 가진 사람은 아무도 없다. 우리는 끊임없이 변한다. 젖니가 나고 있는 아

팬데믹 시대의 평생 건강법

기의 짜증을 달래 줄 때 우리는 아기가 계속 성장한다는 사실을 깨닫는다. 또 청소년인 자녀가 입던 옷이 일주일 전만 해도 잘 맞았는데 금세 작아져서 새 옷을 사 줘야 할 때도 그렇다. 실제로 우리에게는 어제와 똑같은 것이 하나도 없다. 그렇다면 우리는 과연 누구인가? 누군가 이렇게 묻는다면 '나는 계속 진행 중인 과정이다'가 정답이다. 이상하게 들리겠지만 그런 사실을 뒷받침하는 과학적인 증거가 있다.

2016년 세계적인 지식 콘퍼런스인 테드(TED) 강연에서 캐나다 맥길 대학의 유전학자 모셰 스지프 교수는 실험용 쥐가 갓난 새끼를 어떻게 기르는지에 대한 흥미로운 연구 결과를 설명했다. '좋은 엄마' 쥐는 새끼를 틈만 나면 핥아 줌으로써 좋은 면을 보여 준 반면, '나쁜 엄마' 쥐는 새끼 핥아 주기를 게을리하고, 핥아 주더라도 성의를 보이지 않았다는 내용이었다. 그 새끼들은 자란 뒤 상당히 다른 모습을 보였다. 좋은 포육을 받은 새끼는 나쁜 엄마 쥐 아래에서 자란 새끼보다 훨씬 느긋하고 스트레스를 적게 받으며, 성적인 행동도 달랐다. 이런 결과를 두고 일반적으로 유전학자라면 어떤 엄마 쥐가 될지 결정해 주는 특정 유전자가 있다고 말할 것이다.

그러나 스지프 교수는 후성 유전학 전문가다. 타고난 유전자가 삶의 경험으로 어떻게 바뀔 수 있는지를 연구한다. 우리 유전자의 활동(발현)을 제어하는 것이 후성 유전체다. 거기에는 DNA와 그것을 감싸 보호하는 단백질인 히스톤의 화학적 변화가 포함된다. DNA와 그것을 둘러싼 히스톤은 우리의 경험에 의해 화학적인 특성이 각인되며, 그 각인이 유전자 발현에서 필수적인 역할을 한다(이 과정은 우리가 이전에 펴낸 《슈퍼유전자》에서 자세히 다루었다).

스지프 교수와 동료들은 약 10년에 걸쳐 나쁜 엄마에게서 태어난 새끼 쥐를 좋은 엄마에게 넘겨줘 포육하도록 하면 어떻게 되는지, 또 그 역으로 좋은 엄마에게서 태어난 새끼 쥐를 나쁜 엄마에게 포육하도록 하면 어떤 일이 벌어질지 연구했다. 연구 결과 상당수의 화학적 경로가 변했다는 사실을 발견했다. 좋은 엄마는 입양한 새끼를 느긋하고 스트레스를 적게 받는 쥐로 키울 수 있었다. 포육받는 과정의 경험이 나쁜 엄마에게서 물려받은 유전자를 억누를 수 있음을 시사한 결과다. 그 역도 성립됐다. 좋은 엄마의 혈통을 물려받더라도 나쁜 엄마 아래에서 자라면 화학적 경로가 바뀌어 좋은 자질이 역전될 수 있다.

그 실험 후 스지프 교수는 실험용 쥐의 '선천성 대 후천성' 문제를 뛰어넘는 질문을 던졌다. 인간 아기가 양육되는 방식이 그 아이의 향후 기대치와 인생관에 어떤 영향을 미칠까? 그는 스웨덴 스톡홀름에서 성장한 아기와 브라질의 원주민 부족 마을에서 성장한 아기를 예로 들었다. 스톡홀름은 겨울에 낮의 길이가 아주 짧으며 날씨가 맑고 춥다. 반면 브라질의 원주민 부족 거주지는 연중 낮의 길이가 거의 같으며 무덥다. 스지프 교수는 아기들이 이처럼 판이한 환경에 노출되면 나중에 컸을 때 성장하던 시절의 경험에 따라 인생관과 자신이 기대하는 바가 서로 달라지리라 추정했다.

날씨 외에 다른 중요한 것에 대한 기대도 있다. 음식의 풍족함과 부족함, 안전감과 위험감, 전반적으로 용이한 생존과 어려운 생존 등의 환경에 따른 기대도 달라질 수 있다. 따라서 스지프 교수는 우리의 고정됐던 DNA가 진화 과정을 통해 모든 종류의 환경에 역동적으로 적응할 수 있도록 학습받았다고 선언했다. 이처럼 인간은 지구상에서 적응

팬데믹 시대의 평생 건강법

력이 가장 뛰어난 종이다.

이제 우리는 교차로에 이르렀다. DNA에 각인된 표시가 건강과 질병의 열쇠일까? 그 역시 양날의 칼이다. 그 똑같은 표시가 우리의 향후 삶에 도움이 될 수도 있고, 해가 될 수도 있다. 어느 쪽이 될지 누구도 미리 알 수 없다. 예를 들어 A라는 아이는 안전하고 보호받는다고 느끼고 또 그렇게 믿으며 성장한다고 치자. 반면 B라는 아이는 인생이란 원래 위험하고 예측 불가능하다는 믿음이 내면에 각인된 채 성장한다. 일반적으로 우리는 A가 B보다 더 행복하게 살아갈 것이라고 생각한다. 그러나 치명적인 질병이 유행하거나 히틀러 또는 스탈린 같은 독재자가 등장하는 것 같은 위험이 닥치면 어떻게 될까? 우호적이고 안전한 세계에서 모든 일이 잘 풀릴 것이라고 믿는 아이는 나중에 커서 그런 위협에 직면하면 완전히 허를 찔릴 수 있다. 아무런 대비가 없기 때문에 어쩌면 생존하기 어려울지도 모른다. 그러나 늘 최악의 시나리오에 직면할 것이라고 믿도록 양육받은 아이는 나중에 그런 위협에서도 살아남을 가능성이 있다.

스지프 교수는 획기적인 결론에 도달했다. 유전학 발달 덕분에 이제는 양육 방식에 의해 유전체 전체가 바뀐다는 사실을 확인할 수 있다는 것이다. 스지프 교수는 원숭이를 대상으로 한 연구 결과를 지적했다. 한쪽 그룹의 새끼 원숭이들은 진짜 엄마 원숭이의 보살핌을 받으며 자랐고, 다른 쪽 그룹의 새끼 원숭이들은 인형으로 만든 엄마 원숭이와 함께 지냈다. 얼마 후 새끼 원숭이들의 유전자를 검사하자 두 그룹 사이에 상당한 차이가 났다. 태어난 지 14일째부터 그런 차이가 시작됐다. 스지프 교수는 이렇게 선언했다.

"그런 차이는 나중에 다 자랐을 때 그 원숭이들이 어떻게 살아갈지를 말해 준다. 스트레스가 유전체 전체를 재배열한다."

그렇다면 그런 차이는 얼마나 일찍부터 시작될까? 이 문제는 어릴 때의 경험과 관련 있다. 예를 들어 부모는 아기가 밤에 울어도 혼자 잠드는 것을 훈련시킬 생각으로 달래지 않고 그냥 둘 수 있다. 미국 소아청소년과 의사 리처드 퍼버 박사가 제시한 신생아 수면 교육 방식이다. 아니면 부모는 아기가 깨어나 울 때마다 달려가서 달래 주는 방식을 택할 수도 있다. 후자의 경우 부모는 사실 매우 힘들다. 그러나 그런 초기 경험이 아기의 신경망과 유전자에 각인되면서 평생 지속될 수 있는 메시지를 프로그래밍할 수 있다. 세상은 좋고 안전한 곳이라는 메시지다. 물론 세상은 도전과 좌절로 가득하겠지만, 신생아 시절의 그런 긍정적인 각인이 고통보다 치유를 촉진하도록 도와줄 수 있다.

우리는 태어나는 순간 이 세상에서 우리의 사회적 지위나 계급을 알지 모른다. 어쩌면 그런 사실을 받아들이도록 프로그래밍이 돼 있을 수 있다. 동물은 그런 프로그래밍에 본능적으로 따른다. 예를 들어 원숭이는 태어나는 시점에 자신에게 주어진 사회적 계급에 따라 행동한다. 우두머리 원숭이를 정점으로 엄격하게 서열이 정해진 구조에 순응하는 사회이기 때문이다. 원숭이들은 태어날 때 이미 사회적 계급에 따라 유전체에서 차이가 난다. 이 현상을 인간 사회에 적용해 본다면 자신이 낮은 계급에 속한다는 사실이 태어난 날부터 유전체에 각인돼 있을지 모른다는 뜻이 된다. 이런 가능성을 섬뜩하게 보여 준 연구가 있다.

1998년 캐나다 퀘벡 지역에서 얼음 폭풍이 발생해 한겨울에 장기간 전력이 끊어졌다. 이런 자연재해는 일부 사람들에게 특히 더 심한 스트레스를 준다. 특히 임신부가 취약하다. 맥길 대학의 발달 심리학자 수 잰 킹 교수는 그 당시 임신하고 있던 어머니로부터 태어난 아이들을 15년 동안 추적 조사했다. 그 결과 얼음 폭풍으로 극심한 스트레스를 겪은 어머니에게서 출생한 어린이들은 자폐증이나 대사 장애, 자가 면역 질환에 시달릴 확률이 높았다. 이 결과를 두고 분명한 인과 관계가 성립한다고 단정할 수는 없지만, 이는 시사하는 바가 매우 크다. 또 다른 연구에서도 임신 중 특정 시기에 일어난 단일 사건이 태아의 발달에 영향을 미칠 수 있는 것으로 나타났다.

그러나 더 큰 그림으로 보자면 우리는 '나'라는 자아가 언제나 똑같다고 생각하지만 실제로는 그 자아가 매우 불안정하다는 것을 알 수 있다. 자아의 불안정에 대한 가장 장기적인 연구는 스코틀랜드에서 이루어졌다. 1947년 그곳의 교사들은 연구팀 요청에 따라 자신의 학급에 있는 14세 학생들을 여섯 가지 성격 특성(자신감, 인내심, 정서적 안정감, 성실성, 독창성, 학습 의욕)에 따라 평가했다. 평가 대상 학생은 전부 1208명이었다. 후속 연구는 65년 뒤인 2012년 이루어졌다. 그들 중 생존자로서 조사에 동의한 사람은 174명이었다. 연구팀은 그들에게 과거와 똑같은 성격 특성 항목에 대해 스스로 평가하도록 하면서 그들을 잘 아는 다른 사람에게도 별도로 그들을 평가하도록 요청했다.

심리학에서는 '성격은 잘 변하지 않는다'라는 가설이 오랫동안 지배적이었다. 우리 사회에서도 '사람은 결코 변하지 않는다'라는 편견이 강하다. 그러나 스코틀랜드 연구는 그와 정반대의 결론에 이르렀다. 어렸을 때와 나이가 많이 들었을 때 그들의 성격은 비슷한 점도 있었지만 연구팀은 '상관관계로 볼 때 평가 항목 여섯 가지 중 어느 것도 유의

미한 일관성을 보이지 않았다'라고 결론지었다.

그렇다면 그 전의 여러 연구에서 '성격은 시간이 흘러도 변치 않는 다'라는 결론이 꾸준히 나온 이유는 뭘까? 아무도 정확히 모른다. 흔히 어머니들도 아기를 보면 나중에 컸을 때의 특정 성격을 미리 알 수 있다고 말한다. "넌 아기 때 조용했으니 지금 다 커서도 조용하잖아" 또는 "넌 늘 고집을 부리잖아. 두 살 때도 그랬어" 같은 언급이 그 예다. 그러나 실제로는 시간이 많은 변화를 가져온다. 스코틀랜드 연구는 기록상 가장 장기적인 추적 조사였다. 연구 대상자들은 70대가 되자 10대 시절의 자신과 '거의 아무런 관련이 없는' 사람으로 변해 있었다.

자아에 대한 인식을 바꿀 기회는 언제나 있다. 마찬가지로 중요한 것은 살아가면서 하는 경험이 우리를 실제로 바꾼다는 사실이다. '나'에 대한 인식을 바꿀 시간을 연기할수록 자신도 모르는 사이에 '나'는 더 많이 달라져 나중에 더 큰 충격을 받게 된다. 여기서 우리는 몇 가지 기본적인 결론을 지적하고자 한다.

첫째, 어린 시절의 경험은 유전자와 생리적 작용, 행동의 측면에서 일반적인 추정보다 훨씬 더 깊이 그 아이에게 각인된다.

둘째, 우리 각자는 이 모든 영향력이 합쳐져 만들어진 삶의 지도를 갖고 다닌다. 그 지도는 우리가 의식적으로 선택한 것이 아니라 무의식적으로 우리에게 각인된 것이다.

셋째, 우리는 우리가 실제로 원하는 믿음과 행동, 해석을 선택함으로써 이 각인된 지도를 바꿀 수 있다. 알아차림을 통해 의식력을 높이고 마음을 확고히 먹으면 무의식적으로 새겨진 지도가 달라질 수 있다. 이런 가능성으로 축복받은 생명체는 우리가 아는 한 인간 외에는 없다.

정체성의 전면적인 변화에 관한 의학적인 일화가 몇 가지 있다. 1960년대 스코틀랜드의 정신과 의사 로널드 데이비드 레잉은 혼수상태에 빠졌다가 갑자기 깨어난 한 젊은 여성의 사례를 학계에 보고했다. 그 여성은 원래 수줍음을 많이 타는 내성적인 성격이었다. 그런데 그녀는 혼수상태에서 깨어난 뒤 자신의 이름은 기억했지만 자신의 성격 정체성은 잊어버렸다. 간호사들이 그 여성을 사교계의 저명인사로 대우하자 그녀의 성격이 완전히 달라졌다. 매우 기이한 변화 과정이었다. 간호사들은 그녀에게 재치가 넘치고 너무 매력적인 여성이라고 칭찬했다. 그러자 그 여성은 자신이 실제로 그렇다고 믿고 자신에게 투사된 성격의 여성으로 새롭게 태어났다.

이처럼 '나'라는 자아가 뇌 손상이나 심리적인 이유로 한 조각 한 조각 해체될 수 있다면 우리의 자아는 지금까지 모든 사람이 생각한 것보다 훨씬 더 불안정하고 덜 믿음직스럽다는 사실을 모두가 인정해야 할 것이다. 이런 사실은 앞에서 우리가 사례로 든 대런의 이야기와도 연결된다. 삶의 여러 경험 때문에 무의식적으로 자아가 변한다고 해도 대런은 그것으로 만족하지 않았다. 그는 과거의 '나'를 더는 인정할 수 없었기 때문에 의식적으로 예전의 자신을 완전히 개조하기 시작했다. 지금 그는 40대다. 용납할 수 없던 과거의 '나'로부터 등을 돌린 뒤 그의 삶은 어떻게 변했을까?

대런은 이렇게 말했다.

"고등학교나 대학 시절의 친구들을 가끔 만나면 그들은 나를 보고 '너 옛날 그대로잖아'라고 말한다. 그래도 난 그냥 웃어넘긴다. 인사치레로 그냥 듣기 좋은 말을 하려는 의도라는 사실을 알기 때문이다. 만약 그들이 진정으로 나를 안다면 아마 충격이 클 것이다. 내가 지금 느끼는 '나'는 학창 시절의 나와 전혀 다르기 때문이다. 과거에는 언제나 나 자신으로부터 도망치려고 애썼다. 매일 내 머릿속에서 '넌 형편없어'라는 목소리가 들렸기 때문이다. 하지만 지금은 그 목소리가 완전히 사라졌다. 내 머릿속에서 끊임없이 나를 판단하던 목소리가 사라지기까지 오랜 시간이 걸렸다. 나는 그 목소리에 천 번, 아니 만 번 이상 '난 이제 네가 필요 없어'라고 말했다. 또 나는 예전에 내가 터프하고 냉정한 것을 자랑스럽게 생각했다. 그런 생각 역시 떨치는 데 상당한 시간이 걸렸다. 하지만 감정과 느낌이 없으면 살 수 없고, 자신의 취약점을 드러내지 않으면 감정과 느낌을 가질 수 없다. 그런 진실과 맞서는 사람은 거의 없을 것이다. 그러나 나는 맞서지 않을 수 없었다. 동생의 죽음에 대한 나의 끔찍한 죄책감이 너무 생생하고 컸기 때문이다."

대런은 말을 이었다.

"그런 측면에서 내가 얻은 가장 큰 교훈은 감정이 삶에서 긍정적인 요소가 될 수 있다는 사실이었다. 그러면서 많은 다른 요소도 변하기 시작했다. 내가 누군가의 사랑을 받을 수 있고 또 누군가를 사랑할 수 있는지가 큰 문제였다. 그것만으로도 책 한 권을 쓸 수 있을 것이다. 하지만 모든 문제를 한꺼번에 미리 다 펼쳐 놓으면 감당할 여력이 없어진다. 모든 일은 순리대로 풀어야 한다는 것이 나의 지론이다. 지금 나는 어떤 문제와도 싸우거나 거기에 저항하지 않는다. 자신을 두려워하지 않게 되면 자신의 감정이나 다른 사람이 하는 말도 두렵지 않다. 그러면 미래를 걱정할 필요도 없고 과거를 되풀이할 필요도 없다. 그런 과정을 거치면서 나는 고통으로부터 도피하지 않았다. 단지 구동하는 기어를 바꾸었을 뿐이다. 그러자 자연스럽게 나에게 일어나고 있는 일에 흥미를 갖게 됐다. 그건 하나의 프로젝트였다. 마치 현미경으로 다른 사람을 관찰하는 것과 같았다. 두려움과 판단을 배제하면 그 프로젝트를 즐길 수 있다."

정확하게 어떤 프로젝트를 말할까?

"자신을 찾아가는 프로젝트다. 한마디로 말하기는 어렵지만, 그래도 그렇게 묘사하는 것이 가장 비슷하다. '내가 누구냐?'라고 자신에게 물으면 그 답은 여러 단계를 거친다."

그렇다면 대런은 현재 어떤 단계에 있을까?

"난 언제나 같은 단계라고 말할 수 있다. 완성된 상태가 아니라 아직도 변화가 진행 중이기 때문이다."

사실 우리 모두가 완성된 상태가 아니라 변해 가는 과정에 있다. 모든 면을 고려하면 우리에게는 그것이 최선의 존재 방식이다. 각각의 경험이 최대 수백 개의 유전자에 각인된 흔적을 남긴다고 유전학이 설명하지만, 그 과정은 한 번으로 그치지 않고 끊임없이 계속된다. 원래 중단될 수 없는 과정이기 때문이다. 살아 있다는 것은 도도하게 흐르는 진화의 강에 합류하는 것이다. 그 강은 계속 흘러가기 때문에 같은 곳의 같은 물에 두 번 들어갈 수 없다. 고차원적 치유는 계속 확장하고, 성장하고, 진화하는 태도로 모든 경험을 감싸 안는 것이다. 무엇이 우리로 하여금 삶을 계속 살아가도록 만들까? 삶 그 자체가 삶을 지탱한다. 그런 사실을 확신하면 치유의 여정은 우리가 반드시 가야 할 목적지로 우리를 이끈다. 지금 이 순간 바로 이곳에 우리가 살아 있다는 기쁨을 표출하는 일생일대의 프로젝트가 바로 그 목표가 돼야 한다.

THE HEALING SELF

제2부

지금이 바로 치유할 때
: 7일 실행 계획

chapter 1   월요일 : 항염 식이 요법

chapter 2   화요일 : 스트레스 줄이기

chapter 3   수요일 : 항노화 활동

chapter 4   목요일 : 자리에서 일어서기, 걷기, 휴식, 수면

chapter 5   금요일 : 핵심 신념 치유하기

chapter 6   토요일 : 투쟁 없는 삶

chapter 7   일요일 : 의식의 진화

서두에서 우리는 면역의 정의를 확장하는 문제가 시급하다고 말했다. 오늘날 개개인의 건강이 큰 도전을 받고 있기 때문이다. 스트레스와 라이프 스타일 관련 질병, 노화 등이 면역력을 떨어뜨려 한계점에 이르도록 놔둬서는 안 된다. 이제 당신은 면역력을 높이고 평생 건강을 지켜 줄 새 모델, 즉 치유의 자아를 따를 수 있는 지식을 얻었다.

하지만 모두 알다시피 지식은 행동으로 옮기지 않으면 아무 소용 없다. 우리는 사람들에게 행동하도록 동기를 부여할 때 큰 장애에 부닥치곤 한다. 좋은 의도는 흐지부지되고 훌륭한 계획은 빗나가기 쉽기 때문이다. 그래서 어떻게 하면 실행 계획을 평생 지속할 수 있을까 고심했다. 계획을 꾸준히 실천에 옮기지 못한다면 우리가 그 결과로 얻을 수 있다고 주장해 온 여러 이점을 이끌어 내지 못할 것이기 때문이다.

우리는 아이들을 지켜보면서 그 해답을 얻었다. 유아기의 발달을 지켜보는 것은 매우 흥미로운 일이다. 네 살짜리 아이는 종이 인형과 알

파벳 블록을 갖고 놀다가 어느 틈엔가 책 읽기나 사방치기 놀이에 정신이 팔리기도 한다. 책 읽기부터 한 발로 균형을 잡고 깡충깡충 뛰기와 같은 단순한 동작까지 각각의 활동을 배우는 데 필요한 모든 것을 조정하기 위해 아이의 두뇌 발달 측면에서 큰 변화가 일어난다.

자연은 유아기 발달의 모든 단계가 순조롭게 흘러가도록 만들기에 어린이는 이전의 자아가 나중의 자아에 자리를 내주었다는 사실조차 알지 못한다. 이것이 우리에게 해결의 실마리를 주었다. 치유의 자아를 채택하는 과정은 자연스럽게 이루어져야 한다. 그래서 일주일, 한 달, 1년 후에는 아주 자연스럽게 느껴지는 중대한 변화가 일어나 이전에는 그와 다른 방식으로 살았다는 사실조차 기억할 수 없도록 말이다.

이것이 제2부에서 소개하려는 7일 실행 계획을 뒷받침하는 철학이다. 요일마다 그날 하루 동안 관심을 집중할 주제에 초점을 맞춘다. 예컨대 월요일 실행 계획에는 식단을 항염식으로 바꾸기 위한 권고 사항이 제시됐다. '해야 할 것'과 '그만둬야 할 것'의 범주 아래 몇 가지 권고 사항이 있다. 우리는 '하지 말아야 할 것'보다 '그만둬야 할 것'이라는 표현이 더 좋다고 생각한다. 라이프 스타일을 바꾼다는 것은 과거에 행한 선택의 포기를 의미하기도 하기 때문이다. 권고 사항은 자신이 원하는 것을 선택하면 된다. 화요일에는 새 주제인 스트레스 줄이기에 집중한다. 월요일에 시도한 변화를 지속하기 싫다면 안 해도 된다.

한 주를 끝내고 다음 주로 넘어가면 같은 주제가 반복된다. 다시 자신이 원하는 변화를 선택한다. 우리는 이런 과정을 통해 스스로에게 스트레스를 주지 않으면서 보디마인드가 각각의 변화를 즐기고 기분 좋게 느껴지는 변화를 유지하리라 생각한다. 예컨대 항염의 수단으로 누군가는 식단에 견과류를 첨가할 수도 있고, 누군가는 섬유질 섭취를 늘릴 수도 있다. 우리는 그들이 선택하는 변화 중 어떤 것이 오래 지속될지 예측할 수 없다. 하지만 실행 계획을 끈기 있게 밀고 나간다면 그 선택이 분명히 그들 라이프 스타일의 일부가 될 것이다.

다음은 제1부에서 배운 주제를 바탕으로 한 일주일 실행 계획이다.

- 월요일 : 항염 식이 요법
- 화요일 : 스트레스 줄이기
- 수요일 : 항노화 활동
- 목요일 : 자리에서 일어서기, 걷기, 휴식, 수면
- 금요일 : 핵심 신념 치유하기
- 토요일 : 투쟁 없는 삶
- 일요일 : 의식의 진화

주제별로 '해야 할 것'이나 '그만둬야 할 것'의 목록에서 원하는 항목을 선택하면 된다. 전체 목록을 자주 보며 머릿속에 새겨 두자.

당신의 선택은 어떤 결과를 가져올까? 이것은 당신이 과학자와 실험쥐, 양쪽 모두의 역할을 하는 실험이니 열린 마음으로 임하라.

항염 식이 요법 같은 일부 주제의 경우 간단한 변화를 선택해 그것을 오래(희망컨대 영구히) 유지하기가 쉽다. 하지만 매일 저녁 30분씩 산책하기와 같은 변화는 이 선택을 오랜 기간 자신의 일정에 맞추기가 어려울 수 있다. 그냥 자신의 페이스대로 움직여라. 그리고 스스로 선택한 변화를 즐겁게 실행에 옮길 수 있어야 한다는 점을 늘 기억하라.

chapter 1

월요일 : 항염 식이 요법

오늘의 권고 사항 — 하나만 선택한다

◯ **해야 할 것**

- 식단에 항염 식품을 첨가한다.

- 식료품을 구입할 때 유기농 식품을 더 많이 포함한다.

- 섬유질 섭취를 늘린다.

- 프로바이오틱스 보충제를 섭취한다(280쪽 참조).

- 식용유를 올리브유나 홍화유로 바꾼다.

- 커피를 하루 1~5회 마신다(5회 쪽에 가까울수록 좋다).

✖ **그만둬야 할 것**

- 당분 섭취를 대폭 줄인다.

- 정크푸드와 패스트푸드를 끊는다.

- 변질된 식용유와 하루 이상 지난 남은 음식 등 상한 식품은 버린다.

- 지방 섭취를 전반적으로 줄인다.

- 염분 섭취를 줄인다.

- 알코올을 섭취하지 않는다.

월요일의 실행 계획은 염증을 줄이는 식사에 초점을 맞춘다. 우리가 식사에 중점을 두는 이유는 두 가지다. 우선, 식사에서 점진적인 변화를 이루어 나가다 보면 장기간 지속할 항염 요법을 채택하기가 더 쉬워지기 때문이다. 또 당분과 염분, 지방, 가공식품에 대한 현대인의 과도한 욕구가 염증의 주요 원인으로 보이기 때문이다. 그래서 '해야 할 것'에서는 치유 반응을 뒷받침할 식품을 추가하고, '그만둬야 할 것'에서는 치유에 도움이 되지 않는 식품을 줄일 것을 권장한다.

하지만 식이 요법만으로는 낮은 수준의 만성 염증을 방지하기 어렵다. 염증이 신체의 다양한 유기적 과정에 어떻게 영향을 미치는지가 의학적으로 속속 밝혀짐에 따라, 염증은 우리 몸 곳곳을 침해할 수 있는 전인적 시스템의 적이라는 사실이 드러나고 있다. 만성 염증을 일으키는 원인에 대한 가장 일반적인 설명은 두 갈래다.

첫째는 백혈구 세포와 다른 면역 세포들이 사실상 염증 반응이 필요하지 않은 위협에 맞서 싸우기 위해 몰려든다는 것이다. 이 경우 실제 임무를 받지 않은 세포들이 신체의 세포들을 공격할 수 있다. 둘째는 당사자나 의사는 감지하지 못하지만 실제로 낮은 수준의 위협이 존재하는 경우다. 이럴 경우 근본적인 문제를 해결하지 못한 채 면역 반응이 계속 촉발된다.

식단을 바꿔 소화관과 소화 과정에 영향을 끼침으로써 도움을 줄 수 있는 것은 두 번째 경우다. 식사 한 끼를 제대로 소화하기 위해서는 일련의 미생물, 즉 특정 영양소를 분해하는 박테리아가 필요하다. 시간이 흐르면서 이 박테리아 집락은 마이크로바이옴이라고 알려진 체내 자체 생태계로 진화했다.

우리는 이전 저서인 《슈퍼유전자》의 많은 지면을 마이크로바이옴에 관해 논하는 데 할애했다. 마이크로바이옴은 박테리아의 DNA까지 포함하면 약 400만 개의 유전자를 보유한다. 이 어마어마한 숫자를 우리가 갖고 태어나는 2만 개의 유전자와 비교할 때 인간은 박테리아로 이루어진 유기체라고 해도 과언이 아니다.

마이크로바이옴은 주로 장에서 서식하지만 피부와 질, 겨드랑이 같은 부위에도 존재한다. 마이크로바이옴은 인체에서 매우 중요한 역할을 하며, 우리가 섭취하는 음식으로부터 직접적인 영향을 받는다. 이 박테리아들은 침략자가 아니다. 마이크로바이옴은 심장이나 뇌세포 내부에 존재하는 DNA처럼 우리 자신의 DNA다. 사실 현재 인간의 DNA는 지구상에서 수백억 년에 걸쳐 동화돼 온 미생물 DNA를 다량 포함하고 있는 것으로 알려져 있다.

월요일의 '해야 할 것'과 '그만둬야 할 것'의 목록을 건너뛰어도 좋다. 하지만 우리는 요즘 주목받는 마이크로바이옴에 대한 몇 가지 흥미로운 정보를 공유하고 싶다. 우리 몸은 숨을 쉴 때마다 외부 환경에 개방된다. 표준 의학 모델에서 의학자들은 우리가 숨을 들이마실 때 딸려들어온 미생물이 가장 먼저 도착하는 코와 부비강이 외부의 자극에 매우 취약한 부위라고 오랫동안 주장해 왔다.

먼지와 알레르기 항원, 미생물이 코와 부비강을 통해 걸러지는 것은 사실이다. 하지만 누구도 이 따뜻하고 축축한 초소형 환경이 실제로 살아 숨 쉬며 그 안에 자체적으로 마이크로바이옴이 번성하고 있다고 생각하지는 않았다. 그러나 그것이 사실이다. 인간은 매우 복잡한 방식으로 비강 내 미생물들의 DNA와 관계를 맺어 온 듯하다.

사실 두 가지 관계가 계속 진행 중이며 끊임없이 변화하고 있다. 하나는 미생물 집락 간의 상호 작용이고, 다른 하나는 짧게는 하루 동안 길게는 인류가 존재하는 내내 지속해 온 인간의 상호 작용이다.

늘 코가 막혀 있거나 만성 비부비동염(축농증)을 앓는 사람은 단순히 공기 중의 어떤 것, 예를 들어 알레르기 항원이나 병원균에 반응하는 게 아니라 이 소형 마이크로바이옴 내의 불균형이 병을 일으키는 원인일지도 모른다. 박테리아 활동이 부비강 조직의 만성 염증을 유발하는 것으로 추측된다(사실 놀라운 결론도 아니다).

또 다른 예는 우리 입속에 서식하는 구강 마이크로바이옴이다. 여기에는 수백 종의 바이러스와 박테리아, 곰팡이가 포함돼 있다. 이런 이미지를 떠올릴 때 속이 메스꺼워지는 것은 당연한 일이다. 이것들이 입안의 모든 점막을 뒤덮는 미생물 막을 형성한다. 이를 닦고 구강 청정제를 사용해도 이 끈질긴 막이 제거되지 않으며, 우리는 그렇게 되기를 원하지도 않는다. 이 초소형 생태계는 지난 200만 년 동안 인간의 건강을 유지하기 위해 진화해 왔다. 하지만 이 협력 관계가 정확히 어떻게 작용하는지는 알 수 없다.

한 가지 이론에 따르면 구강 마이크로바이옴 내에는 항상 나쁜 박테리아(병원균)가 존재하지만, 평상시에는 좋은 박테리아 수가 훨씬 더 많기 때문에 힘을 쓰지 못한다. 이 균형이 무너지고 병원균이 과도하게 증식하기 시작하면 질병이 발생한다. 이런 상황은 염증에 의해 유발될 가능성이 있지만 확실하지는 않다.

다른 유발 요인이 있을 수도 있다. '지구 마이크로바이옴 프로젝트'를 비롯한 몇몇 연구는 우리 몸속의 크고 작은 모든 마이크로바이옴

팬데믹 시대의 평생 건강법

위치에 대한 신뢰할 만한 정보를 제공하기 위해 체내 미생물 수천 종의 유전체 카탈로그를 만들고 있다.

1972년에는 체내 미생물 세포 수가 인체의 세포 수를 10 대 1로 앞선다고 추정했지만, 지금은 체내 미생물과 인체의 세포 수가 1 대 1로 대등하다고 추정한다. 어쨌든 이렇게 엄청난 수의 체내 미생물 전체 DNA 지도를 만드는 것은 생물학 역사상 가장 방대한 프로젝트의 하나다.

여기서는 《슈퍼유전자》에서 다룬 장내 마이크로바이옴 관련 내용을 상세히 반복하지는 않고 월요일의 실행 계획과 연관된 주요 요점만 소개한다.

- 장내 마이크로바이옴 양상은 배양 환경에 따라 달라진다. 그것은 개개인의 장내에서 식단이나 스트레스, 감정 등에 반응하며 끊임없이 변화한다.
- 장내 마이크로바이옴은 매우 복잡하고 개인에 따라 엄청난 가변성이 존재하기 때문에 아직 '정상적인' 장내 마이크로바이옴의 정의가 내려지지 않았다.
- 하지만 일반적으로 건강하고 풍요로운 장내 마이크로바이옴은 과일과 채소, 섬유질이 풍부한 자연식품의 기반 위에 형성된다고 믿어진다.
- 섬유질이 적고 당분과 염분, 지방, 가공식품이 많은 현대 서구식 식단은 장내 마이크로바이옴의 질을 심각하게 저하시킬 수 있다. 유화제와 인공 감미료 등도 장내 마이크로바이옴을 해치는 요인

으로 지목된다.

- 장내 마이크로바이옴이 손상되거나 질이 저하되면 박테리아가 미생물 활동의 부산물인 엔도톡신(내독소)을 방출하기 시작한다. 이 독소가 장벽을 통해 혈류로 들어가면 염증 표지가 발동된다. 이 염증 표지는 혈류에서 독소가 사라질 때까지 남아 있게 된다.

이런 사실로부터 방대한 양의 정보를 추출할 수 있다. 혈류가 이어지는 곳은 어디든(사실상 신체의 모든 부위에서) 마이크로바이옴에 의해 촉발된 염증이 문제를 일으킬 수 있기 때문이다. 하지만 월요일 실행 계획에서 우리는 장내 마이크로바이옴을 건강한 상태로 되돌리는 일에 관심을 집중한다.

'해야 할 것' 살펴보기

요일별 '해야 할 것' 항목 중에는 모든 사람의 생활 방식에 적용하기는 어려운 것도 있을 수 있다. 하지만 항염 식단 채택은 본질적으로 우리 모두에게 필요한 것이다. 우리는 《슈퍼유전자》 집필 과정에서 조사한 식이 요법 정보를 참고했다. 가능한 한 유기농으로 재배한 자연식품 식단을 채택하는 데 초점을 맞췄다.

요즘은 대형 할인 매장에서도 유기 농산물을 살 수 있기 때문에 유기농 식단을 유지하는 비용이 예전처럼 많이 들지 않는다. 물론 가공식품이나 패스트푸드는 칼로리당 가격이 훨씬 저렴하기 때문에 자연식

팬데믹 시대의 평생 건강법

품 구매가 가계 예산에 영향을 미치는 것은 사실이다. 그러나 다음과 같은 점을 염두에 두는 것이 좋다.

첫째, 사실 우리는 생각만큼 에너지가 많이 필요하지 않다.

사람들은 나이 들수록 앉아서 생활하는 시간이 늘어나고 활동은 줄어드는 경향이 있다. 그런 라이프 스타일은 우리가 생각하는 것보다 훨씬 더 적은 칼로리를 필요로 한다. 과거의 지침에 따르면 활동적이지 않은 사람은 하루에 필요한 최저 열량이 체중 1킬로그램당 약 22칼로리였다(예를 들어 체중이 68킬로그램인 사람은 하루 최저 1500칼로리를 섭취해야 한다). 어느 정도 활동적인 보통 성인은 하루 2000~2500칼로리의 열량이 필요한 것으로 여겨졌다. 하지만 일부 연구에서 대부분의 시간을 앉아서 보내는 사람의 경우 이 수치는 급격히 줄어들었다. 한때 절식 다이어트로 여겨지던 하루 섭취 열량 1200~1500칼로리의 식단은 하루에 몇 시간씩 컴퓨터 앞에 앉아서 일하거나 비디오 게임을 하는 사람들에게 정상적인 권장 섭취 열량이 될 수 있다.

둘째, 값싼 칼로리가 영양가 있는 칼로리를 의미하지는 않는다.

미국인들은 영양가는 거의 없고 열량만 높은 이른바 '빈 칼로리(empty calories)'에 중독돼 있다. 이런 칼로리는 가격이 매우 저렴하다. 또 가공식품에 사용하는 값싼 옥수수 시럽 형태의 당분과 옥수수유 등의 지방은 염증을 일으키기 쉬운 성분을 지니고 있다. 가공식품과 정크푸드, 패스트푸드 등은 칼로리는 높지만, 섬유질과 비타민, 미네랄 등 영양가는 적다.

셋째, 홀푸드(유기농 무첨가 식품)가 자연의 섭리를 따르는 길이다.

미국인의 식습관이 건강에 좋지 않다는 사실은 과학적으로는 이제 논란거리도 못 된다. 하지만 사람들이 그 사실을 받아들이고 습관을 고치려면 아직 갈 길이 멀다. 중요한 것은 (풍성한 마이크로바이옴을 포함하고 있는) 인간의 장은 다른 어떤 생물보다 더 많은 음식에 적응할 수 있다는 점이다. 인간은 최고의 잡식 동물이다. 이 놀라운 적응력은 자연식품을 기반으로 수만 년에 걸쳐 진화해 왔다.

제2차 세계 대전 이후 미국인의 식단에서 설탕과 소금, 지방이 급증했는데, 그 증가 속도가 우리 몸이 진화하고 적응하지 못할 정도로 빨랐다. 이 새로운 식생활의 충격은 지금까지도 남아 있으며, 그 결과로 생긴 손상은 인간의 적응력을 위협하거나 압도하는 경향이 있다. 호르몬 불균형과 비만, 제2형 당뇨병, 인슐린 저항성, 과도한 인슐린 생성(고인슐린 혈증), 글루텐 알레르기를 포함한 식품 알레르기 등은 과거에는 드물었지만, 요즘은 서구 사회의 고질적인 문제가 됐다. 자연의 섭리를 무시한 값비싼 대가를 치르고 있는 셈이다.

넷째, 홀푸드는 중독성이 없다.

홀푸드는 값이 더 비싸지만 먹을 때 만족감을 주고 가공식품과 정크푸드, 패스트푸드처럼 중독성이 없다. 중독성은 습관화를 통해, 또는 높은 수준의 당분과 염분에 대한 지속적인 갈망을 발생시킴으로써 우리 몸을 나쁜 음식에 길들게 한다. 단맛, 신맛, 짠맛이 욕구를 불러일으키는 것과 같은 이치다. '해피 밀'(미국의 패스트푸드점 맥도날드의 어린이용 세트 메뉴)은 어떤 이름을 붙이든 이 세 가지 맛에 크게 의존한다.

식단을 유기농 무첨가 식품으로 바꾸면 간식과 탄산음료, 아이스크림, 초콜릿 등에 들어가던 비용이 줄어 가계 예산의 균형을 잡는 데 도움이 된다. 고급 아이스크림과 초콜릿 같은 식품은 칼로리당 비용이 가장 큰 축에 속한다.

홀푸드 식단은 전반적으로 항염에 광범위하게 도움이 되지만, 특정 식품은 어떨까? 최근 항염 식품은 대중의 관심과 관련 연구가 증가하면서 인기를 얻고 있다. 항염 식품에 관심이 있다면 다음 목록이 참고가 될 것이다. 하지만 여기에 제시한 품목이 당신의 식단에 유일하게 '적절한' 식품이라는 뜻은 아니다.

염증에 대항해 싸우는 식품

- 지방이 많은 냉수성 어류(연어·참치·고등어·청어 등)
- 베리류
- 나무 견과류(호두·아몬드·헤이즐넛 등, 땅콩은 제외)
- 씨앗류
- 통곡물
- 검푸른 잎채소
- 콩(두유·두부 포함)
- 템페(인도네시아의 전통 콩 발효 식품)
- 마이코프로틴(버섯과 다른 곰팡이를 이용한 인조 소고기)
- 저지방 유제품
- 고추(피망 등 다양한 고추)
- 토마토
- 비트
- 타르트 체리
- 생강과 강황

- 마늘
- 올리브유

하버드 의대는 온라인 건강 간행물에서 다음 식품을 항염 식품 목록에 추가했다.

- 코코아와 다크 초콜릿
- 바질 등 다양한 허브
- 검은 후추

다음과 같은 식품을 추가하는 경우도 있다.

- 십자화과 채소(양배추·청경채·브로콜리·콜리플라워)
- 아보카도
- 핫소스
- 카레 가루
- 당근
- 유기농 칠면조 가슴살(붉은 고기 대체제)
- 순무
- 주키니 호박
- 오이

이 식품들은 항염 효과를 제쳐 두더라도 모두 건강에 좋은 홀푸드다. 따라서 이 식품들 위주로 식단을 짜면 건강에 이로울 수밖에 없다. 하지만 이 모든 식품이 실제로 체내에서 항염 효과를 내는지, 또 마이크로바이옴에 어떤 영향을 미치는지는 아직 과학적으로 밝혀지지 않았다.

그럼에도 우리 유전체와 마이크로바이옴이 매일매일의 경험에 반응한다는 것은 우리가 먹는 음식이 몸 전체 시스템에 큰 영향을 준다는 사실을 강하게 암시한다.

커피의 효능

많은 연구에서 커피 섭취의 건강상 이점이 입증됐다. 하지만 어떻게 해서 그런 일이 일어나는지는 잘 알려지지 않았다. 20만 명 이상을 대상으로 30년 동안 건강을 평가한 2015년의 연구에서는 하루에 커피를 1~5잔 마시는 사람은 사망 위험이 15% 낮은 것으로 밝혀졌다.

우리는 이 연구를 지침으로 삼았는데 그중에서도 커피를 더 많이 마시는 쪽(하루 4잔 이상)이 혜택을 더 많이 보는 듯하다. 커피는 제2형 당뇨병, 심장 발작과 뇌졸중, 간암, 담석증, 파킨슨병 등 다양한 질환과 자살의 위험성을 낮추는 것으로 드러났다. 제2형 당뇨병은 커피의 혈당 강하 효과와 관련이 있는 듯하며, 심장 발작과 뇌졸중은 커피의 항염 효과와 연관된 듯 보인다.

염증을 줄이는 것은 장수와 밀접한 연관이 있는 것으로 보이기 때문에 우리는 장수를 커피 섭취의 가장 좋은 이유로 선택했다. 장수를 위해서는 커피에 카페인이 들었든 안 들었든 상관없는 것으로 보인다. 다만 커피를 마시는 사람은 담배를 피울 확률이 높기 때문에 금연을 해야만 장수 효과를 볼 수 있다는 사실을 알아 둬야 한다(차, 특히 녹차 또한 광범위한 건강상 이점을 지닌 것으로 알려져 있는데, 그런 이점은 항염 효과와 연관됐을 가능성이 크지만 관련 연구는 커피에 비해 범위가 좁고 결과가 확실하지 않다). 커피를 마법의 묘약으로 받아들이기보다 더 큰 그림을 염두에 두고 유익한 식품 목록에 추가하는 것이 바람직하다.

프리바이오틱스

장내 마이크로바이옴 관련 연구가 증가하면서 마이크로바이옴을 건강하게 유지해 주는 식품에 대한 관심이 치솟고 있다. 당신은 프로바이오틱스에 대해 들어 본 적이 있을 것이다. 장에 유익한 미생물을 첨가해 주는 식품이나 보충제를 말한다. 한편 프리바이오틱스는 우리의 소화 기관 안에 이미 존재하는 미생물에 영양을 공급하는 식물 섬유를 함유한 식품이나 보충제를 말한다.

마이크로바이옴이 염증 반응을 일으키는 엔도톡신을 방출하지 않도록 하기 위해서는 우선 프리바이오틱스에 집중해야 한다. 권위 있는 연구 결과들도 그렇게 말해 주고 있다. 미국인의 전형적인 식단이 그렇듯이 식사에 섬유질이 부족할 경우 마이크로바이옴에 새로운 박테리아를 넣어 준다고 해도 도움이 되지 않는다.

미국 정부가 발표한 하루 섬유질 섭취 권장량은 가용성과 불용성을 합해 하루 24그램으로, 일반적인 미국인의 식단에 포함된 양보다 2배 정도 많다. 요즘은 가공식품 포장의 영양소 분석표에 섬유질 함량이 표시돼 있다. 하지만 섭취하는 섬유질의 양을 일일이 계산할 필요는 없다.

일단 홀푸드, 특히 과일과 채소를 섭취하면 섬유질은 건강에 좋은 수준을 유지할 수 있다. 가장 기본적인 불용성 섬유질은 모든 식물성 식품에서 소화되지 않는 성분인 셀룰로오스다. 하지만 셀룰로오스는 소화 기관 내의 마이크로바이옴이 번성할 수 있는 기반이 된다.

섬유질은 지난 수십 년 동안 심장병을 예방하는 것으로 알려져 왔다. 이런 인식은 엄청난 양의 섬유질을 섭취하고 심장병을 거의 앓지 않던 아프리카 부족들의 초기 연구 결과에서 비롯됐다. 하지만 그 부족들의 라이프 스타일을 서구 문화와 비교해 볼 때 운동량이 많고 스트레스가 적은 점 등 다른 예방 요인들이 작용했다는 사실이 밝혀지면서 섬유질이 심장병을 막아 주는 마법의 묘약이라는 믿음은 곧 사라졌다.

그렇지만 섬유질은 광범위한 이점을 지니고 있어 여전히 매력적이다. 섬유질은 염증에 대항해 싸울 뿐만 아니라, 당분의 소화를 방해하고(일부 제2형 당뇨병 예방에 도움이 된다), 포만감을 느끼게 하며(과식을 방지하는 효과가 있다), 소화기 내벽의 건강을 유지해 준다(일부 대장암 방지에 도움이 될 수 있다).

다음과 같이 쉽게 찾을 수 있는 식품 중에서 선택해 다양한 가용성·불용성 섬유질을 섭취하는 것이 바람직하다.

가용성 섬유질

- 콩과 완두콩
- 통곡물(오트밀, 통밀빵, 잡곡빵 포함)
- 모든 과일(특히 살구, 자몽, 망고, 오렌지 등 불용성 섬유질보다 가용성 섬유질을 더 많이 함유한 종류)

- 모든 채소(특히 양배추, 방울다다기양배추, 브로콜리, 청경채 등 가용성 섬유질이 풍부한 십자화과 채소)
- 아마인
- 질경이씨(대다수 상업용 섬유질 보충제의 기반이 되는 식물성 추출물인 질경이씨는 나쁜 콜레스테롤 수치를 낮추는 것으로 알려진 유일한 섬유질 보충제다)

불용성 섬유질

- 귀리 기울(종종 보충제로 먹는다)
- 각종 곡식의 기울을 기반으로 한 시리얼
- 잘게 자른 밀로 만든 시리얼
- 견과류와 씨앗류
- 콩과 렌틸콩
- 일반적인 과일과 채소

프로바이오틱스

프로바이오틱스 식품은 살아 있는 박테리아를 포함하고 있다. 활성 유산균 요구르트는 텔레비전 광고에 나오거나 슈퍼마켓에서 판매하는 프로바이오틱스 제품 중 가장 인기 있는 품목이다. 피클과 사워크라우트(소금에 절인 발효 양배추), 김치, 케피르(요구르트와 비슷한 맛이 나는 발효 우유 음료) 등도 프로바이오틱스 식품이다.

이런 식품 중 하나를 식사에 포함하면 장 내벽에 서식하는 해로운 박테리아를 줄이거나 몰아내 줄 유익한 균을 첨가함으로써 장내 마이크로바이옴을 재설정하는 데 도움이 된다. 장내 마이크로바이옴은 매우 복잡하고 사람마다 큰 차이를 보이기 때문에 각각의 프로바이오틱스 식품이 개개인의 마이크로바이옴에 미치는 영향을 정확히 예측할 수는 없다. 가장 좋은 방법은 다양한 프로바이오틱스 식품(모두 인체에 해롭지 않다)을 시도해 보고 결과를 살펴보는 것이다.

프로바이오틱스 보충제는 앞으로 눈에 띄게 성장할 것으로 예상되는 호황 사업 분야다. 건강식품 상점들은 이런 보충제들을 매우 다양하게 갖춰 놓고 있다. 일부는 식후에 먹는 알약 형태로, 일부는 냉장 보관이 필요한 형태로 판매된다. 장내 마이크로바이옴은 너무 복잡해서 지금으로서는 완전히 이해할 수 없어 어떤 것이 가장 효과적인 프로바이오틱스 보충제인지에 관한 전문적이고 의학적인 조언은 불가능하다.

또한 신뢰할 만한 프로바이오틱스 보충제는 10억 개의 박테리아를 포함하고 있지만, 장내 마이크로바이옴 생태계에는 100조 개의 미생물이 존재한다는 사실에 주목해야 한다. 프로바이오틱스 보충제는 장내 마이크로바이옴에 비해 박테리아 수가 10만분의 1밖에 안 되기 때문에 영향력이 미미하다고 할 수 있다. 하지만 낙관적으로 볼 때 마이크로바이옴을 자연적인 균형 상태로 만들 기회가 있다면 무엇이든 시도할 만한 가치가 있다. 보충제가 식품을 통해 프로바이오틱스를 얻는 방법을 대체할 수는 없지만 좀 더 손쉬운 선택이 될 수는 있다.

참고로 하루에 저용량 아스피린 한 알, 혹은 성인용 아스피린 반 알을 먹으면 항염 효과를 높일 수 있다. 아스피린은 심장 발작과 대장암, 흑색종, 난소암, 췌장암과 같은 몇몇 종류의 암 위험을 낮추는 것으로 입증됐다. 하지만 하버드 의대에 따르면 현재까지 가장 강력한 증거는 대장암에만 국한돼 있으며, 다른 결과는 증거가 빈약하다(아스피린을 다른 약물, 특히 항염이나 혈액 희석 효능을 지닌 약물과 함께 먹을 때는 사전에 반드시 의사와 상의해야 한다).

'그만둬야 할 것' 살펴보기

우리가 월요일의 권고 사항에서 제시한 선택 항목들은 전형적인 미국인 식단의 불균형에 대한 경고에 귀 기울여 온 사람들에게는 새삼스럽게 느껴지지 않을 것이다. 지금 당장 식단에 자연 유기농 식품을 첨가할 수 없다면, 먼저 과도한 염분과 당분, 지방부터 제거하는 것이 가장 좋은 방법이다. 하지만 고려해야 할 몇 가지 중요한 사항이 있다.

첫째, 가능한 한 빨리 개선을 시작한다. 건강에 좋지 않은 식품에 대한 갈망은 오래 지속될수록 더 심해진다. 당분과 염분이 많은 식단으로 삶을 시작하는 아이들은 곧 그것을 기본적이고 정상적인 식단으로 받아들여 적응한다. 당신이 어리거나 젊지는 않더라도 부모라면 가족 전체에 좋은 본보기가 되어야 한다.

둘째, 나이에 굴복하지 않는다. 나이 들수록 대체로 식사의 질이 떨어진다. 나이가 들면 우선 간편식 쪽으로 기우는 경향이 있다. 요즘 냉동식품 중에는 10년 전에 비하면 나트륨과 지방 함량이 훨씬 낮아 건강에 좋은 제품이 많이 포함돼 있어 이런 경향이 꼭 나쁘다고는 할 수 없지만 말이다. 또 노년층은 몇몇 식품에만 집중하는 모노 다이어트를 선호하는 경향도 있다. 이런 식습관은 나이가 들면 건강에 매우 해롭다.

팬데믹 시대의 평생 건강법

나이가 들수록 장의 효율성이 떨어지는데 이것은 무엇보다 우리가 젊었을 때처럼 비타민과 미네랄을 흡수하지 못한다는 의미다. 일부 연구에 따르면 망간이나 아연과 같은 미량 미네랄을 식단에 다시 포함함으로써 치매와 기억 손실의 영향이 극적으로 역전됐다. 의사들도 미네랄 부족의 심각성을 거의 염두에 두지 않지만, 나이가 들면 미네랄의 하루 필요량을 충족시키는 다목적 비타민을 먹는 것이 좋다. 더욱 좋은 방법은 잘 짜인 자연식 홀푸드 식단을 유지하는 것이다.

노화에 따른 장 효율성 저하에 신장 기능 저하가 더해지면 소변을 통해 배출되는 수용성 비타민(비타민 C와 B 복합체)이 부족해질 수 있다. 특히 식사에서 제거해야 할 것을 아직 포기하지 못했다면 이런 비타민의 보충제를 먹는 것이 도움이 된다.

셋째, 알코올을 끊는다. 알코올은 미국 사회 문화에서 일정한 위치를 차지하고 있으며, 대다수 사람이 어떤 식으로든 알코올을 섭취한다. 심장병 예방에서 알코올의 이점은 하루 한 잔(보통 저녁 식사 때 와인 한 잔)으로 제한할 때 타당한 것으로 보인다. 최근의 연구들은 프랑스 식단에서 높이 칭송받던 레드 와인의 이점이 레드 와인에 국한되지 않는다는 사실을 보여 준다. 레드 와인뿐 아니라 알코올 그 자체(하루 한 잔으로 제한할 경우)가 이롭다는 말이다.

하버드 의대의 건강 웹사이트에서는 적당한 알코올 섭취가 항염 효과를 낸다고 주장하는데, 이는 직관에 어긋나는 것처럼 보인다. 술을 많이 마시는 사람들의 빨간 코는 염증과 간 손상을 나타낸다. 알코올을 과도하게 섭취할 경우 항염 효과는 사라지고 오히려 염증을 유발하게 된다.

보통 술 한 잔은 쉽게 두세 잔으로 이어질 수 있다. 게다가 술을 마시는 사람 중 일정 비율은 알코올 의존증자가 된다. 나이가 들수록 외로움과 지루함이 커지고, 앉아서 생활하는 시간이 늘어나면서 더 많은 음주로 이어질 수 있다. 전체적으로 볼 때 알코올에는 큰 위험성이 따르기 때문에 술을 마실 때는 심각하게 고려해야 한다. 알코올은 최소한(외식할 때 와인 한 잔)으로 줄이는 것이 바람직하다.

넷째, 신선한 음식을 먹는다. 항산화제가 인기를 끌게 된 이유 중 하나는 유리기라고 알려진 혈류 속의 활성 산소에 대항하기 위해서다. 유리기는 다른 화학 물질에 재빨리 달라붙는 산소 원자를 말한다. 이 화학 반응은 예를 들어 상처 부위의 치유 반응에 전적으로 필요하므로 유리기가 무조건 '나쁘다'라고 말하는 것은 너무 단순한 논리다.

어쨌든 활성 산소 문제를 극복하는 간단한 방법은 신선한 음식을 먹는 것이다. 상한 식용유나 하루 이상 지난 남은 음식, 냉동실에 오래 보관해 변질된 음식 등은 버려라. 부패는 산화, 그리고 염증을 일으키는 미생물의 집합체와 관련이 있다.

사람들은 어떤 경우에도 식품의 부패를 원하지 않는다. 냉압착 방식으로 추출한 버진 올리브유는 염증 방지에 특히 효과적이지만, 공기에 노출되면 금방 상한다. 따라서 병을 냉장고에 넣어 두고 2~3일 동안 필요한 양만 상온에 보관하는 것이 좋다.

염증 방지를 위해 항염 식품 목록에 전적으로 집중하는 것으로는 충분하지 않다. 마찬가지로 다른 식품들을 해롭거나 건강에 좋지 않다고 단정하는 것도 바람직하지 않다. 우리는 독자 여러분이 염증을 일으키는 것으로 알려진 다음의 식품 목록을 읽을 때 상식을 활용해 융통성을 갖기 바란다.

제한하거나 피해야 할 음식

- 붉은 고기
- **포화 지방과 트랜스 지방**(예컨대 많은 가공식품에서 발견되는 동물성 지방과 수소를 첨가한 식물성 지방)
- 흰 밀가루 빵
- 백미
- 감자튀김
- 설탕이 든 탄산음료

다른 신뢰할 만한 출처에서는 여기에 다음 항목을 추가한다.

- 백설탕과 옥수수 시럽(주로 단맛이 별로 나지 않는 가공식품에 숨어 있다)
- 오메가6 지방산
- 글루탐산소다(MSG)
- 글루텐

우리는 항염 식단이 염증을 일으키는 식단보다 더 유익할 것이라고 생각한다. 정크푸드나 패스트푸드, 지방과 설탕이 많이 들어간 음식 등 건강에 위험하다고 입증된 식품은 염증과도 연관이 있기 때문이다. 염증과 만성 질환의 관련성은 무시할 수 없을 정도로 강하기 때문에 주의를 기울이는 것이 바람직하다.

오메가6와 오메가3

우리는 지난 수십 년 동안 콜레스테롤은 '나쁜' 지방이라고 들어 왔다. 콜레스테롤은 모든 세포에서 발견되는 생화학 물질로서 세포 발달에 꼭 필요한데도 말이다. 한편 오메가3 지방산과 관련해서는 정반대의 현상이 일어났다. 우리는 연어나 참치처럼 오메가3가 풍부한 냉수성 어류가 이롭다는 일반적인 권고에 따른다. 그러나 사실은 이보다 더 복잡하다.

오메가6라고 알려진 또 다른 지방산 그룹이 있다. 오메가3와 오메가6 양쪽 다 체내에서 생성되지 않기 때문에 식단에 필요하다. 하지만 과도한 오메가6는 염증과 연관성이 강한 것으로 드러났다. 더구나 이 두 지방산은 같은 식품에 함께 들어 있는 경우가 많기 때문에 오메가6의 해로운 영향이 오메가3의 이점을 상쇄할 가능성이 있다. 요컨대 이 두 지방산이 균형을 유지해야 한다.

모든 서구식 식단은 다가 불포화 식용유를 많이 사용하기 때문에 오메가6 함유량이 지나치게 높다. 하지만 옥수수와 콩, 해바라기 등 식물성 원료로 만들어진 이 식용유들은 심장 발작 위험을 낮춘다는 이유로 한때 건강에 매우 좋은 것으로 여겨졌다.

그러나 최근 연구에서는 그와는 사뭇 다른 방향의 증거들이 나오고 있다. (가공된 식물성 식용유를 거의 사용하지 않고 포장된 가공식품을 먹지 않는) 아메리카 원주민을 대상으로 한 연구에서 그들의 식단에 포함된 오메가6와 오메가3의 비율은 약 4 대 1로 나타났다. 이와 대조적으로 서구식 식단은 그 평균 비율이 16 대 1로 오메가6 함량이 15배에서 40배나 더 많은 것으로 드러났다.

오메가6 지방산 함량이 이렇게 높을 때는 오메가3의 이점이 차단된다. 이 분야에서는 유전학적 연구가 쉽지 않지만 수렵 채집인들 식단에서는 오메가6와 오메가3의 비율이 약 2 대 1로, 오메가6의 섭취가 요즘보다 더 적었을 것으로 추측된다. 일부 전문가는 오메가6와 오메가3의 체내 비율이 1 대 1에 가까워지는 것이 이상적이라고 말한다.

오메가6가 많이 함유된 식품으로는 식용유가 가장 대표적이지만, 다음과 같은 식품들도 있다.

오메가6 지방산의 주요 공급원

- 가공한 식물성 식용유(그중에서도 해바라기유와 옥수수유, 대두유, 면실유 등이 오메가6 함유량이 가장 높다)
- 대두유를 이용한 가공식품
- 곡물 사료로 키운 소고기
- '공장에서 키운' 닭고기와 돼지고기
- 방목이 아닌 방식으로 생산된 달걀
- 재래식으로 사육된 육류의 지방이 많은 부위

유감스럽게도 질병 예방에 효과적이라고 알려진 다가 불포화 식용유는 염증과 관련해서 심각한 결점을 지닌 것으로 밝혀졌다. 오메가6 함량이 낮으면서 오메가3 함량은 높은 유일한 식물성 기름이 아마유다. 홍화유와 카놀라유, 올리브유는 오메가3 함량이 특별히 높은 편은 아니지만 일반적으로 판매되는 식물성 식용유 중 오메가6 함량이 제일 낮은데, 그중에서도 올리브유가 가장 낮다.

또한 라드와 버터, 팜유, 코코넛유 같은 나쁜 포화 지방에 오메가6 함량이 낮아 혼란을 가중시킨다. 이것이 포화 지방과 다가 불포화 지방의 균형을 권고하는 이유 중 하나다. 하지만 정말 해로운 것은 자연 상태로 먹는 음식이 아니라 가공식품인 듯하다. 대두유는 값싸고 쉽게 구할 수 있어 수많은 포장 식품에 사용된다.

단시간 내에 몸집을 최대로 키우기 위해 곡물 사료로 사육해 얻는 소고기는 풀을 먹여 키운 소에서 얻는 고기보다 오메가6 함량이 훨씬 더 높다(소고기와 유제품 산업에서 항생제와 호르몬제가 광범위하게 사용되고 있다는 사실은 말할 것도 없다). 또한 공장에서 재래식 곡물 사료로 키워 생산되는 돼지고기와 닭고기, 공장식 양계장에서 생산되는 달걀에도 오메가6가 많이 들어 있다.

고기를 먹을 거라면 풀을 먹여 키운 소에서 나온 고기로 바꿀 것을 권한다. 또 자연적으로 키운(방목한) 닭, 그리고 그 달걀을 소비할 것을 추천한다. 하지만 '방목'이라고 해서 늘 신뢰할 수 있는 것은 아니다. 닭들이 여전히 재래식 먹이를 먹고 있을지도 모르기 때문이다. 물론 방목해 키운 동물의 고기를 소비하기가 항상 쉽거나 실행 가능한 선택 사항은 아니다.

풀을 먹여 키운 소에서 얻는 고기와 가금류 고기는 값이 비싸고 전문점에서만 파는 경우가 많다. 그러니 가능한 범위 안에서 선택하면 된다. 전반적으로 식단에 포함하는 지방산의 균형을 맞추는 일은 일단 문제를 의식하기만 해도 쉬워진다. 이 문제는 식이 요법의 한 측면일 뿐이니 여기에 너무 집착하지 마라. '해야 할 것' 목록에 있는 모든 항목이 우리가 지향하는 홀푸드 섭취와 단계별로 조화를 이룰 수 있다.

지방산 균형을 맞추는 방법

- 음식을 조리할 때 홍화유와 올리브유를 사용한다. 카놀라유는 그만큼 좋지는 않지만 그런대로 괜찮다.
- 호두와 아몬드, 피칸, 브라질너트를 포함한 무염 또는 저염의 나무 견과류를 섭취한다. 땅콩과 캐슈너트, 마카다미아 같은 지방이 많은 견과류의 섭취를 제한한다.
- 무염 치아씨와 해바라기씨, 호박씨, 대마씨, 아마인 등 씨앗류를 먹는다.
- 지방이 많은 생선을 먹는다. 섭취량을 일주일에 170그램 이하로 제한한다. 채식주의자라면 호두와 아몬드, 씨앗류 등 지방이 적은 나무 견과류를 더 많이 먹는다.
- 식품 성분 분석표에서 대두유 함량이 높은 포장 식품을 피한다.
- 요리할 때 대두유, 해바라기유, 옥수수유를 사용하지 않는다.
- 재래식으로 사육한 소, 돼지, 닭에서 얻은 고기를 줄이거나 끊는다.
- 육류와 가금류를 구입할 때는 지방이 적은 살코기를 선택하고, 지방이 많은 부위는 제거한 뒤 조리한다.

음식물과 보디마인드의 상호 작용은 매우 흥미로우면서도 복잡하다. 우리는 독자들에게 심층적인 정보를 제공하고 싶었다. 하지만 실용적인 측면에서 볼 때 개개인의 페이스를 따르는 것이 중요하며, 식단을 바꾸는 것은 단거리 달리기가 아니라 마라톤이라는 사실을 기억해야 한다. 당신이 어떤 선택을 하느냐보다 시간이 지나도 그 좋은 선택을 유지하는 것이 중요하다.

식단 변화와 관련한 우리의 실행 계획이 몸의 전인적 시스템을 치유하는 과정에서 각자가 취할 수 있는 가장 간단하면서도 직접적인 단계를 포함하는 이유가 거기 있다. 모두가 그 간단하면서도 직접적인 단계에 우선순위를 둬야 한다.

하지만 현재의 추세가 계속된다면 장내 마이크로바이옴과 그것이 염증과 어떤 연관성이 있는지에 훨씬 더 많은 초점이 맞춰질 것이다. 식이 요법은 우리의 전인적 시스템 접근법에서 단지 하나의 요소일 뿐이다.

장내 마이크로바이옴을 치유하고 균형을 잡기 위해 정말 의미 있는 일을 하려면 보디마인드 전반의 관점에서 생각할 필요가 있다. 라이프 스타일과 장내 마이크로바이옴에 대해 현재까지 가장 좋은 정보를 모아 놓은 목록을 소개한다. 여기 제시된 라이프 스타일에는 월요일의 실행 계획에서 다루는 모든 선택 사항이 포함되지만, 거기서 몇 걸음 더 나아간다.

건강한 장내 마이크로바이옴을 위한 최적의 라이프 스타일

- 지방과 당분, 정제 탄수화물을 적게 먹는다.
- 장내 박테리아의 먹이가 되는 프리바이오틱스를 충분히 섭취한다(통과일과 통채소, 통곡류에 함유된 섬유질).
- 화학적으로 가공된 식품을 피한다.
- 알코올 섭취를 중단한다.
- 프로바이오틱스 보충제를 먹는다.

- 요구르트와 사워크라우트, 피클 등 프로바이오틱스 식품을 섭취한다.
- 염증을 더 키우는 식품의 섭취를 줄인다.
- 갓 짜낸 오렌지주스처럼 항염 효과가 있는 식품에 집중한다.
- 스트레스 관리를 부지런히 한다.
- 분노와 적개심 같은 격앙된 감정에 주의한다.
- 질염 등의 염증과 스트레스의 의학적 원인을 확인해 치료한다.
- 체중 증가를 조절한다.

보다시피 염증에서 완전히 자유로워지려면 전반적으로 치유의 라이프 스타일을 유지해야 한다. 우리가 여기서 염증을 줄이는 단 하나의 좋은 방법으로 식이 요법에 초점을 맞추는 이유다. 체중 감량이나 스트레스 관리와 같은 삶의 다른 측면은 전반적인 웰빙을 위한 것이지 특별히 염증 방지를 위한 것이라고 따로 떼어 이야기할 필요가 없기 때문이다.

chapter 2

화요일 : 스트레스 줄이기

오늘의 권고 사항 — 하나만 선택한다

해야 할 것

- 명상을 한다.

- 요가 수업을 듣는다.

- 마음 챙김 호흡을 한다.

- 휴식 시간과 조용히 보내는 시간을 미리 정해 놓는다.

- 마음의 중심 잡기 수련을 한다.

- 스트레스의 각 단계를 인식한다(134쪽 참조).

그만둬야 할 것

- 스트레스 상황을 가중시키지 않는다.

- 삶에서 자신에게 스트레스 주는 사건들을 무시하지 않는다.

- 스트레스에서 가능한 한 빨리 벗어난다.

- 반복되는 스트레스를 해소한다.

- 좌절감 때문에 참아 오던 문제를 검토한다.

- 불규칙한 습관을 규칙적인 일상으로 바꾼다.

보통 보이지 않는 곳에 숨어 있어 모르고 지나치기 쉬운 만성 염증과 달리 스트레스는 잘 보이는 곳에 숨어 있는 적이다. 많은 사람이 거의 매일 반복적으로 같은 스트레스 요인에 직면한다. 과도한 소음과 서두름, 가정과 직장에서의 중복되는 요구, 어딜 가나 피할 수 없는 감각 과부하, 교통 체증으로 인한 짜증, 그리고 해야 할 일을 하기에는 너무 부족한 시간 등등.

모든 외적 스트레스 요인의 공통점은 압박감이다. 압박감이 어떤 느낌인지는 누구나 알고 있다. 만약 외적 스트레스 요인이 진짜 문제라면 스트레스를 해소하는 것은 신발에 들어간 돌멩이를 제거하는 일보다 훨씬 더 쉬울 것이다. 불편함이 느껴지면 빨리 대처할 수 있을 테니까 말이다.

하지만 알다시피 스트레스는 그것보다 훨씬 더 복잡한 경우가 많다. 우리 모두가 그렇게 많은 스트레스를 참아 낸다는 것은 우리가 그 스트레스를 얼마나 형편없이 다루는지를 보여 주는 증거다. 우리는 당신이 오늘 바로 스트레스를 확실히 줄이기 시작하길 바란다. 매일매일 스트레스를 잘 참아 낼 수도 있지만 그것이 점차 쌓여 갈수록 세포는 악영향을 받는다.

제1부 챕터 5에서 우리는 스트레스가 사람들에게 어떤 영향을 미치는지 세 단계로 설명했다. 처음에는 그 영향이 심리적·정신적으로, 그다음에는 행동으로, 그리고 궁극적으로는 신체적 손상의 형태로 나타난다. 고혈압이나 소화기 질환과 같은 증상이 나타나는 셋째 단계까지 참고 기다리는 것은 매우 근시안적인 태도다. 스트레스는 그보다 훨씬 앞서 우리를 지배하게 된다.

스트레스가 우리를 지배할 때

사람들은 늘 스트레스에 대해 불평하고 끊임없이 그것이 끼치는 악영향에 대해 들으면서도 문제 해결을 위해 거의 아무런 노력도 하지 않는다. 뭐가 잘못된 걸까? 우리가 화요일의 권고 사항에 제시한 항목들은 새롭거나 놀라운 것이 아니다.

명상과 요가가 좋다는 이야기는 하도 많이 들어서 사실 지금쯤은 훨씬 더 많은 사람이 그것을 받아들였어야 하지 않나 하는 생각이 들 정도다. 근무일에 휴식 시간과 조용히 보내는 시간을 미리 정해 놓는 것을 일상화해야 한다. 또한 스트레스가 많은 상황에서 마음의 중심을 잡는 법을 어려서부터 익혀야 한다.

태도 변화는 스트레스를 줄이는 첫 번째이자 가장 중요한 단계다. 태도를 바꾸지 않으면 일상생활의 압박에 대처하는 당신의 능력은 지금 수준에서 벗어나지 못할 것이다. 건성으로 이것저것 시도해 보기는 하지만 이렇다 할 결과를 얻지 못한다. 어떤 면에서 이런 상황은 속성 다이어트와 흡사하다. 대다수 사람이 알고 있듯이 단기간의 반짝 다이어트로는 살이 빠지지 않는다. 다이어트를 하는 사람 중 2킬로그램 이상을 감량해 2년 동안 유지하는 경우는 2% 미만이다.

하지만 이런 암울한 현실에서도 미국인들은 끊임없이 다이어트를 하고, 최신 유행 다이어트를 주장하는 사람들은 많은 돈을 벌어들인다. 다시 말해 사람들은 애초에 되지도 않을 일을 계속해서 반복한다. 그리고 많은 사람이 스트레스에 대해서도 똑같이 행동한다.

당신이 스트레스에 대한 태도를 바꿀 수 있도록 애초에 전혀 효과가

팬데믹 시대의 평생 건강법

없던 방식들을 소개한다.

우리가 스트레스에 번번이 지는 이유

- 평소에 약간 스트레스를 받는 것은 정상이라고 생각한다.
- 외적인 힘에 직면했을 때 무력하게 느낀다.
- 정신적 고통의 징후(짜증, 피로, 정신적 둔감 등)를 무시한다.
- 스트레스 대처법이 너무 제한적이다.
- 스트레스를 참는 것이 해롭지 않다고 여긴다.
- 자신이 얼마나 스트레스를 많이 받고 있는지 알지 못하거나 부정한다.
- 스트레스를 발판 삼아 성공하는 것이 가능하다는 말을 들었다.

이런 믿음과 행동은 오히려 문제를 키우지만 각각에 진실의 일면이 있다. 시끄러운 도시에 살거나 공사장에서 일한다면 주위의 소음을 스스로 통제할 수 없다. 스트레스를 참는 것이 무해하지는 않지만 교통 체증에 갇혀 있거나 집 안에 갓난아기가 있다면 문제 해결을 위해 시도해 볼 수 있는 일은 많지 않다.

누구도 스트레스 때문에 성공할 수는 없다. 하지만 일부 야심만만하고 성공한 사람들은 스트레스를 많이 받는 상황에 대한 욕구 때문에 성공했다고 주장한다. 그런 상황이 자신이 승자라는 사실을 더 확실하게 증명해 준다고 생각하기 때문이다. 이런 진실의 일면은 사람들이 마주하고 싶어 하지 않는 한 가지 현실을 은폐하는 역할을 한다. 그것은 바로 '스트레스는 현대 생활의 유행병'이라는 사실이다.

이해를 돕기 위해 예를 들어 보자. 젊은 남편이자 아버지이며 사회에서 출세의 길을 밟아 가는 A씨의 평범한 하루를 들여다보자.

A씨는 아침에 조금 늦게 일어나 출근 준비를 서두른다. 다른 방에서 아이들이 싸우는 소리를 듣고 그만두라고 소리친다. 문밖으로 나가는 길에 그는 아내에게 키스하면서 너무 급해 아침 식사를 할 시간이 없다고 말한다.

출근길에 교통 체증에 시달린 그는 좋지 않은 기분으로 사무실에 도착한다. 상사가 손목시계를 보며 그에게 중요한 프로젝트의 마감일이 다가왔음을 상기시킨다. 직원회의에서 팀 전체가 일의 성과를 빨리 내라고 압박을 받는다. 회의가 끝난 뒤 A씨는 커피와 함께 도넛을 먹으며 느긋한 시간을 갖는다. 점심때 약간 죄책감을 느끼면서 술을 한잔 마신 그는 오후에는 긴장이 좀 풀린다. 퇴근 시간에는 교통 체증이 심하지 않아 집에 도착할 무렵 기분이 꽤 좋다.

집에 돌아온 A씨는 늘 그러듯이 아이들과 잠깐 놀아 준 뒤 몇 시간을 컴퓨터 앞에 앉아 보낸다. 그의 아내는 이런 남편의 행동을 참는 법을 배웠다. A씨는 자극적인 뉴스 사이트에서 빌어먹을 정치인들의 소식을 보면서 분노한다. 잠자리에 들기 전 그는 사무실에서 들고 온 일거리를 꺼내 일을 시작한다. A씨 부부는 여전히 활발한 성생활을 하고 있지만, 오늘 밤은 두 사람 다 너무 피곤하다. 하긴 언제나 주말이 있으니까.

이 이야기는 수많은 사람이 평일을 어떻게 보내는지 희화화하려는 게 아니다. A씨가 하루하루 맞닥뜨리는 모든 일이 스트레스 요인이지만, 미국 사회의 기준으로 보면 그는 꽤 괜찮은 삶을 영위하고 있거나,

그렇게 되기 위해 필요한 일을 하고 있다. 미국 사회에서 스트레스가 새로운 주제로 떠오른 한 세대 전, 누군가의 평범한 하루는 줄담배와 훨씬 더 많은 알코올의 섭취, 가정에서 여성이 갖는 더 많은 부담을 포함했을지 모른다.

의학은 스트레스의 영향에 대해 후성 유전학적 차원에 이르기까지 방대한 지식을 확보했다. 후성 유전학에서 부정적인 경험은 유전자 활동을 변화시킬 만큼 강한 영향을 준다. 그러나 이런 지식은 각자가 삶을 어떻게 영위할지에 대한 생각의 변화로 이어지지 못했다. 우리는 당신이 일상생활에서 스트레스를 줄이는 자의식적 접근법에 친숙해지기를 바란다.

'해야 할 것' 살펴보기

스트레스와 관련된 모든 권고 사항은 교감 신경 항진 상태에서 벗어나는 데 초점을 맞춘다. 우리는 제1부 챕터 5 전체를 이 문제에 할애했다. 스트레스의 반대는 긴장 완화다. 명상과 요가 같은 수련은 단순한 신체적 긴장 완화뿐 아니라 정신적 평화와 고요의 추구를 훨씬 넘어선다. 하지만 모든 것은 긴장 완화에서 출발한다. 긴장을 풀지 못하면 우리의 보디마인드는 스트레스로 인한 혼란에 사로잡혀 더 섬세한 경험을 뒷받침할 능력을 발휘할 수 없기 때문이다.

우리 두 저자는 높은 의식을 바탕으로 하는 동양적 지혜의 전통을 강력히 지지한다. 우리는 고차원적 의식에서 비롯되는 더 높은 차원의 치유를 지지한다. 하지만 가장 중요한 것을 먼저 한다는 원칙에 따라 우선 우리 모두는 보디마인드를 통틀어 기본적 긴장 완화 상태로 되돌아갈 필요가 있다.

명상

우리가 일주일 내내 추천할 수 있는 스트레스 감소 수련의 한 방식은 명상이다. 이는 명상의 전반적인 이점 때문이다. 지금까지 이 책에서 우리는 당신이 어떤 종류의 명상을 선호하든 제한을 두지 않았다.

마음 챙김 명상은 다음 세 가지 이유로 인기가 있다. 첫째, 호흡 명상은 힘들이지 않고 할 수 있다. 둘째, 가슴 명상은 몰두하는 성향을 가진 많은 사람에게 호소력이 있다. 셋째, 이 주제를 탐구할 수 있는 책과 웹사이트가 수없이 많다.

'최고의' 명상이 존재하는지를 증명하기 위해 다양한 명상법을 비교한 실험은 거의 없다. 사실 '최고'라는 용어는 적절하지 않다. 각자가 편안하게 느끼고 평생 수련할 수 있는 명상법이 최고의 명상이다. 사람들은 더는 아무런 이점을 느끼지 못할 때 명상 수련을 중단한다. 지속적인 개인적 성장을 감지할 때만 수련을 계속한다.

사실 개개인이 명상 수련을 계속하거나 중단하는 이유를 일일이 예측할 수는 없다(때로는 단순히 삶이 순조롭게 진행된다는 이유만으로 명상을 그만두기도 하는데, 이는 명상이 이미 제 역할을 다했다는 표시로 받아들여진다). 명상의 이점이 가장 잘 입증된 예는 고대 인도에 뿌리를 둔 만트라(주문)다. 수백 개의 만트라가 각각 특정한 효과를 지닌다. 궁극적인 효과는 깨달음, 또는 외부 사건에 방해받지 않는 완전한 자의식이다.

종교적 의미가 없는 단순한 만트라 기법은 다음과 같다.

조용하고 은은한 조명이 켜진 방에 앉는다. 1~2분 동안 눈을 감는다. 졸리면 명상을 시작하지 말고 누워서 잠깐 잔다.

정신이 집중되면서 호흡이 편안하고 규칙적으로 느껴질 때 '소훔'이라는 만트라를 조용히 되뇐다. 이 만트라를 5~20분 동안 반복한다. 개인의 상황과 명상을 즐기는 정도에 맞게 시간을 조절하면 된다.

만트라를 기계적으로 반복하지 않는다. 이것은 조용히 외치는 구호가 아니다. 만트라를 반복해야겠다는 생각이 들 때 '소훔'이라고 말하면 된다. 짧게는 몇 초, 길게는 몇 분 정도의 공백이 있을 수 있다. 만트라 명상은 사고 과정을 멈추는 게 아니라 마음이 자연스럽게 조용한 상태로 자리 잡도록 함으로써 마음을 진정시키는 것이다. 이 과정에 강요나 기계적인 것, 혹은 마법 따위는 개입되지 않는다. 만트라의 반복은 더 조용하고 차분한 상태로의 이끌림을 통해 마음을 안정시킨다.

명상 도중 생각이 끼어드는지는 중요하지 않다. 생각은 늘 끼어들게 마련이다. 생각은 명상의 자연스러운 부분이다. 그냥 자연스럽게 다시 만트라로 되돌아가면 된다. 만트라를 얼마나 자주 반복해야 하는지에 대한 규정 같은 것은 없다. 한 번 외우고 나서 깜빡 잠이 들어도 훌륭한 명상이다. 당신에게 그 휴식이 필요했던 것이다. 또 만트라를 한 번 외우고 나서 깊은 명상으로 들어간다면 그 역시 훌륭하며, 그 사이의 어떤 상태라도 마찬가지다.

명상은 스트레스 해소를 통해 보디마인드의 균형을 재조정할 수 있도록 해 준다. 스트레스가 풀리는 과정에서 어떤 감각이나 사고가 일어날 수 있다. 이것은 정상적이고 효과적인 명상의 과정이다. 신체적 감각이 너무 강하면 만트라를 쉽게 떠올릴 수 없다. 그럴 때는 그 감각이 느껴지는 신체 부위에 주의를 집중한다. 어떤 식으로든 변화를 주려 하지 말고 그 감각에 의식을 실으면 된다. 잠시 뒤면 그 감각이 희미해질 것이다. 만약 그렇지 않고 계속 불편함을 느낀다면 몇 분 동안 눈을 뜨고 있으면 된다. 그래도 불편함이 사라지지 않으면 편안해질 때까지 누워서 쉰다(실제로 통증이 지속된다면 의사와 상담해야 한다). 부정적인 생각이 떠올라도 개의치 않는다. 그런 생각은 떠올랐다 사라진다. 그것은 명상의 자연스러운 양상이다. 하지만 부정적인 생각이 압도적으로 느껴지면 눈을 뜨고 그 생각이 가라앉을 때까지 편안하게 호흡한다. 일단 강렬한 생각이 가라앉으면 명상을 다시 시작할 수 있다.

지정된 시간이 지나면 긴장을 풀고 명상 상태를 즐긴다. 눈을 감은 채 편안하게 호흡한다. 긴장이 풀린 상태에 완전히 동화되려면 5분 동안 누워 있으면 된다. 상황이 허락한다면 서두르지 말고 천천히 일상으로 되돌아간다.

명상을 얼마나 자주 하느냐는 각자의 판단에 달렸다. 명상을 라이프스타일의 영구적인 한 부분으로 받아들이기로 했다면 하루 두 번, 아침과 저녁에 하는 것이 바람직하다. 많은 사람이 명상 수련에 도움을 받기 위해 명상 단체에 가입하거나 수련회에 참가한다. 다시 말하지만 이것은 개인적인 선택이다. 하지만 단체에 가입했을 때의 한 가지 이점은 명상 수련을 중단할 확률이 낮아진다는 것이다.

마음 챙김 호흡
마음 챙김 호흡은 스트레스를 받는다는 느낌이 들 때 해소책으로 사용한다. 앞에서 사무실에서의 마음 챙김과 관련해 이 기법을 언급했다. 책장을 앞으로 다시 넘길 필요가 없도록 여기서 그 지침을 다시 소개한다.

우선, 가능하다면 혼자 있을 수 있는 조용하고 조명이 은은한 방을 찾는다. 그리고 눈을 감고 마음의 중심을 잡는다. 그런 다음 깊고 편안하게 호흡한다. 넷을 셀 동안 숨을 들이쉬고, 여섯을 셀 동안 내쉰다. 만약 이렇게 하기가 너무 힘들거나 숨이 차다면 억지로 할 필요는 없다. 숨쉬기가 편안해질 때까지 정상적으로 호흡한 뒤 다시 마음 챙김 호흡으로 돌아간다. 마음 챙김 호흡을 최소 10회 한 다음 더 필요하다고 느끼면 5~10분 동안 계속한다.

'그만둬야 할 것' 살펴보기

화요일의 '그만둬야 할 것' 선택 사항은 당신이 유지하고 싶은 마음이 들 수도 있는 스트레스 상황으로부터 당신을 분리시키는 것과 관련 있다. 이것들은 주로 순간적인 긴장을 유발하는 사소한 문제다. 하지만 이런 사소한 것들조차도 불필요한 스트레스 반응을 일으킬 수 있다.

중요한 것은 자신의 마음과 몸에서 느껴지는 감각에 주의를 기울이는 것이다. 화요일 하루 동안 여러 차례 스스로에게 긴장감이나 불편함, 답답함, 압박감이 있는지 물어본다. 이런 느낌은 신체적일 수도, 정신적일 수도 있다. 신체적이건 정신적이건 스트레스인 것은 마찬가지다. 오늘 당신의 목표는 자신을 부정적인 상황에서 분리해 홀로 있으면서 편안하고 균형 잡힌 상태를 되찾는 것이다.

스트레스가 우발적인 것이 아니라면 더 많은 게 요구된다. 우리는 많은 사람의 삶이 스트레스에 압도당한다는 사실을 심각하게 받아들인다. 그들이 스트레스와 얽힌 관계를 끊을 수 있도록 하기 위해서는 그 문제와 해결책에 관해 심도 있게 논의해야 한다.

심층 스트레스의 내막

외적 스트레스 요인은 일반적으로 연구자들이 가장 관심을 쏟는 분야다. 생쥐는 실험실에서 유용한 실험 대상이다. 하지만 그들은 인간에 비견되는 내적 삶을 갖고 있지 않기 때문에 실험 쥐를 대상으로 한 스트레스 연구는 외부의 신체적 스트레스 요인들을 중심으로 이루어졌다. 한 유명한 연구에서 실험 쥐들은 아주 작은 규모의 무해한 전기 충격을 방출하는 금속판 위에 올려졌다.

충격은 무작위로 가해졌다. 불과 며칠 뒤 쥐들은 면역 체계에 광범위한 손상을 보였다. 그들은 신경질적이고 기이하게 행동했다. 그중 일부는 너무 쇠약해져서 완전히 탈진하거나 죽었다. 무해한 충격이 이런 급격한 악화를 초래한 이유는 눈에 보이지 않는 요인, 즉 예측 불가능성 때문이다. 그 충격에 대한 예상은 쥐들의 머리 위에 걸려 있는 다모클레스의 검(언제 닥칠지 모르는 신변의 위협)과 같았다. 또 다른 충격이 반드시 닥치리라는 사실을 알면서도 그것이 언제가 될지 예측할 수 없게 되자 쥐들은 끊임없이 내적 스트레스를 받게 됐다.

우리는 이것을 인간에게 적용해 볼 때 스트레스는 무작위적이고 예측할 수 없으며 반복적이고 통제가 불가능할 때 더 심해진다고 이미 언급한 바 있다. 하지만 실험 쥐 연구는 또 다른 중요한 사실을 말해 준다. 내적 스트레스는 외적 스트레스만큼 강력하거나 더 강력하다는 사실이다. 고통에 대한 예상은 고통 그 자체만큼이나 우리를 괴롭힌다.

이런 사실은 스트레스를 줄일 수 있는 열쇠를 제공한다. 안쪽으로부터 접근하라는 것이다. 외적 스트레스 요인을 조절하기는 어렵지만, 그에 대한 인식과 해석을 조절할 수는 있다. 많은 사람이 좋아하는 차이콥스키의 '1812 서곡'을 연주회장에 가서 감상한다고 상상해 보자.

그곳에서 연주가 클라이맥스에 달했을 때 심벌즈가 울려 퍼지는 소리를 듣는 것과 길거리에서 낯선 사람이 따라오며 당신 귀에 대고 심벌즈를 두들겨 대는 것을 들을 때의 차이점을 생각해 보라. 심벌즈 소리라는 동일한 외부 자극은 매우 다른 내적 반응을 불러일으킨다. 아름다운 음악을 듣는 즐거움이 귀에 거슬리는 공격으로 변한다.

앞에서 우리는 신생아 부모들이 육아로 인한 스트레스 수준을 낮추기 위해 할 수 있는 일을 바탕으로 '급성 스트레스 대처법'(121쪽 참조)을 제시했다. 이제 우리는 그 전략을 일상 속의 만성적인 스트레스로 확장하기를 원한다. 만성적인 스트레스는 장기간에 걸쳐 가장 큰 피해를 주는 스트레스다. 하지만 외적 스트레스 요인에 대한 인식과 해석을 바꾸면 그 영향을 대폭 줄일 수 있다.

무작위성과 예측 불가능성

이 두 가지 요인은 서로 관련이 있다. 무작위적인 사건은 예측할 수 없기 때문이다. 우리가 스트레스를 이기지 못하는 요인 중 일부는 충격과 놀라움에 대한 욕구다. 우리는 이제 재난과 재해 등 끔찍한 뉴스를 주요 방송사보다는 케이블과 인터넷을 통해 접하게 되었다. 주요 방송사는 보도 주기가 24시간마다 한 번, 즉 하룻밤에 1시간에 불과하지만, 케이블과 인터넷 뉴스는 하루 24시간 계속되기 때문이다. 이런 변화는 나쁜 뉴스를 반복해서 보고 싶어 하는 열망을 강화했다.

폭력적인 비디오 게임과 액션·모험 영화는 상상 속에서 같은 욕구를 충족시킨다. 그러나 스트레스 반응으로 유발되는 아드레날린 폭발은 실제와 가상의 차이를 모른다. 그 결과로 설사 우리가 아드레날린 중독자가 되지는 않는다고 해도 어느 시점에는 우리 내부 어딘가에 극심한 갈등과 액션 위에 구축된 삶에 대한 긍정적인 이미지가 심어질 가능성이 있다(남성일 경우에는 그럴 가능성이 더 크다).

종합해 보면 무작위성은 우리 모두가 이미 적응한 일상적인 혼란이 됐다. 우리는 혼란을 삶의 불가피한 측면이 아니라 스트레스 수준을 높이는 요인으로 볼 필요가 있다. 물론 인생은 언제나 예측할 수 없고, 창조적인 불확실성 같은 것도 존재한다. 예술가가 다음에 어떤 그림이나 음악을 창작할지 예측할 수 없다는 사실은 창조적인 행위가 가져다주는 기쁨의 일부다. 하지만 일상생활에서 혼란을 통제하는 것은 매우 중요하다. 혼란을 통제하고자 할 때 고려할 몇 가지 단계가 있다.

우선, 일상생활을 좀 더 규칙적으로 유지한다. 매일 같은 시간에 일어나고 같은 시간에 잠자리에 든다. 또 하루 세끼를 규칙적으로 먹는다.

둘째, 예측 가능한 라이프 스타일을 구축하고 불규칙한 행동을 통제

팬데믹 시대의 평생 건강법

한다. 이것은 어린 자녀를 둔 부모에게 특히 중요하다. 예측 가능성은 신뢰를 쌓는 데 도움이 되기 때문이다. 직장에서 예측 가능성은 충성심과 협력을 이끌어 내며, 인간관계에서는 친밀감을 형성한다.

셋째, 예측 가능한 것이 곧 지루하고 독창적이지 않음을 의미하지는 않는다. 다음과 같은 방법으로 예측 가능한 사람이 되도록 노력하라.

- 분노와 좌절감을 드러내지 않는다.
- 사람들 앞에서 다른 사람을 비난하지 않는다.
- 책임질 줄 아는 사람이 된다.
- 자신이 한 약속을 지킨다.
- 일의 마무리를 믿고 맡길 수 있는 사람이 된다.
- 개방적인 커뮤니케이션을 환영한다.
- 언제나 마음의 문을 열어 놓는다.
- 다른 사람들에게 그들 나름의 공간을 허락한다.

넷째, 스스로 예측 가능한 사람이 된 후 다른 사람들, 특히 가족 구성원들에게 당신의 예를 따르도록 격려한다.

다섯째, 미래의 위험에 대한 대책을 마련한다(예를 들면 적절한 보험에 들거나 질병 예방 수칙을 따르거나 자동차를 양호한 상태로 유지하는 것 등을 말한다).

여섯째, 문제가 발생했을 때 도움받을 수 있는 인맥을 형성하고, 다른 사람을 돕는 일에 기꺼이 나선다.

일곱째, 위기에 정면으로 대응한다. 상황이 전개됨에 따라 가족과 친구들에게 무슨 일이 일어나고 있는지 말한다. 자신을 고립시키지 않고 힘든 문제를 혼자 해결하려 하지 않는다.

통제력 부족

상황을 통제할 수 없다고 느낄 때 스트레스는 악화된다. 동물 실험에서 통제는 늘 실험자 손에 달려 있지만, 자연 세계에서 동물들은 지배력을 바탕으로 나름의 사회 체계를 만든다. 원숭이 무리의 우두머리 수컷은 자신의 지위를 보존하는 데 시간과 에너지를 소비한다. 한 마리의 수컷만이 그런 지위를 갖게 되며 그 아래 수컷들은 무리 속에서 자신의 자리를 찾아 그것을 받아들이게 된다.

하지만 인간 사회에서는 상황이 너무 복잡해서 동물 세계의 질서와는 무관해 보이는 경우가 많다. 신입 사원이 CEO가 되기를 꿈꾸기도 한다. 동물과 달리 인간은 희망하고, 기대하고, 열망하고, 전략을 짠다. 통제란 우리 내면의 신념을 주변 상황과 일치시키는 것이다. 만약 당신이 내면을 통제하고 있다고 느낀다면 상황을 통제할 능력이 있다.

외부 사건들이 당신에게 주도적인 위치를 허락하지 않을 수도 있다. 하지만 통제력을 잃지 않음으로써 스트레스를 극복하는 능력이 있다면 문제가 되지 않는다.

100대의 자동차가 극심한 교통 체증에 갇혀 있다고 상상해 보라. 만약 각각의 운전자를 심박수와 혈압, 두뇌 활동, 호흡 등을 측정하는 모니터에 연결할 수 있다면 사건의 내면적 해석에 따른 백 가지의 다른 반응이 나타날 것이다.

그중 스트레스를 가장 많이 받는 운전자는 다음과 같이 반응할 수 있다.

팬데믹 시대의 평생 건강법

- 불편함을 겪는 것에 대해 분노한다.
- 자신이 얼마나 자주 교통 체증에 갇히는지를 곱씹는다.
- 자신이 바라는 대로 일이 잘 풀리기를 기대하며, 그렇지 않으면 욕구 불만이 끓어오른다.
- 반사적인 분노에 굴복한다.
- 다른 운전자들을 바보라고 여기며 탓한다.
- 동승자들에게 토라져 짜증을 낸다.
- (약속이나 출근 시간에) 늦는 것에 대해 매우 불안해한다.

이런 감정을 어느 정도 느끼는 것은 정상이다. 하지만 A유형 성격(심장병 전문의들이 분류한 성격 유형의 하나로, 강한 승부욕과 경쟁심, 조급하고 완벽주의적 성향이 있는 성격을 일컫는다)에 가까운 사람들은 그 강도가 높아진다. 자신이 통제할 수 없는 상황에 맞닥뜨리면 만사를 자기 뜻대로 하려는 사람이 아니더라도 스트레스를 받게 된다. 그러나 자신이 항상 주도적인 위치에 있어야 한다고 생각하는 사람들은 기대에 미치지 못하는 상황에 대처할 때 더 불리하다.

지배적인 성격의 사람들과는 함께 살아가기가 어렵다. 그들은 자신의 방식이 유일한 방법이라고 생각하는 경우가 많기 때문이다. 사실 이것은 지배적인 성격의 특징이다. 그들의 또 다른 특징은 항상 변명을 하면서 다른 사람들을 비난할 방법을 찾는다는 것이다. 그들은 사소한 문제에 매달리는 완벽주의자로, 보고서에 철자가 틀린 단어가 하나만 있어도 마치 프로젝트 전체가 실패한 것처럼 비판적으로 본다.

그들의 요구는 완전히 충족되는 경우가 없다. 그들은 누군가를 칭찬하는 일이 거의, 또는 전혀 없다. 그들은 또 다른 사람들도 자기가 정한 가치와 기준에 따라 살기를 기대한다(마치 "내가 직접 하지 않을 일이라면 자네에게도 요구하지 않을 거야"라고 말하는 사장님처럼 말이다). 그들은 감정적으로 매우 예민하고 불안하며 감정 표현을 두려워한다. 감정 표현은 약점과 취약성을 드러내기 때문이다.

이런 성향은 어떤 상황이 통제 불능이라고 느낄 때 도움이 되지 않는 반응을 이끌어 낸다. 우리 모두가 어느 정도는 자신의 의지를 타인에게 강요하고, 압력을 가하고, 자신의 방식이 유일한 방법이라고 주장하고 싶은 유혹을 받는다. 하지만 이 문제를 내면에서 바라보면 근본 원인은 불안과 두려움이다.

불안을 잠재우려면 통제력 회복이 필수적이다. 먼저 내적 통제력을 되찾은 다음 외부 상황을 무질서의 위기에서 구하기 위해 노력해야 한다.

여기서 고려해야 할 몇 가지 단계가 있다.

첫째, 마음의 중심을 잡는 법을 배운다. 이것은 명상 수련으로 자연스럽게 발전하는 기술이다. 하지만 누구나 가끔 중심이 잡히는 느낌을 경험한다. 이는 침착하고 조용하고 의식과 관찰력이 깨어나며 안정된 기분을 뜻한다. 많은 사람이 이 감정을 가슴에서 느낀다.

둘째, 마음의 중심을 잡지 못할 때 그것을 인식하는 방법을 배운다. 이 상태도 누구에게나 친숙하다. 불안함, 정신없이 돌아가는 생각, 불확실성, 외부 상황에 대한 두려움, 두근거리는 심장, 얕고 불규칙한 호흡, 초조함, 근육 긴장과 긴장감 등이 특징이다.

셋째, 마음의 중심에서 벗어났을 때 언제든지 다시 돌아갈 수 있는 능력을 개발한다. 이 능력은 앞의 두 단계에서 비롯된다. 일단 중심에서 벗어났다는 사실을 인식할 수 있다면 되돌아갈 수 있다. 이를 위한 몇 가지 간단한 기법이 있다.

- 스트레스 요인이 무엇인지 인식한다.
- 스트레스를 유발하는 상황에서 벗어난다.
- 혼자 있을 조용한 장소를 찾는다.
- 눈을 감고 심장 부위에 주의를 기울인다.
- 마음 챙김 호흡을 한다. 넷 셀 동안 들이마시고, 여섯 셀 동안 내쉬면서 깊고 규칙적인 호흡을 한다.
- 시간이 있다면, 마음이 차분해지고 중심이 잡힌 다음 명상을 한다.
- 마음이 다시 편안해질 때까지 이 기법들을 시행한다.
- 스트레스를 유발하는 상황으로 서둘러 돌아가지 않는다. 스스로에게 스트레스 없는 마음 상태를 몇 시간 또는 하루 동안 유지할 수 있도록 허용한다.

넷째, 직장에서 당신이 통제할 수 없는 상황에 처한다면 그것에 대해 뭔가 조치를 취한다. 기업들은 노동자들이 스스로 결정을 내리고 더 많은 책임을 받아들일 수 있는 선택의 자유가 주어질 때 더욱 발전한다는 사실을 깨닫기 시작했다. 상부에서 시시콜콜한 세부 사항까지 모든 것을 통제하고 엄격한 규칙을 시행하는 직장에 꼭 남아 있을 필요는 없다. 더 많은 의사 결정 권한과 자신만의 해결책을 제시할 수 있는 자유를 상부에 요구해 보라. 이런 요구가 거부된다면 당신의 현재 위치를 똑바로 보고 그에 따라 계획을 세워라.

다섯째, 자신의 지배적인 태도를 점검한다. 정직하게 거울을 들여다보고 좀 더 수용적이고, 일방적 판단을 삼가며, 덜 비판적이고, 덜 까다로운 쪽으로 나아가라. 이것들은 자기통제를 위한 엄격한 접근법의 특징이다.

여섯째, 긴장을 풀고 자신에게 부담을 덜 주도록 주의를 기울인다.

일곱째, 상황을 자기 뜻대로 바꾸려고 하기 전에 상황에 적응하는 법을 배운다.

여덟째, 상황이 안 좋아도 명랑하게 대처하는 방법을 배운다.

아홉째, 다른 사람을 행복하게 하는 데 높은 가치를 둔다.

반복적인 스트레스

스트레스는 누적된다. 스트레스가 자주 반복될수록 더 심각한 손상을 일으킨다. 낙타 등이 부러지는 것은 하나의 지푸라기 때문이 아니라 그 전에 쌓인 수많은 지푸라기 때문이라는 말이 있다. 이 교훈은 너무도 단순하고 자명해서 그것을 반복해서 마음에 새길 필요조차 없다고 생각할 것이다.

하지만 사람들은 아무 생각 없이 자신을 반복적인 스트레스에 노출시킬 가능성이 크다. 노부부들은 몇 년 또는 수십 년 동안 똑같은 말다툼을 반복해 그것이 마치 하나의 의식처럼 굳어진 경우가 있다. 정치인들은 늘 거짓말을 일삼고 문제를 회피함으로써 우리의 혈압을 높이지만, 우리는 마치 정치가 시작된 이후 그런 일은 없었다는 듯 그들에게 기대를 걸고 실망하는 일을 반복한다. 또 부모들은 버릇없이 구는 자녀에게 언성을 높여 잔소리를 한다. 아이들은 그 말을 무시하거나 잠시 주춤하다가 다시 버릇없이 굴기 시작하는데도 말이다.

자초한 스트레스는 보통 반복적으로 나타난다. 앞에서 언급했지만 이것은 자신이 하는 행동이 소용이 있든 없든 아랑곳하지 않거나 '애초에 효과가 없던 행동을 계속하는' 범주에 속한다. 같은 맥락에서 사람들은 스트레스 상황을 계속 참는다. 이것은 자초한 스트레스의 수동적인 측면이다. 남편이 남들 앞에서 번번이 자신을 깎아내려도 한숨만 쉬는 아내, 아이들이 싸우는 것을 막지 못하고 속수무책으로 지켜보는 어머니, 상사가 부당하게 대우해도 이를 악물고 견디는 회사원, 반복적으로 처벌을 받아도 계속 문제를 일으키는 학생 등등.

자초한 스트레스의 수동적인 측면은 스스로 피해자가 되는 것이다. 당신이 그 일을 당해도 마땅하다고 느끼거나 멈출 수 없다고 생각하기 때문에 나쁜 일들이 반복되도록 하는 것을 뜻한다. 반면 자초한 스트레스의 능동적인 측면은 상황이 자신이 원하는 방식으로 돌아갈 것이라고 우기면서 똑같은 자기 파괴적 행동을 고집스레 반복하는 것을 말한다. 세포 차원에서 볼 때 이 두 측면은 동일하다. 저강도의 스트레스 반응이 계속해서 반복된다.

지금까지는 반복적인 스트레스에 대해 효과가 없는 행동을 살펴봤다. 그렇다면 어떤 행동이 효과적일까? 우리는 당신이 고칠 수 있는 것과 참아야 할 것, 그리고 피해야 할 것을 가늠할 필요가 있다고 생각하며 이전 책들에서도 그렇게 조언했다. 대다수 사람은 마음을 정하지 못하기 때문에 반복되는 스트레스를 참는다. 사람들은 이 세 가지 대안

사이에서 망설이다가 때로는 문제를 해결하려고 시도해 보기도 하고, 나쁜 상황을 참기도 하며(가장 흔한 초기 대응이다), 더 나쁜 상황이 닥치면 그냥 피해 버린다.

가정 폭력은 이런 혼란의 대표적인 예다. 학대받는 배우자가 용케 폭력적인 순간을 모면한다 해도 얼마 안 가 상황은 반복된다. 이렇게 극단적인 상황은 아니더라도 우리 모두는 우유부단함 때문에 반복되는 스트레스 상황을 견디는 경향이 있다. 계속 반복되는 스트레스의 종류는 사소한 것으로 시작할 수도 있지만, 작은 것이 쌓여 큰 문제가 되기도 한다. 그리고 나중에는 스트레스 요인 자체보다 억압된 분노와 억울함, 좌절감이 더 큰 피해를 부르는 상황에 이른다.

우유부단함은 고통을 예상할 때와 같은 긴장감을 유발한다. 이것은 우리가 앞에서 언급했듯이 고통을 실제로 경험하는 것만큼이나 스트레스를 주는 것으로 나타난다. 반면 결단력은 통제력을 회복시켜 준다. 결과가 완전히 좋다는 보장은 없지만, 기다리고 예상만 하는 대신 자기 나름의 삶을 살아갈 수 있다. 여기서 반복되는 스트레스에 대응하는 몇 가지 방식을 제시한다.

해결책 찾기

가장 우선적이면서도 제일 나은 선택은 항상 개선을 추구하는 것이다. 반복적인 스트레스 중 일부는 시끄럽고 어수선한 사무실에서 일하거나 아침 교통량이 많은 지역에서 통근하는 것처럼 외적인 요인에서 기인한다. 하지만 반복적인 스트레스 대부분은 인간관계에서 비롯된다. 그렇다면 난관에 부딪힌 관계나 피할 수 없는 사람이 끊임없이 스트레스를 주는 직장 상황을 개선하기 위해서는 어떻게 해야 할까?

첫째, 성공적으로 문제를 해결할 가능성이 얼마나 되는지 평가한다. 중요한 것은 상대방이 기꺼이 귀를 기울이고, 변화를 원하며, 화내거나 저항하지 않고 합리적으로 협상할 수 있으며, 합의 사항을 충실히 지키리라고 신뢰할 수 있느냐다. 이런 요구 조건을 모두 충족시키기는 꽤 어려운 일이며, 당신 스스로에게도 같은 질문을 던져 봐야 한다.

당신은 자신의 감정과 반응에 책임이 있다. 상대에게 책임을 돌리는 것은 늘 어떤 협상도 무산시킬 만한 감정적 차원에서 나온다. 또 죄의식은 양보로 이어지며 그것은 결국 억울한 감정을 낳게 된다. 관계가 얼마나 악화돼 있는가에 대한 평가도 해 봐야 한다. 소통 불능이거나 더 나아가 서로를 배척하는 상태에 이르렀다면 해결책이 보이지 않는다. 다른 대안을 생각하기 전에 먼저 어느 정도 의사소통 수준을 회복해야 한다.

둘째, 가능한 해결책들의 장단점을 기록한다. 그 목록을 천천히 수정하면서 항목을 추가해 나간다. 정말 효과적인 해결책을 찾으려면 오랜 숙고가 필요하다. 가능한 한 합리적이고 객관적으로 바라봐야 한다. 이것이 자신의 문제가 아니라 자신에게 조언을 구한 친구의 문제라고 보면 도움이 된다. 그 친구에게 각 해결책의 장단점을 어떻게 말할 것인가? 목록을 작성할 때 변경 사항을 채택한 후에도 두 사람이 부담을 동일하게 분담하는지 확인한다.

셋째, 숙고한 뒤 최선이라고 생각되는 해결책을 상대방에게 제시한다. 다양한 해결책이 나열된 목록을 협상 테이블에 내놓지 마라. 그것은 단순히 혼란을 야기할 뿐이다. 설사 개인적으로 마음에 걸리는 문제가 있더라도 첫 번째 협상 자리에서 불만을 터뜨리지 마라. 첫날부터 잘못된 문제를 일일이 따지고 싶은 유혹이 항상 있다. 이 유혹을 뿌리쳐야 한다.

대부분 상대방도 문제가 존재한다는 사실을 이미 알고 있다. 하지만 '우리 얘기 좀 해야겠어'라는 말은 종종 상대방에게 충격으로 다가간다. 일반적으로 첫 번째 협상은 15분 이내로 제한하는 것이 가장 좋다. 당신은 특정한 목표, 즉 자신이 염두에 두고 있는 해결책에 도달하기를 원한다. 하지만 상대방은 지금 일어나는 일을 이해하고 받아들일 시간이 필요하다.

변화를 먼저 원한 사람이 협상 주도 책임을 지게 마련이다. 그것은 곧 그 사람이 냉정함을 유지하고 상대방의 관점에 대해 가능한 한 공정한 태도를 보여야 한다는 의미다. 만약 당신이 문제 해결을 주도하는 쪽이라면 이런저런 문제가 불거져 나오지 않는 조용한 순간이 올 때까지 기다려라. 언쟁 중일 때, 상대방을 비난할 때, 술에 취했을 때, 자책감 혹은 죄책감이 들 때는 문제를 제기하면 안 된다.

넷째, 합의에 도달하면 합의 사항에서 당신에게 해당하는 부분을 이행하고 상대방에게도 똑같이 해 달라고 요구한다. 양측 모두 뭔가를 얻었다고 느끼고, 안심이 되며, 품위를 지킬 수 있는 방법을 찾지 못하는 한 협상은 결코 성공하지 못한다. 양측 모두 승리하는 윈-윈은 단지 이상에 불과한 게 아니라 유일하게 수용 가능한 결과다. 한쪽이 패배하는 경우 패배하는 쪽은 시간이 흐르면서 나쁘게 행동하는 경향이 있기 때문이다.

당신은 이 해결책에서 자신에게 해당하는 부분에 대해서만 책임이

팬데믹 시대의 평생 건강법

있다. 상대방에게 잔소리를 하거나, 의무 사항을 상기시키거나, 상대가 약속을 이행하는지 감시하거나, 해결책이 효과가 없을 때 상대에게 책임을 돌리는 것 등은 당신이 할 일이 아니다. 변화에 저항하는 모든 사람은 이전의 나쁜 행실로 되돌아가는 경향이 있다. 해결책에 대해 합의하면 바로 다음 만남 일정을 잡는 것이 좋다. 이렇게 하면 상대방이 합의 사항을 이행하는지 지켜보고 기다리는 긴장감을 없앨 수 있다.

마지막으로, 만약 해결책이 효과가 없다면 스스로 솔직하게 인정해야 한다. 문제 해결을 포기하는 대신 재협상을 하라. 이번에는 상대방에게 그가 생각하는 최선의 해결책은 무엇인지 물어라. 두 사람이 '지금까지 내 방식으로도 해 봤고, 네 방식으로도 해 봤어. 이제 어떻게 하면 되지?'라고 생각하는 단계에 이르면 타협에 더 쉽게 도달할 수 있다.

좋지 않은 상황 참기

대다수 문제는 방치할 때 더 악화한다. 그럼에도 우리는 모두 수동성이나 타성으로 인해 혹은 갈등을 피하고자 나쁜 상황을 참는 경향이 있다. 나쁜 상황은 갈등이다. 그것에 대해 침묵을 지키거나 부인하는 것은 갈등을 땅속으로 밀어 넣는 행위일 뿐이다. 너무 오랫동안 그렇게 참다 보면 문제가 공공연한 적대감으로 분출되고 그 후에는 협상이 훨씬 더 어려워진다.

커플들이 서로의 차이점을 극복하지 못하는 이유는 차이가 너무 커서가 아니라 쉽게 해결할 수 있는 시간이 지났기 때문이다. 오늘 당신이 인간관계나 직장에서의 스트레스를 참고 있다고 느낀다면 해결책을 찾기 위한 시간이 이미 지났다는 의미다.

참고 견디는 것이 가장 좋은 해결책일 때도 있다. 해결책을 찾을 가능성을 탐색했지만 성공하지 못했다면, 연필과 종이를 들고 나쁜 상황을 참는 것의 장단점을 적어 볼 필요가 있다. 종종 외적인 요인들이 있을 수 있다. 결혼 생활에 좌절을 느끼지만 자녀를 고려해야 할 수도 있고, 직장 생활이 불만스럽지만 다른 직업 전망이 보이지 않을 수도 있다.

누구도 주변 상황에서 완전히 자유로울 수 없다. 당신은 참고 견디는 것의 장단점을 평가할 때 '내게 좋다'나 '우리에게 좋다' 혹은 '내게 나쁘다'나 '우리에게 나쁘다'라는 문구를 사용하고 싶을지도 모른다. 대다수 사람은 감정적으로 스트레스가 많은 문제를 참는 것을 손실이나 패배, 희생, 또는 순교로 본다. 해결책에 이르지 못했기 때문에 현실적으로 어느 정도 근거가 있는 이런 감정에서 벗어나기는 어렵다.

따라서 참고 견디는 것의 긍정적인 측면에 집중할 필요가 있다. 부부들은 행복하지 않은 상태에서 함께 사는 방법을 찾기도 한다. 중요한 점은 이것이 그들 자신의 결정이지 의지에 반하는 함정이 아니라는 사실이다. 현재 상황을 평가할 때 당신은 가능한 한 당신의 결정에 만족하는 단계에 도달하기를 원한다. '내게 좋다'와 '우리에게 좋다' 항목에는 변명이 아닌 타당한 이유를 써넣어야 한다. 나쁜 상황을 참는 것은 언제나 타협이다. 하지만 만약 당신의 결정이 확고하지 않다면 당신이 포기하는 것이 훨씬 억울하게 느껴질 것이다. 그것은 마음에서 우러나 노숙자에게 10달러를 적선하는 것과 10달러를 도둑맞는 것의 차이와 같다.

마지막으로, 참고 견디는 이유와 관련해 다음과 같은 좋지 않은 표현을 사용하고 있지는 않은지 스스로 물어보라.

- 선택의 여지가 없어.
- 떠나는 게 두려워.
- 난 나 자신을 돌볼 수 없어.
- 난 고통받고 있지만 그건 중요하지 않아.
- 무슨 일이 있어도 신의를 지켜야 해.
- 모든 게 내 잘못이야.
- 시간이 지나면 괜찮아질 거야.

이런 반응은 공포와 죄책감에서 비롯된다. 이런 생각이 들면 한 걸음 뒤로 물러서서 이성적으로 '이게 정말 맞아?'라고 자문한다. 나쁜 상황을 참는 것이 현재 처한 환경에서 당신에게 최대한 긍정적인지 판단해 보라는 의미다.

상황에 등을 돌리고 떠나기

세 번째 선택 사항은 결정적인 돌파구를 만드는 것이다. 나쁜 상황을 참기로 하는 결정과 마찬가지로 그 상황에 등을 돌리고 떠난다는 결정 역시 일반적으로 너무 늦게 내려진다. 이런 결정은 상황에 대처하는 게 불가능할 때 감정적으로 강요된다.

이런 결정을 내리는 데는 여러 가지 타당한 이유가 있을 수 있다. 가장 좋은 경우는 스스로 홀로서기를 하겠다고 결정했을 때다. 늘 그렇듯이 중요한 것은 그 결정이 최후의 수단이나 절박함에서 비롯된 게 아니라 당신이 그것을 흡족하게 느낄 수 있어야 한다는 점이다.

연필과 종이를 꺼내 상황에 등을 돌리고 떠나는 것에 대한 장단점을 적어 보라. '다음에는 어떻게 될까?'라는 문구를 추가하는 것이 도움이 된다. 관계를 정리하거나 직장을 그만둠으로써 빚어지는 결과를 과소평가해서는 안 된다.

결렬은 상처를 낳게 마련이다. 깊은 상처가 치유되려면 언제나 예상보다 더 많은 시간이 걸린다. 상황에 등을 돌리고 떠나기의 긍정적인 측면은 때때로 긴장감과 불화, 적대감, 그리고 일반적인 스트레스에서 벗어나 안도하는 달콤한 시기로 접어들 수 있다는 점이다. 하지만 이 달콤한 시기는 종종 우울증과 죄책감, 불안감 등을 동반한 정서적 역풍으로 이어진다.

우리는 파멸을 예견하는 게 아니라 심리적으로 현실적인 예상으로 무장할 필요성을 말하는 것이다. 떠나기가 초래하는 역풍은 사람마다 다르다. 유감스럽게도 상황에 등을 돌리고 떠난다는 결정이 이기적인 동기에서 비롯되는 경우가 많다는 점은 인간의 본성을 말해 주는 것 같다.

결혼 생활이 깨지는 경우 복수심에 불타 자신의 이익만을 생각하는 것이 주된 동기가 된다. 무슨 수를 써서라도 자기 보호 함정에 빠지지 않도록 하라. 자기 보호 함정에는 두려움과 불안의 요소가 강력하게 작용한다. 자신의 내면에서 정확히 무슨 일이 일어나고 있는지 알아야 한다. 분노와 복수심이 결렬의 주된 동기인 경우 그런 감정들이 치유가 필요한 상처를 가리기 때문이다.

팬데믹 시대의 평생 건강법

chapter 3

수요일 : 항노화 활동

오늘의 권고 사항 ─ 하나만 선택한다

◯ 해야 할 것

- 명상을 한다.

- 노인을 지원하고 지지하는 모임에 가입한다.

- 가족 및 가까운 친구들과의 정서적 유대감을 강화한다.

- 종합 비타민과 미네랄 보충제를 먹는다(65세 이상일 경우).

- 휴식과 활동의 균형을 유지한다.

- 새로운 관심사를 찾는다.

- 도전 의식을 북돋우는 정신 활동을 한다.

✖ 그만둬야 할 것

- 앉아 있지만 말고 일어서서 종일 움직인다.

- 부정적인 감정을 점검한다.

- 자신에게 의미 있는 인간관계가 상처를 입었다면 치유한다.

- 나쁜 식습관과 식사의 불균형에 유념한다.

- 노화와 노인 차별에 대한 부정적인 고정 관념을 깊이 생각해 본다.

- 죽음의 공포를 치유하는 방법을 찾아본다.

노화 방지와 역행에 대한 좋은 소식은 그것이 현실적으로 가능해졌다는 것이다. 그런 바람이 단지 희망 사항에 불과하던 시대는 지났다. 의학계는 우리 몸이 나이가 들면서 어떤 일이 벌어지는지 갈수록 더 많이 알아 가고 있다. 사실 과거에 노화는 상당한 미스터리였다.

노화는 단 하나의 과정으로 진행되지 않으며, 인생 그 자체만큼이나 다차원적이다. 대다수 사람은 노화를 정의하는 것이 거의 불가능하다는 말을 들으면 놀랄 것이다. 사람들은 노화를 근육량 감소나 피부의 주름, 시력 저하 등과 같은 노화의 증상과 동일시한다. 하지만 감기의 증상이 실제 원인과는 동떨어져 있는 것처럼 노화의 증상도 그 원인과는 거리가 멀다. 콧물과 감기 바이러스의 관계가 그렇듯이 말이다.

현재 노화에 대한 연구는 유전적 변화에 초점을 맞추고 있으며, 앞에서 살펴봤듯이 유전자의 활동은 라이프 스타일로부터 큰 영향을 받을 수 있다. 요즘 사람들은 예전보다 더 오래 살기 때문에 50세 이후에는 제2의 인생에 접어든다고 말하는 것이 현실적이다. 완전한 능력을 갖춘 인간으로 발전하는 데 몰두하며 생의 첫 20년을 보내는 아이들과 달리, 50세의 성인은 그동안 습득한 풍부한 지식과 기술, 경험을 바탕으로 제2의 인생을 시작할 수 있다.

한마디로 지금 당신이 어떻게 노화하느냐(또는 하지 않느냐)에 따라 노년의 삶이 더 좋아질 수도 있고 꾸준히 나빠질 수도 있다. 유전자와 생물학의 영향에도 불구하고 그 결과는 대체로 당신이 어떤 선택을 하느냐에 따라 달라진다.

지금으로서는 노화라는 인류의 보편적인 경험을 단 하나의 원인이나 단 하나의 결과로 설명할 수 없다. 사회가 노화와 노인에 관해 어떻게 생각하느냐가 생물학적 현상만큼이나 중요할 수 있다.

또한 '당신은 당신이 생각하는 만큼만 늙었을 뿐'이라는 속담은 심리적 측면이라는 제3의 요소도 작용한다는 사실을 말해 준다. 종합하자면 노화의 과정은 매우 혼란스러우며, 다음과 같은 기본적인 사실들이 사람마다 다르게 적용된다.

- 이전에는 노화가 생물학적으로 30세 전후부터 시작돼 남은 생애 동안 1년에 약 1%의 신체적 기능 쇠퇴가 이루어진다고 여겼다. 하지만 이제 우리는 이런 관점이 노화의 증상과 연관돼 있었다는 사실을 깨달았다. 세포 차원에서, 그리고 후성 유전학 차원에서는 신체적 기능 쇠퇴 징후가 훨씬 더 일찍 시작될 수 있으며, 실제로 그렇다.

- 보디마인드 전체가 노화 과정의 영향을 받지만, 그 속도는 예측할 수 없다.

- 노화 과정은 매우 가변적이기 때문에 어떤 사람들은 실제 나이보다 생물학적으로 더 젊고, 어떤 사람들은 더 늙었다.

- 노화는 결국 몸의 한 기관(대개 호흡기)에 부전을 일으켜 사망에 이르게 한다. 사망 당시에도 대다수의 세포는 여전히 정상적으로 기능한다. 적어도 생명을 유지하기에 충분할 정도로 기능한다.

- 기억력과 근력, 정신력 등은 노화에 따라 기능이 저하되는 게 일반적이지만, 나이가 들면서 오히려 기능이 향상되는 사람이 적어도 극소수는 있다. 이는 노화가 불가피한 것이 아닐 수도 있다는 가능성을 제기한다. 그게 사실이라면 우리는 왜 노화할까?

이런 혼란에 직면해 의학은 노화를 질병 모델에 맞출 수가 없었다. 노화는 병에 걸리는 것과는 다르다. 노인들이 젊은이들보다 질병에 더 잘 걸리긴 하지만 말이다. 우주의 모든 근본적 힘에 대한 통합된 설명을 일컫는 '만물 이론'은 지난 수십 년 동안 추구해 온 물리학의 성배다. 하지만 의학에는 노화에 대한 모든 것을 통합적으로 설명할 만한 이론이 없다. 만약 당신이 감기에 걸리면 감기에 걸리는 거의 모든 사람처럼 일주일 남짓 증상을 보일 것이다. 하지만 노화는 수십 년에 걸쳐 진행된다. 같은 70세라도 노화의 정도는 개인마다 다르다. 우리 각자는 유일무이한 사람이고, 노화는 개개인의 독특함을 강조한다.

항노화는 노화 과정이 DNA를 중심으로 진행된다는 사실이 분명해진 지난 20년 동안 비약적인 발전을 이루었다. 이제 우리는 후성 유전학 덕분에 평생의 경험이 유전자의 활동에 끊임없이 영향을 끼쳐 장기간 지속되는 흔적을 남긴다는 사실을 알게 됐다. 특정 DNA 표지가 수년, 수십 년, 혹은 평생 지속되는지는 아무도 확실하게 말할 수 없지만, 결정적인 사실 한 가지는 부인할 수 없다. 우리의 라이프 스타일이 유전적인 결과를 낳는다는 점이다. 같은 유전체를 갖고 태어난 일란성 쌍둥이라도 70대에는 쌍둥이가 아닌 형제들만큼 다른 유전자 활동을 보인다. 때때로 그 차이는 완전히 낯선 두 사람 사이처럼 클 수도 있다.

항노화 분야에서 가장 최근의 중요한 발전은 노화 과정이 젊을 때 시작된다는 사실을 발견한 것이다. 대니얼 W. 벨스키가 이끈 2015년 듀크 대학 연구는 실제 나이(달력을 기준으로 몇 살인가)가 아니라 생물학적 나이(몸이 얼마나 늙었는가)에 초점을 맞췄다. 이전에 노화 과정 연구는 주로 라이프 스타일 관련 질병을 앓는 노인들을 대상으로 했다. 하지만 듀크 대학 연구팀은 954명의 젊은이를 대상으로 20~40세 시점에 노화의 생물 표지를 추적해 다음과 같은 결과를 얻었다.

"노화 속도가 빠른 사람들은 중년이 되기 전에 이미 신체 기능이 떨어졌고, 인지 저하와 두뇌 노화를 보였으며, 스스로 건강이 좋지 않다고 말했고, 더 늙어 보였다."

이 발견은 질병과 노쇠의 징후가 진전되기 수십 년 전부터 노화 방지를 위한 노력을 시작하는 데 도움을 줄 수 있다. 우리가 이 책에서 줄곧 보여 주었듯이 많은 장애는 증상이 나타나기 훨씬 전부터 시작돼 장기간 진행된다. 신체 전반에 영향을 미치는 노화 현상도 그중 하나다.

노화와 관련해 가장 신뢰할 만한 생물 표지를 찾는 것은 여전히 논쟁의 여지가 있다. 심층 신경망부터 T세포와 후성 유전학 표지에 이르기까지 다양한 가능성이 있다. 이 문제가 해결돼야만 항노화를 정확하게 측정할 수 있다. 현재까지는 노화를 측정하는 최적의 기준이 없다. 노화 과정이 놀라울 정도로 복잡하고 개개인에게 각기 다른 영향을 미친다는 사실을 고려하면 이것은 놀라운 일이 아니다. 하지만 어떤 기준으로 보더라도 노화 방지 책임은 각 개인에게 있다. 언젠가 노화를 막아 주는 특효약이 나오지 않을까 기다리기만 해서는 안 된다.

수요일의 권고 사항 중 한 항목을 선택할 때 명심할 사항이 있다. 노화 방식이 개인마다 다르듯이 항노화 방식도 각기 다를 것이라는 점이다. 노화 과정을 이해하면 할수록 노화 방지 프로그램을 더 효과적으로 개인화할 수 있다. 최근 연구에 따르면 일반적으로 노화에 영향을 미치는 가장 중요한 변수들은 다음과 같다.

성공적인 노화에 영향을 미치는 중요한 변수들

- 가족, 친구, 지역 사회와의 만족스러운 관계
- 정서적 회복력(좌절과 상실을 딛고 일어서는 능력)
- 스트레스 관리
- 식이 요법을 포함한 항염 요법과 분노, 적개심 같은 격앙된 감정 다스리기
- 매일 밤 숙면하기
- 명상, 요가, 마음 챙김 호흡
- 적당한 신체 활동(장시간 앉아 있는 것을 피하기 위해 자주 일어서서 움직인다)
- 노화와 시간의 흐름에 대한 긍정적인 태도
- 담배, 알코올 등 독소 피하기
- 젊은 마음가짐(호기심을 갖고 마음을 열며 늘 새로운 것을 배운다)

대체로 우선순위가 높은 것부터 정리한 이 목록은 어떻게 하면 나이를 잘 먹을 수 있는지에 대한 통찰력을 제공한다. 하지만 우리는 노화 과정의 모든 측면에서 염증이 매우 중요한 역할을 한다는 최신 노화 이론에 주목해야 한다. 이 이론은 아직 증명되지는 않았지만, 많은 라이프 스타일 관련 질병이 기본적으로 노년에 발생하며 낮은 수준의 만성 염증과 관련 있다는 점을 고려할 때 미래의 추세가 될 수도 있다.

치유의 라이프 스타일 모든 측면이 그렇듯이 눈에 띄는 노화 증상이 나타날 때까지 기다리면 너무 늦다. 노화는 다양한 영향으로 인한 점진적인 변화의 대표적인 예다. 항노화 또한 점진적으로 이루어지지만 전략은 명확하다. 당신의 보디마인드 속으로 매일 들어오는 긍정적인 인

풋을 최대화하고 부정적인 인풋을 최소화한다. 여기서 인풋은 모든 것을 포용하는 용어지만 최근 가장 신뢰받는 여러 연구에서 모든 사람이 관심을 집중해야 할 분야로 떠올랐다. 우리의 '해야 할 것'과 '그만둬야 할 것'의 권고 사항이 바로 이에 대한 것이다.

'해야 할 것' 살펴보기

'해야 할 것' 목록에서 나이를 특정한 선택 사항은 단 하나, '65세 이상일 경우 종합 비타민과 미네랄 보충제를 먹으라'는 것이다. 다른 선택 사항들은 현재의 복지 및 행복과 관련이 있다. 이것은 행복한 삶이 매일매일의 행복에 기초한다는 개념을 바탕으로 한 것이다. 노화와 관련해 가장 오랫동안 지속한 연구는 '하버드 성인 발달 연구'인데, 시작한 지 80년이 지났다. 연구팀은 하버드 대학의 뉴스 웹사이트인 '하버드 가제트(Harvard Gazette)'에 '훌륭한 유전자도 좋지만 기쁨이 더 좋다'라는 제목으로 연구 결과를 요약해 실었다.

이 연구는 1938년 하버드 대학 2학년생 268명을 평생 추적할 목적으로 시작했다. 나중에 연구 대상이 더 확대되고 다양해졌다. 2017년에는 원래 연구 대상자 중 19명만 생존해 있었는데, 현재 그들의 자손 1300명을 연구 중이다. 그들의 배우자와 보스턴 도심 빈민가에 거주하는 자원자들도 연구 대상에 포함됐다.

현재 이 연구를 이끄는 하버드 의대 정신과의 로버트 월딩어 교수는 이렇게 말했다.

"여기서 놀라운 발견은 우리의 인간관계와 그 관계에서 우리가 얼마나 행복한지가 건강에 강력한 영향을 미친다는 사실이다. 몸을 돌보는 것도 중요하지만 관계를 잘 유지하는 것도 일종의 자기 관리다. 난 이것이 뜻밖의 발견이라고 생각한다."

이 발견은 심장 질환에 대해 우리가 제기해 온 이전의 주장과 맞아 떨어진다. 예를 들면 사회적 지지를 받고 있는지, 또는 사랑을 표현해 주는 배우자가 있는지에 관한 답변이 누가 심장 질환의 증상을 보이고, 누가 그렇지 않을지에 대한 좋은 예측 자료가 된다는 것이다. 월딩어 교수는 그 반대의 경우를 이렇게 설명했다.

"외로움이 사람을 죽인다. 그것은 흡연이나 알코올 의존증만큼 치명적이다."

이 발견들은 잠정적이거나 상류층에만 국한된 것이 아니다. 하버드 대학 연구에 관한 기사는 이렇게 계속된다.

"이 연구는 돈이나 명성보다 가까운 인간관계가 사람들을 평생 행복하게 한다는 사실을 밝혀냈다. 이런 유대 관계는 사람들을 삶의 불만으로부터 멀어지게 하고 정신적·육체적 쇠퇴를 지연시키는 데 도움을 준다. 또 사회적 계급이나 IQ 또는 심지어 유전자보다 행복하게 오래 사는 삶을 더 잘 예측할 수 있게 해 준다. 이런 결과는 하버드 대학 졸업 생들과 연구에 참여한 보스턴 도심 빈민가 거주 자원자들 사이에서 전반적으로 사실임이 증명됐다."

우리의 '해야 할 것' 권고 사항은 이 중요한 발견에 초점을 맞췄다. 사회적 지지를 더 많이 받을수록, 그리고 인간관계에서 더 많은 행복을 찾을수록 그 영향은 평생 지속된다. 시대에 뒤진 것으로 간주하는 '구식' 노년기의 개념에서 '노후'라는 말은 '65세 이후는 사회에 아무 쓸모도 없이 흔들의자에 처박혀 지내는 시기'라는 의미를 완곡하게 표현한 것이다. 그뿐 아니라 사람들은 지금 이 자리에서 행복하기보다는 은퇴 후에 행복해지는 것을 삶의 주된 목표로 설정했다.

이런 사고방식은 전성기 동안 가능한 한 열심히 일하고, 행복은 은퇴할 때까지 미뤄 둘 것을 명했다. 말하자면 노년기가 되면 일할 필요가 없다는 것을 하나의 특권으로 받아들였다. 반면 주로 베이비붐 세대 사이에서 여전히 진화 중인 일련의 태도인 '신식' 노년기 사람들은 자신의 일이 유용하고 성취감을 주는 한 은퇴를 원치 않는다. 그래서 그들은 될 수 있는 한 오랫동안, 가능하다면 치명적인 병에 걸릴 때까지 건강한 상태를 유지하려고 한다.

'신식' 노년기에서 성장이 필요한 분야는 사회적 지지와 인간관계다. 많은 사람에게 행복은 여전히 개인적인 프로젝트이기 때문이다. 미국의 개인주의적 사고는 일본과 같은 공동체 사회나 거의 모든 유럽 국가처럼 사회 복지 정책을 가진 나라들과는 정반대의 지점에 서 있다. 우리의 '해야 할 것' 선택 목록을 보면 명상은 혼자 하는 게 당연한 것처럼 보인다. 하지만 명상 단체에 가입하는 사람들은 명상 수련을 계속할 가능성이 더 크다.

삶의 질을 측정하는 가장 유효한 척도는 당신이 얼마나 행복하며, 당신의 라이프 스타일이 당신을 얼마나 만족시키고 성취감을 갖게 했는가 하는 것이다. 경제적 안정을 목표로 직장 생활을 해 온 사람들은 종종 행복한 인간관계를 유지하는 데 필요한 초보적인 기술도 부족한 경우가 많다. 한정된 지면 탓에 여기서 이 문제를 충분히 다룰 수는 없지만, 초프라의 저서《완전한 행복(The Ultimate Happiness Prescription)》에서 제시한 몇 가지 요점을 소개한다.

- 행복은 예측하기 어렵다. 사람들은 더 많은 돈과 아기, 직장에서의 승진, 그리고 다른 외부 요인을 가질 때 더 행복해지리라 생각한다. 하지만 이런 기대와 실제로 더 행복해지는 것 사이에는 아무런 상관관계가 없다. 충분한 돈과 안정적인 생활이 행복의 중요한 요소이긴 하지만, 일정 정도를 넘어서면 돈을 더 많이 버는 것이 행복을 증대시키지 못한다. 오히려 한 사람의 삶에 더 많은 스트레스를 가하는 정반대의 결과를 가져오는 경우가 많다.
- 행복은 예측할 수 없기 때문에 미래를 위해 미루기보다는 지금 당장 추구해야 한다.
- 신체의 신진대사 기준점이 있듯이 우리는 감정적인 기준점을 갖고 있다. 감정적 기준점이 그날그날 우리의 기분을 결정한다. 사람들은 쓰라린 이별이든 경제적 손실이든 불행한 사건이 있고 나서 일반적으로 6개월 안에 각자의 기준점으로 다시 돌아간다.
- 이런 기준점을 고려하더라도 현재의 심리학적 해석에 따르면, 행복의 40~50%는 라이프 스타일의 선택에 달려 있다.
- 세계적으로 축적된 지혜를 바탕으로 볼 때도 인간 행복의 변덕스러운 본성은 외적인 행복 추구로 해결될 수 없다. 내면의 평화와 만족 속에 확립된 마음의 수준을 찾아야 불행의 문제가 해결될 수 있다. 이것은 '고통을 끝내는 길'을 다룬 제1부 챕터 10에서 우리가 내세운 주장과 일치한다.

'그만둬야 할 것' 살펴보기

'그만둬야 할 것' 목록에 제시된 선택 사항들은 핵심 주제인 '벗어남'을 중심으로 한다. 우리는 몸의 세포들만큼이나 삶에 대한 접근에 탄력적이어야 한다. 습관과 행동, 태도에 융통성이 없으면 세포들이 번성하고 위험에 강인하게 대처하는 능력이 점진적으로 감소한다. 보디마인드는 하루 24시간 수백 개의 하위 과정으로 운영되는 하나의 과정이다. 우리가 하는 어떤 경험도 그냥 넘어가지 않는다. 마음을 조이는 것은 주먹을 꽉 쥐는 것과 같아 어느 순간 경련을 일으킬 수 있다.

나이가 들수록 늘어나는 부정적인 태도를 살펴보는 일을 오늘 당장 시작하라. 부정적인 태도에는 다음과 같은 것들이 포함된다.

- 나이 드는 것은 끔찍해. 이제 내리막길밖에 안 남았어.
- 죽음은 생각만 해도 소름 끼쳐.
- 좋은 시절은 다 갔어.
- 과거가 지금보다 훨씬 좋았어.
- 내가 보살필 수 있는 것은 나 자신뿐이야.
- 사람들은 항상 나를 실망하게 해.
- 시간이 없어.

이런 태도와 믿음은 현실적으로 검증이 불가능하다. 이것들은 사실적인 이유가 아니라 감정적인 이유에 근거하기 때문이다. 모든 것은 우리가 자신의 삶과 미래에 대해 어떻게 느끼기로 하느냐에 달렸다. 나이드는 것에 관해 생각만 해도 싫고 두렵다면 노화에 대한 태도는 시간이 지날수록 점점 더 부정적으로 될 것이다. 머리가 희끗희끗해지는 것부터 관절의 통증까지 노화의 모든 새로운 징후는 노년기를 증오하고 두려워하는 또 다른 이유가 될 것이다. 신념 체계를 제한하는 것은 건강한 노화의 큰 장애물이다. 과거에 집착하지 않고 항상 뭔가를 고대하는 것이 우리의 마음과 몸, 정신에 매우 중요하다.

모든 믿음은 개인적인 창조물이므로 스스로 그것을 되돌리는 일도 가능하다. 우리는 금요일을 핵심 신념을 살펴보고 그것들을 어떻게 바꿀지에 할애한다. 하지만 여기서는 우선 수요일의 '그만둬야 할 것' 과정에 포함할 몇 단계를 소개한다.

- 오늘부터 당신에게 영감을 주는 행복한 노년층과 어울려라.
- 그와 동시에 젊은 사람들과의 관계를 구축하라.
- 노화에 관해 불평하는 대화에 참여하지 마라.
- 노화에 대한 모든 부정적인 믿음은 의식적으로 긍정적인 믿음으로 대체함으로써 극복할 수 있다. 몇 가지 예를 소개한다.
  - 나이 드는 것은 끔찍해. 이제 내리막길밖에 안 남았어.
  - → 내 인생은 이제부터 상승 곡선이야. 최고의 시기는 아직 오지 않았어.
  - 죽음은 생각만 해도 소름 끼쳐.
  - → 두려움은 아무것도 해결하지 못해. 이 문제도 마찬가지야.
  - 좋은 시절은 다 갔어.
  - → 내가 마음만 먹는다면 더 나은 미래를 만들 수 있어.

— 과거가 지금보다 훨씬 좋았어.

→ 과거에 대한 집착은 오늘과 내일의 가능성을 없앨 뿐이야.

— 내가 보살필 수 있는 것은 나 자신뿐이야.

→ 나는 평생 다른 사람들을 돌봤고, 그들은 나를 돌봤어.

— 사람들은 항상 나를 실망하게 해.

→ 사람들은 근본적으로 최선을 다하고 있어.

— 시간이 없어.

→ 시간은 언제나 충분해.

긍정적인 믿음이 항상 진실이라고 말하려는 것은 아니다. 믿음은 감정적인 이유를 바탕으로 하기에 가장 강력한 동기는 각자의 감정적인 상태에서 나온다는 사실을 말하고 싶다. 이는 성공적인 노화에서 매우 중요한 부분을 차지한다. 노화는 수십 년의 삶과 연관돼 있어서 그에 대한 긍정적인 태도는 한 사람의 생애에 매우 큰 영향을 미친다.

하지만 긍정적인 사고방식은 피상적인 경향이 있기에 그보다 더 중요한 게 자아 수용이다. 자아 수용이 이루어지면 노년기에 찾아올 수 있는 모멸감(우리는 물론 당신이 이런 감정을 피해 가기 바란다)도 최악으로 치닫지는 않을 것이다. 강력한 자아의식은 어떤 폭풍도 헤쳐 나갈 수 있다.

텔로미어와 노화의 연관성

앞에서 우리는 노화의 과정과 속도가 개인마다 다르다는 점을 다루었다. 이제 그 이유를 파악하는 것이 중요하다. 노화는 전체론적인 과정이기 때문에 노화에 개인차가 나는 이유에 대해 간단한 답을 찾는 것은 불가능하다고 생각할지 모른다. 하지만 세포 차원에서는 그렇지 않을 수도 있다. 세포는 급속한 분열과 재생을 특징으로 하는 초기부터 분열이 멈추고 세포가 지쳐 기본적인 기능도 제대로 하지 못하는 말기까지 나름의 수명을 지닌다. 초기는 분자 생물학자 엘리자베스 블랙번이 '풍요로운 성장' 단계라고 부르는 시기이며, 마지막 단계는 세포의 노년기다.

노년기 세포는 여러 부분에서 분해를 일으킨다. 그런 세포는 잘못된 화학적 메시지를 내보내고, 들어오는 메시지를 올바르게 해석하지 못한다. 또한 자기 치유 능력이 차츰 떨어지다가 결국 중단된다. 전염증성 물질이 세포막을 통해 나와 주변 조직과 혈류로 들어갈 수 있다. 시간이 흐를수록 그럴 가능성이 더 커지기 때문에 세포가 노화하면 우리 몸도 늙게 되는 듯하다.

인간 유전자, 특히 텔로미어(말단 소립)라고 알려진 DNA의 한 부분에 대한 연구가 이 이론을 강력하게 뒷받침한다. 텔로미어는 문장을 끝내는 마침표처럼 각 염색체의 끝을 감싸고 있다. '비암호화' DNA인 텔로미어는 세포 형성 과정에서 특정 기능을 갖고 있지는 않지만, 결코 수동적이지 않다. 텔로미어는 세포를 보호하는 기능을 지닌 것으로 보인다. 세포가 분열할 때마다(우리 몸 어디선가 끊임없이 분열이 일어난다) 세포의 텔로미어는 짧아진다.

긴 텔로미어는 풍요로운 성장 단계에 있는 젊은 세포의 상징이다. 반면 닳거나 짧아진 텔로미어는 지친 노년기 세포의 특징이다. 이 분야의 선도적인 연구자는 앞에서 언급한 분자 생물학자 엘리자베스 블랙번이다. 그녀는 존스 홉킨스 대학의 캐럴 그라이더, 매사추세츠 종합 병원의 잭 쇼스택과 함께 텔로머레이스(텔로미어를 복원하는 효소)를 발견해 2008년 노벨 생리 의학상을 받았다.

현재 소크 생물학 연구소(캘리포니아주 라호이아 소재)의 소장으로 있는 블랙번은 15년 동안 함께 연구해 온 건강 심리학자 엘리사 에펠과 공동 집필한 2017년 저서《늙지 않는 비밀(The Telomere Effect)》에서 세포 노화와 재생에 대해 다루었다. 그들은 세포 내의 텔로미어와 텔로머레이스 수준이 수수께끼 같고 복합적인 노화 과정을 보여 주는 최고의 표지라고 설득력 있게 설명했다. 이것은 또한 텔로머레이스 수준을 높여 텔로미어를 더 오랫동안 성장하게 하면 수십 년 동안 재생을 반복하는 세포들을 기반으로 건강한 수명을 확립할 수 있음을 암시한다.

블랙번과 에펠은 저서에서 놀라운 보험 수리적 예측을 인용한다. 현재 전 세계에는 약 30만 명의 100세 이상 노인이 살고 있으며, 이 숫자는 급속히 증가하고 있다는 것이다. 한 추정치에 따르면 앞으로는 100세가 되는 일이 너무 흔해져서 영국에서 태어나는 아이들 중 3분의 1이 100세까지 살게 될 것이라고 한다. 우리 몸의 세포를 보호하는 문제가 갑자기 그 어느 때보다도 더 시급하게 느껴지는 이유다.

우리는 블랙번과 에펠의 책을 읽어 볼 것을 강력히 추천한다. 블랙번과 에펠이 제시하는 풍부한 정보를 세세하게 흡수할 필요가 있다. 하지만 중요한 것은 무엇이 우리의 텔로미어를 위험에 빠뜨리고, 무엇이 그렇지 않은지를 이해하는 것이다. 이 책의 모든 관련 연구에 대한 조사는 우리가 치유의 라이프 스타일을 주제로 논한 내용과 딱 들어맞는다.

다음이 그 예다.

텔로미어 손상의 위험도를 낮추는 라이프 스타일

- 극심한 스트레스에 노출되지 않는다.
- 기분 장애 진단을 받은 적이 없다.
- 좋은 충고를 해 주는 친구, 당신 말에 귀 기울여 주고 속마음을 털어놓을 수 있는 친구, 사랑과 애정을 나누는 관계 등을 통해 든든한 사회적 지지를 얻는다.
- 일주일에 적어도 세 번은 적당하게 또는 힘차게 운동한다.
- 하룻밤에 적어도 7시간 정도는 숙면을 취한다.
- 가공육, 설탕이 든 탄산음료, 가공식품 등을 피하고, 일주일에 세 번 오메가3가 풍부한 음식을 섭취한다. 홀푸드 식단이 가장 좋다.
- 담배 연기와 농약, 살충제에 노출되지 않는다.

텔로미어 손상의 위험도를 높이는 라이프 스타일

- 생활 속에서 극심한 스트레스에 노출된다.
- 불안증이나 우울증으로 의학적 치료를 받은 적이 있다.
- 친구나 가족의 사회적 지지가 부족하다.
- 규칙적인 운동, 심지어 걷기와 같은 가벼운 활동도 하지 않고 주로 앉아서 생활한다.
- 만성 불면증에 시달리거나 하룻밤 수면 시간이 7시간 미만이다.
- 섬유질과 오메가3 지방산을 충분히 섭취하지 않고, 지방 함유량이 높은 식품과 가공식품, 설탕이 든 탄산음료를 많이 섭취한다.

- 담배 연기와 농약, 살충제 등 독성 화학 물질에 노출된다.

이 목록은 블랙번이 여러 관련 연구의 조사를 통해 제시한 위험 인자를 요약한 것이다. 위험 기반 프로그램이 으레 그렇듯이 어떤 사람들은 다른 사람들에 비해 이런 요인으로부터 더 많은 영향을 받는다. 극심한 스트레스는 가장 심각한 손상을 주는 요인 중 하나다. 한 연구에서 알츠하이머병 환자를 돌보는 사람들은 5~8년의 수명 단축이 예측될 만큼 텔로미어의 길이가 짧아졌다. 블랙번은 또 유료로 텔로머레이스 수준 분석 검사를 받을 수 있는 상업용 실험실들을 소개했다.

심장병 위험을 감소하는 것으로 알려진 라이프 스타일, 특히 딘 오니시 박사가 고안한 엄격한 라이프 스타일(93쪽 참조)이 텔로미어의 길이에 유익한 영향을 미친다는 사실 또한 중요하다. 오니시 박사는 프로그램을 암으로 확장하면서 또 다른 인상적인 발견을 했다. 저위험 전립선암을 앓는 일단의 남성이 연구 대상으로 선정됐다(여기서 '저위험'이란 암이 초기 단계이고 성장 속도가 느리다는 의미인데, 전립선암은 진전되기까지 수십 년이 걸릴 수 있다).

이 남성들은 오니시 박사의 심장병 치료법을 약간 변형한 프로그램에 따라 생활했다. 저지방 고섬유질 식사를 하고, 하루에 30분씩 걸었으며, 사회적 지지 단체 모임에 정기적으로 참석했다. 이 프로그램에는 또 스트레스 관리와 명상 수련, 가벼운 요가와 스트레칭, 호흡 수련 등이 포함됐다. 3개월 뒤 이 프로그램에 참여한 그룹은 대조군보다 텔로머레이스 수준이 높았다. 이는 그들의 세포가 더 바람직하게 노화하고 있음을 의미했다.

스트레스는 텔로머레이스 수준에 중요한 역할을 하는 것으로 보였다. 전립선암에 대해 고통스러운 생각이 비교적 적다고 말한 남성들의 텔로머레이스 수준이 가장 큰 폭으로 증가했다. 오니시 박사는 이 남성들 중 일부를 5년 동안 추적했는데, 이 프로그램을 계속 따른 사람들은 세포 노화와 관련한 통상적인 예상과 반대로 텔로미어의 길이가 10% 늘어났다.

만약 스트레스 수준이 세포 노화의 질을 결정한다면 그런 경향이 명상 연구에서도 나타나야 하는데, 실제로 그런 연구가 있었다. 블랙번은 각각 3주와 3개월 동안 진행한 명상 수련회에서 실시한 두 가지 연구를 인용했다. 3개월간의 수련회가 끝났을 때 참가자들은 대조군에 비해 텔로머레이스 수준이 더 높았다. 3주간의 명상 수련회 참가자들은 백혈구 속 텔로미어가 대조군보다 더 긴 것으로 나타났다(대조군에서는 텔로미어 길이에 아무런 변화가 없었다).

이런 효과가 나타나려면 명상 수련 기간이 얼마나 길고, 명상에 대한 집중도가 어느 정도여야 할까? 정확히 말하기는 어렵지만, 우리가 캘리포니아주 칼즈배드의 초프라 센터에서 블랙번을 비롯한 선도적인 연구자들과 함께 진행한 공동 연구에서 훌륭한 단서를 찾을 수 있을 듯하다.

우리는 건강한 여성 참가자들을 두 그룹으로 나눠 한쪽은 특별한 프로그램 없이 스파 휴가를 즐기도록 하고, 다른 쪽은 초프라가 이끄는 명상과 다양한 아유르베다 건강법을 포함한 프로그램에 참가하게 했다. 일주일 뒤 모든 참가자가 기분이 좋아졌다고 말했다. 단지 일주일간의 휴가가 행복감을 상승시켰다는 사실은 대다수가 평상시에 교감 신경 항진으로 시달리고 있을 가능성을 보여 준다. 또한 두 그룹 모두에서 염증과 스트레스 반응을 유발하는 화학적 경로를 포함해 유전자 발현의 개선이 있었다.

명상은 텔로미어와 텔로미어 보호 유전자에도 영향을 주는 것으로 나타났다. 이런 효과는 숙련된 명상가들로 구성된 명상 그룹에서 일어났다. 중요한 결과를 내는 데 일주일밖에 걸리지 않았다는 사실로 미루어 명상은 시작하자마자 세포에 좋은 영향을 미친다는 결론을 내릴 수 있다. 따라서 명상 수련은 규칙적이고 오래 지속할 필요가 있다.

우리는 텔로미어 연구가 이 책에서 지지하는 치유의 라이프 스타일이 지닌 효과를 강력하게 입증한다는 사실에 고무됐다. 텔로미어 연구는 또 의식적인 라이프 스타일 선택이 유전자 수준에서 세포에 직접적으로 혜택을 준다는 사실을 뒷받침한다. 블랙번은 선견지명 있는 '텔로미어 선언'으로 책을 끝맺는다. 육아와 사회관계, 소득 불평등과의 싸움, 그리고 지구를 구하기 위한 세계적 노력의 일환으로 우리 몸의 세포 보호를 우선시해야 한다는 내용이다.

모든 비전이 그렇듯이 이 비전도 실현 여부는 개인의 결정에 달려 있다. 블랙번과 에펠의《늙지 않는 비밀》을 다 읽고 나면 항노화는 우리 몸의 세포를 재생 상태로 유지하는 데서 시작된다는 사실이 더 납득이 된다. 새삼스럽게 거창한 뭔가를 하지 않더라도 자신의 노화에 대해 더 낙관적인 태도를 갖는 것 자체가 가치 있는 일이다.

chapter 4

목요일 : 자리에서 일어서기, 걷기, 휴식, 수면

오늘의 권고 사항 — 하나만 선택한다

◯ **해야 할 것**

• 책상 앞에 앉아 일을 하는 경우 1시간에 한 번씩 일어나 움직인다.

• 1시간 일할 때마다 5분씩 걷는다.

• 엘리베이터 대신 계단을 이용한다.

• 쇼핑하거나 출근할 때 차를 주차장 내 멀찍한 곳에 세운다.

• 규칙적인 수면 습관을 들인다.

• 침실을 최적의 수면 환경으로 만든다(345쪽 참조).

• 저녁에 20~30분 걷는다.

• 10분 동안 혼자 조용히 지내는 시간을 갖는다.

  목요일에는 하루 두 번 명상을 하면 더 좋다.

• 활동적인 친구나 가족과 더 많은 시간을 보낸다.

✖ 그만둬야 할 것

• 소파에 앉아 텔레비전 보는 시간 중 10분을 산책으로 대체한다.

• 부족한 수면을 보충하기 위해 주말까지 기다리는 습관을 버린다.

• 술을 마실 거라면 저녁 일찍 마신다.
  혈류에서 알코올이 제거된 상태에서 잠자리에 든다.

• 오전의 커피와 도넛 타임을 산책으로 대체한다.

• 지금까지 자동차를 타고 다니던 가까운 곳은 걸어 다닌다.

• 더 활동적으로 생활하지 못하는 것에 대한 자신의 변명이
  타당한지 검토한다.

많은 사람이 수면 부족에 시달리지만 그 문제만 따로 떼어 해결할수는 없다. 목요일의 주제는 보디마인드에 이로운 휴식과 활동의 완전한 순환으로 확장된다. 현대 사회는 우리 몸의 전인적 시스템을 지배하는 생체 리듬에 반하는 수면 상황을 만들어 냈다. 온종일 자리에 앉아별다른 운동을 하지 않으면 수면과 활동의 리듬이 흐트러져서 '너무 피곤해 잠을 잘 수 없는' 상황에 이르게 된다. 여러 연구에서 휴식과 활동에 대한 인간의 욕구가 서로 얼마나 맞물려 있는지를 보여 주었다. 생체 리듬을 조화롭게 유지하려면 다음 네 가지 요소가 필요하다.

첫째는 자리에서 일어서기다. 인간의 생물학적 기능과 작용은 중력에 좌우된다. 1930년대의 한 중요한 연구에서 대학의 운동선수들을 2주 동안 침대에 누워 지내도록 한 결과 몇 개월의 훈련을 통해서만 얻을 수 있는 근긴장도를 상실한 것으로 밝혀졌다. 하루에 단 몇 분이라도 서 있으면 근긴장도를 유지할 수 있다. 서 있기는 또 수술 후 회복에

도움을 준다. 병원에서 환자들에게 계속 침대에 누워 휴식을 취하는 대신 할 수만 있다면 일어나 걸으라고 권장하는 이유다.

둘째는 걷기다. 운동은 더 힘들게, 더 자주 할수록 좋지만 활동의 기본은 걷기다. 의학적으로 말해 신체 활동 수준에서 가장 큰 차이는 운동을 전혀 안 하는 사람들과 소파에서 일어나 뭔가를 하는 사람들 사이에 일어난다는 것이 연구 결과로 밝혀졌다. 걷기는 이제 심각한 질병과 수술에서 회복하는 과정에 꼭 필요한 활동이 됐다.

셋째는 휴식이다. 격렬한 육체적 활동을 한 후 근육을 보충하고 내적 균형을 회복하기 위해서는 휴식이 필요하다. 대다수 사람은 과중한 일이나 운동을 한 후 몹시 지치기 때문에 자연스럽게 휴식을 취하게 된다. 하지만 정신적인 휴식의 필요성은 최근에 와서야 심각하게 받아들여지기 시작했다. 정신적 휴식을 무기력함이나 둔함과 동일시한다면 잘못이다. 명상 수련을 하는 사람들은 무엇보다 마음을 쉬게 하는데, 그럴 때 의식은 더 날카롭게 깨어 있게 된다. 명상은 마음을 무디게 하거나 뇌를 잠들게 하지 않으며, 사실상 뇌의 활동을 증가시킨다(예를 들면 창조성과 연관된 알파파에서 활동이 늘어난다). 그 결과 최근 신경 과학에서 관심을 끌고 있는 '휴식 속의 각성' 상태를 불러일으킨다. 이는 깊은 휴식 속에 정신이 활짝 깨어 있는 상태를 말한다.

마지막은 수면이다. 연구자들은 인간에게 수면이 필요하다는 사실만 알 뿐 왜 필요한지는 정확히 알지 못한다. 가장 최근의 이론은 수면이 뇌로 하여금 낮에 축적된 독소를 스스로 제거할 수 있게 해 준다는 것이다. 수면의 가장 깊은 단계에서 알츠하이머병을 유발할 수 있는 노인성 플라크가 제거된다는 설이 여기 포함된다. 우리가 온종일 단기 기억으로 배운 것을 장기 기억으로 통합하는 것도 깊은 수면 단계에서다. 이런 활동이 없다면 뇌를 포함해 몸 전체가 손상을 입을 수 있다.

좀 더 깊이 들어가 보자. 밤에 잠을 못 잤을 때 사람들이 가장 먼저 느끼는 것은 다음 날 아침(때로는 온종일) 피곤하고 정신이 멍하다는 것이다. 이것은 불면증 환자들이 입에 달고 사는 불평이다. 하지만 꿈에 대한 연구에서는 누군가 "어젯밤 한숨도 못 잤다"라고 말하는 경우에도 실제로는 간헐적인 수면이 일어났다고 주장한다. 비록 잠깐씩 얕게 드는 잠일지라도 말이다.

예를 들어 수면 클리닉 실험실에서 누군가를 강제로 밤새도록 깨어 있도록 할 경우 운동 협응 능력 저하와 주의력 결핍 같은 더 심각한 결손들이 나타나기 시작한다. 이런 결손은 자동차 사고의 심각한 원인이 된다. 그리고 호르몬의 흐름에서 화학적 불균형이 나타나기 시작하는데, 평상시 호르몬의 흐름은 생체 시계에 따라 정밀하게 균형을 이룬다. 또 충분한 수면을 취하지 않으면 포만감과 공복감을 지배하는 두 호르몬인 렙틴과 그렐린의 균형이 깨져 식욕을 방해할 수 있다.

수면 실험실을 제외하고는 하룻밤 이상 잠을 안 자고 버티는 사람은 별로 없다. 뇌의 수면 요구는 극복하기 매우 어렵기 때문이다. 장기적인 수면 부족은 두통과 근육 약화, 떨림, 환각, 그리고 다른 심각한 증상들로 이어진다. 하지만 이런 심각한 증상을 경험하지 않았다고 해서 수면 부족의 피해가 없다는 의미는 아니다. 습관적인 수면 부족은 낮은 수준의 만성 스트레스나 염증처럼 점진적으로 문제를 일으킨다.

예를 들어 불면증 환자들은 불안증과 우울증에 걸릴 위험이 더 높다. 이런 사실을 알고 있는 정신과 의사들은 만성 우울증 환자들에게 수면 부족을 경계하도록 주의를 준다. 수면 부족은 우울증이 곧 시작될 것이라는 가장 초기의 징후 중 하나로 보인다. 이것은 또 수면 부족 상태가 불규칙한 수면 패턴을 교정함으로써 우울증 발병을 피할 수 있는 초기 단계라는 의미도 된다. 코카인과 같은 약물을 사용하면 수면의 질이 떨어지기 쉬우며 우울증과 불안감을 유발해 더 많은 약물에 대한 욕구를 불러일으키는 악순환으로 이어질 수 있다.

2003년 국제 학술지 《행동 수면 의학(Behavioral Sleep Medicine)》 리뷰 기사에서 저자들은 수면 부족의 광범위한 심리학적 영향을 보고했다.

"불면증은 우울증과 불안 장애, 그 밖의 심리적 장애, 알코올 남용 또는 의존증, 약물 남용 또는 의존증, 그리고 자살 등의 예측 요인으로 드러났다. 이는 불면증이 이런 다양한 장애의 위험 인자임을 나타낸다."

불면증의 이런 영향은 좀 더 가벼운 증상으로도 나타날 수 있다. 이것은 한밤중에 잠을 못 이루고 깨어 걱정하는 모든 사람이 잘 알고 있다. 리뷰 기사는 또 "불면증이 심혈관 질환의 위험 인자인지에 대한 데이터는 확실하지 않지만, 면역 반응 감소와는 확실히 연관성이 있다"라고 지적했다.

수면 연구는 아직 대체로 규모가 작고 불면증에 대한 정의도 상당히 모호한 편이다. 하지만 수면제 복용이 사망(수명 단축)의 위험 인자라는 사실은 우리를 불안하게 만든다. 2012년 샌디에이고 소재 비영리 의료 기관인 스크립스 헬스의 연구에서는 미국에서 인기 있는 처방 수면제가 조기 사망 위험을 5배 높일 가능성이 있다고 주장했다. 이 연구는 일반 복용자와 과다 복용자 모두에게서 사망 위험이 증가함을 시사했다.

수면 부족은 또 염증과도 관련이 있는 듯하다. 2010년 연구에서 24

시간 이상 잠을 자지 않은 피실험자들은 염증 표지 단백질(사이토카인)이 증가한 것으로 드러났다. 그 결과는 임상(의학적 처치가 필요한 수준)으로 분류할 만큼 중요한 의미를 지니지는 않았다. 하지만 2~4시간 잠을 잔 후 깨어난 피실험자들에게서도 염증 표지 단백질이 증가했다는 사실은 주목할 만하다. 염증 표지가 왜 증가했는지 정확한 원인은 밝혀지지 않았지만, '자율 신경 활성화와 대사 변화'가 원인일 것으로 추측된다. 우리는 이것을 교감 신경 항진으로 단순화했다(제1부 챕터 5 참조). 다시 말해 교감 신경계가 스트레스를 받았다는 의미다.

현대 생활의 스트레스와 긴장감은 교감 신경계를 만성적 자극에 노출시킨다. 사람들은 잠을 못 이루고 뒤척일 때 머릿속에 끊임없이 떠오르는 생각이나 신체적 긴장감, 또는 모종의 수면 반응 거부 작용이 불면의 원인일지 모른다고 생각한다. 하지만 이런 다양한 증상은 일반적으로 자율 신경 과부하 상태에서 나타나는 것으로 추적할 수 있다.

스트레스 반응이 활성화되면 나타나는 증상 중의 하나는 경계심이 발동해 정신이 초롱초롱해진다는 것이다. 그것은 외부 위협에 대한 반응의 한 부분이다. 극심한 스트레스를 받으면 동공이 확장하고, 심박수가 급증하며, 아드레날린이 솟구쳐 '투쟁-도피' 반응을 일으킨다. 낮은 수준의 스트레스 반응 자극은 그렇게 극적이지는 않지만 스트레스 반응은 어느 수준에서든 잠드는 것을 방해한다.

스트레스와 불면증은 악순환을 이룬다. 불면증 자체가 또 다른 스트레스로 다가오면 그 영향은 더욱 심각해진다. 스트레스 감소를 위한 우리의 권고 사항은 스트레스와 불면증의 연결 고리를 끊는 데 큰 도움이 될 것이다.

'해야 할 것' 살펴보기

아기와 어린이들은 힘들이지 않고 잠이 든다. 낮 동안 활발한 신체 활동으로 피곤해져 밤이 되면 저절로 잠을 자게 된다. 하지만 현대인 대다수는 매일 신체 활동으로 소모하는 칼로리가 갈수록 줄어든다. 연구에 따르면 컴퓨터 앞에 앉아 있는 사람은 1시간에 약 80칼로리를 소비한다. 1시간에 네 번, 총 5분 정도 걸으면 8~10칼로리를 더 사용할 수 있다. 장기적으로 볼 때 이 정도면 나이 들면서 사람들을 괴롭히는 점진적인 체중 증가를 조절하기에 충분하다(하루 8시간 근무하는 동안 시간당 10칼로리를 더 소비하는 라이프 스타일을 유지하면 1년에 2만 칼로리를 더 소비해 약 2.7킬로그램의 체중 증가를 막을 수 있다). 요즘은 서서 일할 수 있도록 만든 책상이 인기를 얻고 있으며, 일부 건강 옹호론자들은 이런 책상을 권장한다. 하지만 서 있을 때의 에너지 소비량은 앉아 있을 때에 비해 1시간당 2칼로리밖에 더 늘어나지 않는다.

칼로리를 덜 소비하는 경향은 갈수록 더 심해질 것으로 보이는데, 이는 숙면을 보장할 수 있는 가장 쉬운 방법이 사라진다는 의미다. 따라서 우리의 권고 사항은 당신이 평생 채택할 수 있는 몇 가지 기본적인 라이프 스타일 변화에 초점을 맞췄다.

우리가 왜 미국 정부의 표준 운동 권고안을 포함하지 않았는지 궁금할 것이다. 한 번에 30분 이상, 일주일에 3~5회, 중등도부터 고강도 수준까지의 운동을 추천하는 그 권고안을 준수할 수 있느냐가 문제이기 때문이다. 미국인들이 과거보다 운동을 조금 더 하고 있다는 연구 결과가 나왔지만, 운동을 하는 연령대는 19~29세이며 그 후 10년 단위로 꾸준히 감소한다.

가장 활동이 적은 그룹은 노년층인데 이런 상황을 역전시킬 필요가 있다. 노년의 장수와 건강은 활동에 따라 증가하며, 활동을 포기하고 온종일 앉아 지내는 사람들의 경우에는 감소한다. 건강 상태가 좋은 70세 이상의 모든 사람은 가벼운 심혈관 운동과 근력 운동으로 혜택을 볼 수 있다. 심지어 90대에도 그렇다. 라이프 스타일의 변화를 계속 유지하는 비결은 가능한 한 일찍부터 습관을 들이는 것이다. 자리에서 일어서거나 걷는 것과 같은 간단한 행동을 규칙적으로 하게 되면 나이 들어서도 습관을 유지할 가능성이 훨씬 커진다.

정신적으로 깨어 있기 위해서는 명상이 권장된다. 이른바 휴식 속의 각성을 경험하게 해 주기 때문이다. 앞에서 말했듯이 이것은 의식이 잠들거나 둔해진 게 아니라 깨어 있는 상태다. 휴식 속의 각성 상태에서는 정신이 완전히 깨어 있지만 자극을 받지 않는다. 모든 연령대의 모든 사람이 이 상태를 습관으로 만들면 혜택을 볼 수 있다.

당신의 침실을 이상적인 수면 공간으로 바꾸는 비결을 소개한다.

최상의 수면을 위한 비결

- 암막 커튼을 사용해 방을 최대한 어둡게 하거나 수면 마스크를 착용한다.
- 방을 최대한 조용하게 한다.
- 코를 고는 사람과 침대를 같이 쓸 때는 귀마개를 한다.
- 침대에서 일하지 않는다.
- 침대에서 문자 메시지를 하지 않는다.

- 방을 시원한 상태로 유지한다.
- 잠자리에 들기 최소 1시간 전에 텔레비전 시청을 중단한다.
- 텔레비전을 침실이 아닌 다른 방에 둔다.
- 방을 가능한 한 감각을 진정시킬 수 있는 색깔과 향기로 채운다. 당신이 이 방을 집 안에서 긴장을 풀 수 있는 곳으로 인식할 수 있어야 한다.
- 등을 든든하게 받쳐 주는 편안한 매트리스를 구입한다. 대다수 사람에게 매트리스는 단단할수록 좋다.
- 자극이 적은 베개를 사용한다.
- 침구를 자주 빨아 먼지를 제거한다.

첫 번째로 꼭 해야 할 일은 완벽하게 어두운 침실을 만드는 것이다. 여기에는 생리적인 이유가 있다. 뇌 속 깊숙이 묻혀 있는 솔방울샘(내분비샘의 일종)은 빛에 민감하기 때문에 숙면에 결정적인 역할을 한다.

잠자는 동안 뇌의 활동은 변동을 거듭하는데 7~8시간이 지나면 각성 뇌파 쪽에 가까워진다. 당신은 마지막 뇌파가 당신을 잠에서 깨어나게 할 때까지 깨어 있다는 것을 인식하지 못한다. 하지만 침실에 아침 햇살이 비칠 경우에는 얕은 수면 뇌파 상태에서 너무 일찍 잠에서 깨어날 가능성이 있다. 이런 수면 방해는 쉽게 극복할 수 있다. 베개에 머리를 파묻고 다시 잠을 자면 되기 때문이다.

그러나 7~8시간의 연속 수면을 취하지 않았기 때문에 잠이 완전히 깬 뒤에도 정신이 멍한 느낌이 들 것이다. 여행을 자주 하는 사람이라면 호텔 방에서는 잠을 잘 잔다는 사실을 눈치챘을지도 모른다. 일반

침실보다 방을 상당히 어둡게 만드는 암막 커튼이 있기 때문이다.

외부 소음을 차단하는 것은 두 가지 이유에서 중요하다. 소음은 잠드는 것을 방해할 수 있고 너무 일찍 깨어나게 할 수도 있다. 수면 환경을 개선하는 것 외에 또 다른 권고 사항은 매일 밤 저용량 아스피린을 먹는 것이다. 아스피린은 심장 발작과 일부 암의 예방책으로 모든 성인에게 권장된다. 앞에서 언급했듯이 낮에 잘 모르고 넘긴 가벼운 통증이 잠자리에 들 때는 신경을 거슬리게 할 수 있다. 아스피린을 먹으면 간과하기 쉬운 이 불면증의 원인을 없애는 데 도움이 된다.

'그만둬야 할 것' 살펴보기

권고 사항을 준수하지 못하는 것이 '해야 할 것' 목록의 장애물이라면, 타성은 '그만둬야 할 것' 목록에 도사리고 있는 적이다. 모든 습관은 자기 강화적이다. 예를 들어 운동을 하루 거르면 다음 날도 건너뛰기 쉽다. 운동을 건너뛰는 날마다 그날의 운동으로 얻을 수 있는 혜택을 놓치기 때문에 타성은 우리를 꾸준히 내리막길로 이끈다. 참고로 이런 패턴은 나이 들어서도 왕성한 성생활을 하는 사람들과 관련이 있다. 만족스러운 섹스를 할 가능성이 가장 큰 사람들은 성생활을 멈추지 않은 사람들이다. 성생활을 하는 습관도, 하지 않는 습관도 자기 강화의 경향이 있기 때문이다.

우리는 매일 달리기를 하는 것과 같은 힘든 습관을 들이려 할 때 이전의 타성에서 벗어나기가 매우 힘들다고 믿는다. 달리기를 일과로 채택하는 100명당 평생 그 습관을 유지하는 사람이 몇 명이나 될까? 언젠가는 달리기를 그만두는 날이 오고, 그 뒤로는 타성의 가파른 내리막길을 거쳐 결국은 달리기를 전혀 하지 않거나 한 번도 해 보지 않은 사람들과 다를 바 없는 상태에 이른다. 하지만 매일 아침 이를 닦는 것과 같이 간단하고 힘들지 않은 습관을 들이기는 매우 쉽다.

자리에서 일어서기, 걷기, 휴식, 수면의 행동 양식을 평생 매일 따르다 보면 최적의 건강을 유지하는 데 큰 도움이 된다. 우리가 목요일의 '그만둬야 할 것' 목록에 올린 권고 사항은 당신이 서서히 타성에 빠져드는 것을 피할 수 있도록 일깨운다. 체중을 줄이기 위해 운동을 시작한 사람들이 운동을 중단할 때 내세우는 이유 중 하나는 운동이 효과가 없다는 것이다.

그들 중에는 체중을 줄이지 못했을 뿐 아니라 오히려 살이 더 찐 경우도 있다. 운동으로 배가 고파져서 음식에 대한 유혹이 더 강해졌기 때문이다. 또 마라톤을 위한 훈련과 같이 규칙적이고 격렬한 운동을 할 때 체중이 증가할 수 있다. 지방이 근육으로 대체되는데, 근육은 지방보다 무게가 더 나가기 때문이다. 같은 체중이라도 소파에 누워 텔레비전만 보는 사람보다 마라톤 선수의 몸이 더 매력적으로 보일 가능성이 크다는 것은 두말할 나위 없지만 말이다.

노력해도 살이 빠지지 않는 데 대한 불평은 오랫동안 무시돼 왔다. 유전학에서 어떤 사람들은 운동하는 동안 신진대사가 증가해 칼로리를 더 소모하는 생물학적 경향이 있는 반면 어떤 사람들은 그렇지 않다는 사실을 밝혀내기 전에는 그랬다. 전인적 시스템 접근법에서 예측하듯이 유전자가 모든 것을 말해 주지는 않는다. 스트레스 수준이나 공복감과 포만감을 관장하는 호르몬과 마찬가지로 무엇을 어떻게 먹느냐도 신진대사에 영향을 미친다. 그 밖에도 우리가 알지 못하는 많은 요인이 있을 수 있다.

체중 감량은 매력적으로 보이고 싶은 욕구와 함께 사람들에게 운동의 동기를 부여하는 가장 큰 요인 중 하나다. 하지만 체중을 제쳐 놓더라도 신체적으로 활발한 상태를 유지하는 데 따른 효과는 개인차가 크다. 한쪽에는 러너스 하이(격렬한 운동으로 맛보는 황홀감 - 옮긴이 주)에 도달하는 사람들이 있는가 하면, 반대쪽에는 달리기만 하면 매우 피곤해지는 사람들이 있다. 어떤 사람들에게는 격렬한 운동이 스포츠에 뛰어난 것, 즉 긍정적인 강화와 연관돼 있다. 하지만 헬스 수업을 싫어하고 스포츠 팀에 합류한 적이 없다면 긍정적인 강화는 기대할 수 없다.

결론은 신체적으로 활동적인 것에 대해 각자가 어떻게 느끼느냐가 선택의 기준이 돼야 한다는 것이다. 규칙적인 운동에 대한 미국 정부의 지침이 약속하는 많은 혜택에도 불구하고 모든 사람에게 딱 맞는 운동 프로그램이란 존재하지 않는다. 우리는 늘 앉아서 지내는 생활과 활동적인 삶 사이의 간극을 메우는 데 관심을 집중했다.

그래서 찾아낸 해결책이 자리에서 일어서기, 걷기, 휴식, 수면의 공식이다. 이 단계를 뛰어넘을 수 있다면 칭찬받아 마땅하다. 하지만 한 가지 중요한 사실을 알아 둬야 한다. 자리에서 일어서서, 걷고, 쉬고, 잠자는 것이 게으른 삶을 상징하는 최소한의 활동이 아니라는 점이다. 사실 이것은 고교 시절 미식축구 경기에서 이름을 날리던 쿼터백이 중년이 돼 맥주를 좋아하는 친구들과 어울리면서 배가 나왔을 때도 평생 유지할 수 있는 건강 규칙이다.

chapter 5

금요일 : 핵심 신념 치유하기

오늘의 권고 사항 — 하나만 선택한다

◯ 해야 할 것

- 핵심 신념 다섯 가지를 종이에 적고 그것들을 믿는 이유를 따져 본다.

- 핵심 신념을 행동에 옮긴다.

- 영감을 얻기 위해 시나 경전, 영적인 글을 읽는다.

- 가족이 한자리에 모여 각자가 어떤 핵심 신념을 지니고 있는지 토론한다.

- 자신이 좋아하는 역할 모델이 어떤 핵심 신념을 가졌는지 적어 본다.

✖ 그만둬야 할 것

- 두려움이나 불신과 연관된 부정적인 신념을 되돌아본다.

- 자신과 극단적으로 다른 가치관을 지닌 사람과 의사소통의 길을 연다.

- 부정적인 신념에 사로잡혀 있다면 의도적으로 그것에 관한 반론을 펼쳐 본다.

- '우리'와 '그들'을 분리해 생각하는 습관을 고친다.

금요일은 당신이 오랜 세월 지켜 온 가장 깊은 신념에 초점을 맞춘다. 그 신념들은 치유의 가치를 지닐 수도 있고, 그 반대일 수도 있다. 신념은 보디마인드가 반응하는 생각과 언어, 행동으로 바뀌기 때문이다. 모든 사람이 개인적인 신념에 사로잡혀 있으며, 어떤 식으로든 그것에 애착을 느낀다. 하지만 모든 신념이 동일한 방식으로 형성되지는 않는다.

어떤 신념은 그저 의견에 불과해 쉽게 받아들여졌다가 쉽게 버려진다. 또 어떤 신념은 살아가면서 간접적으로 흡수한 태도로, 보통 (종교 선택의 문제에서처럼) 어린 시절 부모의 신념 체계로부터 시작된다. 연구에 따르면 처음 선거에 참여하는 유권자의 70%가 부모와 같은 정당에 투표하며, 그 후로도 그 선택을 고수하는 경향이 있다.

이런 종류의 신념은 치유의 라이프 스타일에 기껏해야 부수적인 영향을 미칠 뿐이다. 하지만 좀 더 깊은 차원으로 들어가면 우리가 '핵심 신념'이라고 부르는 것은 건강과 행복에 강한 영향을 준다. 핵심 신념은 다음과 같은 몇 가지 중요한 질문에 대한 우리의 관점을 결정한다.

- 인생은 공정한가?
- 우주에 더 큰 힘이 존재할까?
- 선이 악을 이길까?
- 최선의 결과를 기대해야 할까, 아니면 최악의 상황에 대비해야 할까?
- 느긋한 태도를 취해야 할까, 아니면 경계심을 높여야 할까?
- 나는 안전한가?

- 나는 다른 사람들에게 사랑과 보살핌, 지지를 받고 있는가, 아니면 내가 의지할 사람은 나 자신뿐인가?
- 나는 충분히 좋은 사람이며, 매우 똑똑한가?

이 질문들에 대한 대답은 당신의 삶이 어떻게 펼쳐질지를 좌우한다. 현대에 와서 이 질문에 답할 책임은 각 개인에게 있다. 의식적으로 영적인 길을 걷고 있든 아니든, 우리는 평생 더 고차원적인 질문에 대한 답을 구하고 발견해 왔다. 반면 신앙의 시대에는 종교에 의해 고정적이고 권위적인 답이 제시됐다. 여기서 우리는 핵심 신념의 철학적 측면이 아니라 그것이 보디마인드에 어떤 영향을 미치는지에 관심을 집중한다. 예를 들어 만약 당신이 세상을 안전하지 않다고 느낀다면 당신의 삶은 안전하다고 느끼는 누군가의 삶과는 매우 다를 것이다. 당신이 얼마나 많은 위협을 느끼느냐에 따라 훨씬 더 많은 스트레스를 경험할 수 있다.

우리는 앞에서 유아의 세계관이 후성 유전학 차원에서 유전적으로 결정될 가능성에 관해 논했다. 만약 유아에게 고통스럽고 실망스러운 인생관이 프로그래밍됐다면 걱정스러운 일이다. 하지만 여기에 미지의 다양한 원인이 작용하고 있는 것은 거의 확실하다. 우리는 안개 속처럼 확실히 보이지 않는 수많은 영향 속에서 핵심 신념을 형성하고, 많은 사람에게 그 안개는 결코 걷히지 않는다. 우리 목록의 첫 번째 질문인 '인생은 공정한가?'를 기준으로 각기 다른 두 사람이 어떻게 정반대의 답에 도달할 수 있는지 가상적으로 비교해 보자.

A라는 사람은 인생이 불공정하다는 말을 계속 들어 왔으며 그것을

진실로 받아들인다. 그는 주변에서 좋은 사람들이 상처받고, 나쁜 사람들이 잘되고 처벌을 피하는 것을 봐 왔다. 자신의 경험을 돌이켜 봐도 사랑하던 여자가 떠나가고, 승진 기회를 놓치고, 다 성사돼 가던 계약이 막판에 누군가의 변심으로 깨지는 등 불공정한 결과를 맞이한 적이 많았다. 또 뉴스 보도는 해결되지 않은 범죄와 죄지은 사람을 풀어 주는 이해할 수 없는 판결로 가득 차 있다. 이처럼 세상의 엄청난 불평등을 볼 때 누가 삶이 공정하다고 주장할 수 있겠는가.

반면 B라는 사람은 살면서 특별히 운이 좋은 것은 아니지만 큰 좌절은 없었다. 그런 관점에서 그녀에게 삶은 공정하고 꽤 넉넉하며 너그러웠다. 어려서는 사랑받으며 자랐고, 자신이 사랑하는 사람과 결혼했으며, 올바른 선택을 통해 큰 탈 없이 살았다. 자녀들은 건강하고 행복하다.

B는 세상에 추악함과 불공정함이 존재한다는 것을 알고 있다. 하지만 그녀의 가톨릭 신앙은 그녀에게 하느님만이 심판할 수 있으며 하느님은 신비로운 방식으로 움직인다는 것을 알려 준다. '하느님이 자비로운 우주를 창조했으며 인류는 죄악에서 구원받을 수 있다'는 사실을 받아들이느냐 마느냐는 각자에게 달렸다. 이 중요한 관점은 인간이 빠져드는 나약함과 악함을 능가한다.

A와 B는 매우 다양한 이유로 반대되는 신념을 지니게 됐다. 그 미지의 수많은 원인은 시간이 지남에 따라 변하기 때문에 각각의 영향을 어떻게 평가할지에 대한 수학적 방정식 같은 것은 없다. 핵심 신념은 절대적 진실과 결코 일치하지 않기 때문에 우리는 A와 B 중 어느 쪽이 옳은지를 논할 입장은 아니다. 앞에서 말했듯이 신념은 전적으로 개

인적 진실과 관련된 것이기 때문이다. 하지만 핵심 신념에는 건강과 웰빙에 도움이 되는 것과 그렇지 않은 것이 있다. 그 판단 기준이 되는 몇 가지 요소를 소개한다.

치유에 도움이 되는 신념의 특징

- 유연하고 관대하며 변화에 개방적이다.
- 행복을 증진한다.
- 다정하고 친절하다.
- 자부심을 준다.
- 당신이나 다른 사람들에게 스트레스를 주지 않는다.
- 당신이 그것을 분노나 공포, 정신적 동요를 부추기는 데 이용하지 않는다.
- 가족과 친구, 지역 사회와 유대감을 갖도록 도와준다.
- 낙관적인 전망을 갖도록 격려한다.

여러분도 알듯이 우리는 전인적 시스템 접근법에 따라 정당화되는 광범위한 치유의 정의를 사용하고 있다. 많은 사람에게 긍정적인 것이 부정적인 것보다 낫다는 막연한 인식이 있다. 하지만 우리는 긍정적인 사고를 장려하려는 게 아니라 자기 자신을 향한 치유적 태도를 촉구하는 것이다. 염증이나 스트레스 반응을 일으키는 핵심 신념은 인체의 정보 슈퍼하이웨이에 잘못된 정보를 입력하는 것과 같다. 손을 베어서 생기는 염증과 저녁 뉴스의 정치 보도에 격분해서 생기는 염증은 혈류 속의 염증 유발인자와 싸워야 하는 세포의 관점에서 보면 차이가 별로 없다.

앞에서 우리는 노먼 커즌스가 치명적일 수 있는 질병에서 회복한 놀라운 이야기를 소개했다. 커즌스는 몸과 마음의 밀접한 연관성을 설파하는 운동가가 된 후 보디마인드에서 믿음의 힘을 보여 주는 한 가지 이야기를 즐겨 했다. 그는 1983년《로스앤젤레스타임스》신문에서 지역 고등학교 미식축구 경기 도중 발생한 사건에 관한 기사를 읽었다. 경기 도중 네 사람이 식중독 증상을 보여 현장에 있던 의사가 그들을 보살폈다. 조사해 보니 네 사람 모두 분수기 형태의 음료 디스펜서에서 코카콜라 시럽과 탄산수를 섞은 음료를 마신 것으로 드러났다.

의사는 오염원이 탄산수인지 코카콜라 시럽인지 확인할 수 없었고, 음료 디스펜서에 구리관이 연결돼 있었기 때문에 황산 구리 중독 가능성 또한 배제할 수 없었다. 콜라를 마시지 말라는 장내 안내 방송이 나온 지 몇 분 만에 191명이 병원에 입원할 정도로 심각한 증세를 나타냈다. 그 밖에도 수백 명이 구역질을 하거나 기절하기 시작했고, 많은 사람이 집으로 달려가 주치의에게 연락했다.

커즌스는 이렇게 논평했다.

"이 사건을 조금만 객관적으로 보면 장내 안내 방송이 특정한 신체적 질병으로 이어질 수 있다는 사실을 알 수 있다. 그들이 보인 증상은 거짓이 아니었다. 그 자리에서 사람들이 구역질하는 장면을 목격한 사람이라면 누구나 증언할 수 있듯이 그 증상들은 모두 진짜였다."

그 장내 안내 방송과 똑같은 보이지 않는 촉발 장치가 우리 몸 안에도 있을 수 있다. 그래서 신념에서 염증, 스트레스 또는 실제 질병 증상으로 이어지는 통로를 만들 수 있다. 누구도 식중독을 원하지 않는데 우리는 왜 스스로 만들어 낸 보디마인드의 손상을 용인할까? 한 가지 요인은 심리학자들이 '부차적 이익'이라고 부르는 것이다. 이것은 예방 접종을 받은 후 아이에게 제공되는 막대 사탕처럼 고통을 상쇄하는 심리적 기제다. 또 다른 예로는 해고의 충격을 누그러뜨리기 위한 퇴직금이 있다. 언뜻 보기에 부차적 이익은 고통과 불행에 대처하는 데 유용한 것처럼 보이지만, 잘못 사용되면 (고통스럽거나 불쾌한 사실에 대한) 부정과 같은 자기 패배적인 전술로 바뀐다.

부정적인 상태가 오래 지속되면 우리는 대처할 방법을 찾는 데 필사적으로 된다. 만성적인 불안이 완벽한 예다. 근래에 와서 불안증이 젊은이들 사이에서 심각한 문제라는 사실이 밝혀졌다. 이전에는 아무도 불안증을 어린 연령대와 연관 짓지 않았다. 하지만 실제로 불안증은 4세부터 만성화될 수 있으며, 요즘은 성인기의 모든 심각한 정신 질환이 유년기의 불안증과 연관돼 있다고 알려졌다.

어린 시절의 불안증이 전문 치료사들도 눈치 못 챌 정도로 오랫동안 숨겨져 온 이유는 아이들이 그것을 숨기는 방법을 잘 찾기 때문이다. 아이들은 심지어 자기 자신에게도 숨긴다. 그들은 불안한 감정을 억누른다. 야뇨증 등 부정적인 행동에 대한 두려움으로부터 주의를 돌리기 위해 텔레비전 보기와 같은 놀이와 오락으로 보상한다. 아니면 단순히 엄마와 아빠가 이런 감정들에 대해 듣고 싶어 하지 않는다는 것을 깨닫게 되기 때문에 그것을 숨기거나 억누른다. 불안증은 일상적인 경험으로서 견딜 수 있는 문제가 아니므로 우리의 마음은 반드시 탈출구를 찾아야 한다. 그것이 비록 효과가 없더라도 말이다.

문제는 우리가 아무 생각 없이 습관으로 만드는 무의식적인 행동이다. 자신이 반대하는 정당을 증오하거나 짜증 나는 이웃을 적으로 여기는 것과 같은 자기 파괴적인 습관을 생각해 보라. 우리는 왜 건강하지 못하다는 것을 알면서도 그런 부정적인 태도를 버리지 못할까? 그이유는 그것이 당신에게 어떤 영향을 미치는지 따져 보는 대신 당신의 반응을 몇 번이고 반복해서 강화하는 데 있다. 부정적인 성향을 부추기는 신념에 매달림으로써 반응을 더욱 악화시킨다. 분노의 반응을 예로 들어 보자. 사람들이 분노와 적대적이고 격앙된 행동에 갇히게 되는 이유는 핵심 신념과 직접적인 연관이 있다.

당신을 분노에 갇혀 있게 하는 신념

- 난 내가 내키는 대로 행동할 권리가 있다.
- '그들'은 내가 화를 내도 마땅한 나쁜 사람들이다.
- 화를 내는 것은 울분을 터뜨리는 건강한 방법이다.
- 나도 내 감정을 어쩔 수 없다.
- 정당한 분노는 도의적이므로 괜찮다.
- 인간의 본성은 원래 끔찍하다.
- 책임은 내가 아니라 나를 화나게 만든 사람에게 있다.
- 난 화를 낼 때 누구에게도 상처를 주지 않는다.
- 분노는 내가 원하는 것을 얻고, 누가 실권자인지를 보여 주는 효과적인 방법이다.

이런 신념은 모두 자기 변호적이며 자기 강화적인 성격을 띠는데, 시간이 지날수록 더 깊이 빠져든다. 마음속 깊이 각인된 신념은 마치 자기 자신처럼 느껴져 자신의 정체성을 말해 주는 듯하다. 하지만 사실 당신은 자기 자신으로부터 숨는 것이며, 분노가 당신을 해치고 있다. 화를 내는 것은 스트레스와 염증을 유발한다.

사실을 명확하게 보려면 자의식이 필요하다. 대다수 사람은 분노를 무기로 사용해 다른 사람들을 공격하고, 자기방어적으로 행동하며, 억눌린 좌절감을 표현하고, 위협을 통해 자신이 원하는 것을 얻는다(미성년자, 특히 집단 따돌림 가해 집단이 분노의 감정 상태를 좋아한다). 이 부차적 이익은 매우 중요하게 느껴져서, 또는 너무 반복적으로 익숙해져서 그것이 자신을 해친다는 사실을 모르고 지나가게 된다.

모든 사람이 지속적인 분노 관리의 문제를 안고 있는 것은 아니다. 하지만 우리 모두가 자신의 잘못된 행동을 정상적인 것으로 받아들이려는 경향이 있다. 예를 들어 아버지가 어머니를 학대하는 것을 보며 자란 아이들은 이런 도리에 어긋난 행동을 육체적으로나 정신적으로 정상적인 것으로 받아들이게 된다. 가정 폭력 환경에서 자란 아이들은 그런 행동을 증오하면서도 스스로 폭력적으로 될 위험이 평균보다 훨씬 더 높다. 그들은 폭력과 학대가 금기가 아닌 가정에서 성장해 그것에 너무 익숙해졌기 때문이다.

그들의 마음속에는 '아빠가 엄마를 때린다'라는 인식과 '아빠는 엄마를 사랑한다'라는 두 가지 인식이 깊이 각인돼 혼란스럽게 공존한다. 이 두 가지 인식이 어린 시절 훈육의 일부로 자리 잡은 경우 둘 사이의 모순을 해결하기가 매우 어렵다.

금요일에 우리는 이 오래된 무의식적 인식을 표면으로 끌어올려 자세히 살펴보고 치유할 것을 권한다.

팬데믹 시대의 평생 건강법

'해야 할 것' 살펴보기

금요일의 '해야 할 것' 권고 사항은 핵심 신념을 표면으로 끌어올려 자세히 살펴보는 데 초점을 맞춘다. 우리의 신념에는 여러 가지 복잡한 원인이 얽혀 있다. 그것을 풀 수 있는 사람은 자기 자신뿐이다. 신념 형성에 영향을 주는 요인 중 일부는 가족의 태도나 교육, 종교, 또래 집단의 태도, 학교생활 등 보편적인 것이다.

하지만 같은 경험이라도 어떤 사람들은 깊은 영향을 받는 반면 어떤 사람들은 그냥 넘어가는 이유를 외부적 요인으로는 설명할 수 없다. 그렇다고 자신을 정신 분석 대상으로 삼으라는 말은 아니다. 자신의 잘못되고 열등한 점을 심판하라는 말은 더욱더 아니다. 우리의 목적은 각자가 자신의 핵심 신념이 무엇인지를 정확히 파악해 앞으로 어떻게 살아가느냐의 문제에서 선택의 자유를 더 누릴 수 있도록 하는 것이다. 자의식은 치유의 동력이다. 그것이 즉시 치유를 가져오지는 않지만 치유의 길을 떠날 수 있도록 해 준다.

자신이 어떤 부정적인 신념을 갖게 된 이유를 알기 시작하면 보디마인드를 재교육할 수 있다. 그리고 시간이 흐르면서 과거에 각인된 신념이 현재의 사고와 감정과 행동에 더는 강한 영향을 줄 수 없게 된다. 재교육 단계는 이해가 쉽고 통제가 가능하다. 긴장감이나 분노, 죄책감, 수치감, 또는 남을 비판하고 싶은 감정이 들려고 할 때는 다음 단계를 실천한다.

첫째, 그 부정적인 생각을 인식하고 자세히 살펴본다.

둘째, 그 생각에 대고 "난 네가 더는 필요하지 않으니 이제 가도 돼"

라고 말한다.

셋째, 그 생각이 과거의 안 좋은 일을 상기시킨다면 자신에게 "난 이 제 과거의 내가 아니야"라고 말한다.

넷째, 부정적인 생각이 너무 끈질겨서 즉시 사라지지 않을 때가 있다. 그럴 때는 앞의 두 번째와 세 번째에서 한 말을 몇 번 더 한다. 그리고 자리에 누워 심호흡을 하고 마음의 중심을 잡는다(직장에서는 조용한 곳을 찾아가 마음의 중심을 잡는다).

다섯째, 심호흡을 계속하면서 생각이 떠오르는 대로 내버려 둔다. 이렇게 하면서 보디마인드의 긴장을 푼다. 긴장감이나 불편한 마음이 사라질 때까지 계속 그 상태를 유지한다.

여섯째, 부정적인 생각의 실제 내용에 맞서려면 그것을 현재의 현실적이고 낙관적인 생각으로 바꾸면 된다. 예를 들어 '난 속수무책이라 여기서 절대 벗어나지 못할 거야'라는 생각이 든다면, 그 기저에 깔린 신념은 스트레스가 심한 도전에 맞닥뜨렸을 때 나타나는 피해 의식과 절망이다. 이 경우 자신을 재교육하려면 그것을 반박할 수 있는 생각을 종이 위에 적으면 된다. 이럴 때 떠올릴 수 있는 현실적이고 낙관적인 생각의 예를 몇 가지 소개한다.

- 속수무책은 아니야. 찾아보면 해결책이 있을 거야.
- 이보다 더한 위기도 견뎌 냈어.
- 속수무책이라고 느끼는 것은 그저 느낌일 뿐이야. 상황 판단의 근거로 삼을 만큼 신뢰할 수 있는 기준이 아니야.
- 나 혼자서 이 문제를 해결할 필요는 없어. 다른 사람에게 도움과

조언, 지도를 요청할 수 있어.

- 혼자 힘으로 일어서고 싶어. 이 위기를 성장의 기회로 만들겠어.

　지속적이고 진정한 변화를 이루어 내기 위해서는 이런 식의 재교육이 매우 중요하다. 핵심 신념은 마치 빙산 같아서 수면 위로 나타나는 부분은 맨 위쪽의 극히 일부에 지나지 않는다. 사실 그렇기 때문에 '핵심'이라는 말이 적절하다. 자기 파괴적인 행동을 일삼는 사람들은 마음속 깊은 곳의 뭔가가 끊임없이 그런 행동을 이끌어 내고 있는 것이다. 마치 마이크로칩이 끊임없이 똑같은 신호를 내보내듯이 말이다.

　미국의 록 스타 브루스 스프링스틴은 회고록 《본 투 런(Born to Run)》에서 자신을 지금과 같은 스타가 될 수 있게 해 준 원동력에 대해 솔직하게 털어놓았다. 그는 술을 많이 마시는 아버지 밑에서 자랐다. 그의 아버지는 아들을 격려하거나 지지한 적이 없는 음울한 사람이었다. 스프링스틴은 "아버지에 대한 기억은 컴컴한 주방에 앉아 말없이 술을 마시는 모습이 거의 전부"라고 말했다. 그는 자신이 성장하는 동안 아버지가 자신에게 한 말은 전부 합쳐서 1000단어도 안 될 거라고 했다.

　이런 강력한 인식은 스프링스틴에게 광범위한 영향을 미쳤다. 하지만 그 영향이 꼭 부정적인 것만은 아니었다. 클래식 록 음악인 'Born to Run'('달리기 위해 태어났다'로 해석된다)은 스프링스틴의 대표적인 히트곡이 됐다. 하지만 그것은 그의 삶의 동기이기도 했다. 정서적 장애를 지닌 아버지로부터 도망쳐 우주심(cosmic mind)을 찾고, 자신의 재능을 살려 뭔가를 하고, 무엇보다 계속 달리는 것 말이다.

　이렇게 복합적인 감정에 매우 강력한 사랑의 원천이 더해졌다. 그 사랑은 스프링스틴의 할머니에게서 나왔다. 그의 할머니에게는 어린 딸을 교통사고로 잃은 슬픈 사연이 있었다. 그녀는 그로 인한 슬픔을 평생 떨쳐 버리지 못했지만, 손주인 스프링스틴을 돌보면서 그에게 진한 모성애를 아낌없이 쏟았다. 스프링스틴의 부모는 너무 가난해서 두 사람 다 일을 해야 했기 때문에 집에 머무르며 자녀를 돌볼 여유가 없었다. 그래서 스프링스틴은 할머니에게 맡겨졌고, 그는 할머니의 극진한 사랑을 받으며 어린 왕자(혹은 폭군)처럼 자랐다.

스프링스틴은 그 시절을 되돌아볼 때 복합적인 감정을 느낀다. 할머니의 사랑이 자신의 가슴에 뚫린 구멍을 메워 주었다는 것을 알지만, 동시에 그 사랑의 강박적이고 비현실적인 측면도 안다. 우리의 마음이 긍정적인 영향과 부정적인 영향의 균형을 맞출 때 어느 한쪽이 다른 쪽을 완전히 눌러 버리는 경우는 거의 없다. 그 대신 미지의 수많은 영향이 뭐라고 정의하거나 이해하기 어려운 비정형적인 방식으로 전개된다.

스프링스틴의 경우에는 도망치고 싶은 욕구가 매우 강했는데 음악이 그를 구원해 주었다. 하지만 하버드 대학의 노화 연구를 되돌아보면 돈과 명예는 친밀하고 다정한 관계를 대신할 수 없다. 스프링스틴은 자신이 친밀한 관계를 유지하지 못하며, 늘 여자 친구를 쫓아 버릴 방법을 찾는다는 사실을 발견했다. 상당한 통찰력을 지닌 그는 그 근본적인 원인이 무엇인지 알고 있었다. 그는 자신이 사랑받을 수 없는 사람이라는 핵심 신념을 갖고 있었다. 그래서 누군가 너무 가까이 다가오면 어떻게 감히 자기를 사랑할 수 있느냐고 몰아세우며 밀어냈다.

이런 심리적 매듭에 사로잡힌 스프링스틴은 자신이 딜레마에 빠졌다는 사실을 발견했다. 사랑은 그를 치유해 줄 수 있는 것인 동시에 그가 가장 두려워하고 계속해서 밀어낸 것이기도 했다. 스프링스틴은 다행히 적절한 때 집중 심리 치료를 받았고, 운 좋게도 (그의 표현을 빌리자면) 그를 '사람으로 만들어 준' 여자와 결혼할 수 있었다. 다시 말해 그녀는 스프링스틴이 아무리 밀어내도 밀려나지 않을 만큼 그를 많이 사랑했다.

자신이 사랑받을 수 없는 사람이라는 핵심 신념을 깨기 위해서는 진정한 용기가 필요하다. 이런 신념은 자신을 사랑해 줘야 마땅한 사람들, 즉 부모가 가장 깊은 상처의 근원이 되기도 하는 매우 중요한 경험과 관련이 있다. 스프링스틴은 본질적으로 버림받은 아이였다. 할머니의 사랑이 그 상처를 어느 정도 보상해 줄 수 있었지만, 유감스럽게도 보상과 치유는 다르다. 스프링스틴은 65세 넘어서까지 예술적 표현과 자기 보존 욕구에 이끌려 계속 공연을 했다. 그는 어린 시절 정서적 학대의 깊은 상처를 자의식으로 극복해 왔지만, 그 상처는 심각한 우울증을 유발했다.

그렇다면 우리는 이 이야기를 통해 무엇을 배울 수 있을까? 그것이 대중에게 널리 알려진 유명 인사 이야기란 사실을 빼고 말이다. 우리에게 이 이야기는 우리가 앞에서 치유가 어떻게 이루어지는지에 관해 말한 것들을 뒷받침해 준다. 과거의 상처를 직면하는 것은 빠를수록 좋다. 도망치고 반항하는 것은 단기적으로만 효과가 있을 뿐 장기적으로는 오히려 걸림돌이 된다. 하지만 자의식이 충분하다면 치유는 언제나 가능하다. 그것은 자신이 치유를 원하고 그럴 자격이 있다는 신념에서 출발한다.

'그만둬야 할 것' 살펴보기

핵심 신념과 관련해서는 '해야 할 것'과 '그만둬야 할 것'이 뒤섞인다. 누구도 뿌리 깊은 신념에서 쉽게 벗어날 수 없다. 치유를 모색할 때 새로운 신념이 진정으로 자리 잡기 위해서는 오랫동안 각인된 신념을 지워야 한다. 재교육은 언제나 이전에 교육받은 것을 지우는 과정을 포함한다. 이 과정을 시작하려면 '그만둬야 할 것' 선택 사항의 초점인 떨쳐 버리기가 필요하다. 해로운 신념은 일차원적이지 않으며 당신의 세포, 어쩌면 후성 유전체까지에도 영향을 준다. 그것들은 스트레스와 염증 수준에 중요한 영향을 미치며 반사 반응을 지시한다. 그리고 결국은 기분과 감정, 그리고 인생관에까지 눈에 띄지 않게 스며든다.

이것은 내적 탈바꿈에 전념할 필요가 있는 영역이다. 마음 챙김과 명상은 당신을 상황에서 분리시키고, 당신에게 자의식을 제공함으로써 길을 터 준다. 당신은 분노와 공포, 스트레스, 감정의 동요, 거듭되는 극적인 사건이 필요 없는 마음의 차원을 알아보기 시작한다. 이런 것들이 존재하지 않는 상태를 경험하게 되면 자연히 수많은 사람이 갇혀 있는 분노와 공포, 스트레스, 감정의 동요, 거듭되는 극적인 사건 등이 일상적인 상태에 대해 의문을 품게 마련이다. 더 높은 의식 상태로의 진입은 평생의 여행이며, 핵심 신념은 그것의 한 측면에 불과하다. 그러나 핵심 신념은 선에 이끌리는 것이 악에서 멀어지는 것과 얼마나 부합하는지를 보여 주는 예로 매우 유용하다.

우리가 당신에게 떨쳐 내라고 요구하는 것은 경직성과 폐쇄성, 무신경한 습관, 낡은 신념, 자신과 다른 사람들에게 스트레스를 유발하는

팬데믹 시대의 평생 건강법

태도, 그리고 '우리'와 '그들'을 구분하는 사고다. 이런 것들은 확장된 자의식을 통해서만 떨쳐 낼 수 있다.

솔직히 말하자면, 자의식의 가치를 의심하거나 폄하하는 사람들이 꽤 있다. 사회는 그 구성원에게 '모르는 게 약'이라고 끊임없이 가르친다. 그것이 사실이 아닌 이유가 수십 가지나 존재하는데도 말이다. 타성은 우리를 제자리에서 꼼짝 못 하게 한다. 우리 행동의 이면을 보는 것에 대한 두려움이 현실을 부정하는 상태를 촉진한다. 이런 방어가 본격화될 경우 우리의 문제를 더 잘 알수록 상처만 더 커질 뿐이라고 쉽게 믿게 된다. 치유가 과거의 고통을 파헤치는 것이라면 치유에 노력을 기울일 사람이 거의 없을 것이라는 데는 의심의 여지가 없다. 하지만 전체적인 관점에서 그렇게 보이지 않는다.

일단 해로운 신념을 인식하기 시작하면 되돌아오는 고통은 원래의 고통과 같지 않다. 이번에는 그것을 반성하고 의식적으로 처리할 수 있다. 당신을 통제하는 고통은 당신이 통제할 수 있는 고통보다 훨씬 더 나쁘다. 다른 한편으로 평화롭고, 고통스럽지 않으며, 자기 수용이 가능한 상태의 경험은 기쁨을 주며 치유의 길을 계속 걷도록 동기를 준다.

살면서 이것저것을 믿게 될 가능성은 무궁무진하다. 하지만 우리는 모든 부정적인 핵심 신념을 연결하는 한 가지 요인이 있다고 믿는다. 그것은 바로 자신에 대한 판단이다. 자기 판단은 너무 고통스러워서 사람들은 그것이 유발하는 죄의식과 수치심에서 벗어나기 위해서라면 무엇이든 하려고 든다. 브루스 스프링스틴은 자신이 그동안 사귄 여자들을 감히 자신을 사랑하려 했다는 이유로 벌주었다는 사실을 발견했을 때 가장 고통스러운 수준의 자기 판단에 이르렀다. 자기 판단은 자신이 어떻게 생각하고, 느끼고, 행동하느냐에 대한 것이 아니다. 그것은 스스로 자신을 어떤 사람으로 생각하느냐의 핵심, 즉 자신의 정체성과 관련이 있다.

스스로 자신을 어떤 사람이라고 생각하느냐에 따르는 효과는 긍정적이기도 하고 부정적이기도 하다. 당신이 가슴속 깊이 '나는 무슨 일이 있어도 반드시 성공해야 한다'고 믿는다면 강한 동기를 얻을 것이고, 그것은 긍정적이다. 하지만 '성공은 무자비하고 이기적이며 상처를 주는 행동을 수반한다'고 믿는다면, 그 동기는 당신이 무자비하고 이기적이며 상처를 줄 수밖에 없는 사람이라는 믿음으로 인해 훼손된다. 이것은 당신이 당신의 믿음을 통제하는 게 아니라 당신의 믿음이 당신을 통제하는 것을 의미한다.

'난 성공하기 위해 존재하고, 나를 사랑해 줄 사람 따위는 필요하지 않다'라는 식의 생각은 자신이 사랑받을 수 있는 사람인가의 문제를 회피하는 일종의 방어 수단이다. 여기에는 또 '다른 사람이 나를 돌보기를 원하지 않기 때문에 나 스스로 자신을 돌봐야 한다' 또는 '난 내가 실제로 얼마나 약한지 누구에게도 보여 주고 싶지 않기 때문에 늘 공격적으로 행동한다' 등 다른 형태의 자기 판단이 주로 개입된다. 사랑은 모든 사람이 자연스레 주고받고 싶어 하는 것이다. 자기 판단이 이 욕망을 약화시킬 때까지는 그렇다. 하지만 자기 판단은 홀로 떨어져 존재하지 않는다. 자기 판단을 치유하는 네 가지 핵심 신념이 있다.

- 난 사랑하고 사랑받을 수 있는 사람이다.

- 난 가치 있는 사람이다.
- 난 타인을 믿을 줄 알고, 안전하며, 안정감 있는 사람이다.
- 난 만족스럽다.

당신은 이미 사랑과 자기 가치, 안정감, 만족감이라는 네 가지 영역에서 핵심 신념을 갖고 있다. 하지만 자연스럽게 존재해야 할 이 순수한 감정들이 대다수 사람의 경우 혼란과 타협으로 차단당한다. 자의식은 사랑과 자기 가치, 안정감, 만족감 같은 감정을 명확하게 직접 경험할 수 있도록 마음 상태를 명료하게 만들어 준다.

예를 들어 명상을 하고 난 뒤 마음이 안정되고 평화로울 때 자기 판단은 존재하지 않는다. 아침에 잠에서 깰 때나 밤에 잠들기 직전에도 마찬가지다. 이럴 때 '나와 내 것'에 집착하는 모든 신념을 포함한 자아적 개체성은 자취를 감추지만 자의식은 깨어 있다. 당신은 깨어 있음을 안정된 상태로 경험하는 것이다. 우리는 의식의 진화에 초점을 맞추는 일요일의 실행 계획에서 이 문제를 자세히 다룰 것이다. 우선 여기서는 자기 판단에서 벗어나는 것이 시련이 될 필요는 없다는 점을 알아 두기 바란다. 깨어 있음은 가장 쉽고 자연스러운 상태다.

당신은 사랑하고 사랑받을 수 있다는 느낌, 자기 가치, 안정감, 내면적 만족감의 영역에서 자신이 어느 정도 수준에 있다고 생각하나? 많은 사람이 이런 영역에서 부족함이 있다는 사실을 개인적으로 인정하겠지만 어떻게 해야 좋을지는 모른다. 우선 누구도 처음부터 핵심 신념을 갖고 태어나지는 않았다는 사실을 깨달아야 한다. 사랑과 자기 가치, 안정감, 만족감의 문제는 삶이 전개되면서 진화한다.

사회는 이와 관련해 신뢰할 만한 지침을 거의 제공하지 않기 때문에 핵심 신념은 내적 자아와 고차원적 자아의 수준에서 결정된다. 내적 자아는 감정과 정면으로 부딪치며, 고차원적 자아는 비전과 의미, 목적을 제공한다. 감정은 우리를 위아래로, 이쪽저쪽으로 끌어당기는 반면, 고차원적 자아는 언제나 우리를 중심으로 데려다 놓는다. 따라서 핵심 신념을 치유하는 전략은 고차원적 자아의 영역이다. 고차원적이라는 말은 많은 것을 의미하지만, 손에 닿을 수 없는 것을 의미해서는 안 된다.

우리는 곧 이 문제를 더 논의할 것이다. 여기서는 그냥 사랑과 자기 가치, 안정감, 만족감을 찾는 것이 하나의 과정이라는 사실을 말하고 싶다. 그 과정에 들어가면 이런 것들을 자기 자신 안에서 발견할 수 있다. 힘들게 투쟁해야 얻을 수 있는 게 아니다. 우리의 고차원적 자아는 우리에게 마음이 원하는 것을 주고 싶어 한다. 이런 사실을 생각할 때 핵심 신념을 치유하는 것은 각자를 자신의 본성과 연결하는 일이다. 이보다 더 영감을 줄 수 있는 게 있을까?

chapter 6

토요일 : 투쟁 없는 삶

오늘의 권고 사항 ― 하나만 선택한다

⭕ 해야 할 것

- 용인하는 태도를 보인다.
- 어떤 상황이 닥쳤을 때 저항하지 않고 다가간다.
- 품위 있게 행동한다.
- 책임을 진다.
- 삶의 흐름을 받아들인다.

✖ 그만둬야 할 것

- 필요 없는 부분에서 저항하지 않는다.
- 다른 사람들이 그들 나름의 방식대로 행동하도록 내버려 둔다.
- 갈등의 영역을 줄일 수 있도록 돕는다.
- 다른 사람의 앞길에서 장애물을 제거한다.
- 협력을 위해 경쟁을 완화한다.

'비투쟁'이란 용어는 친숙하지 않지만, 우리는 이 말을 포기(또는 굴복), 수용, 흐름이라는 세 가지 친숙한 단어를 포용하는 의미로 사용하고 있다. 포기란 애착을 버리는 것을 말하는데, 불만 같은 부정적인 애착이든 실현되지 못할 소망 같은 긍정적인 애착이든 상관없다. 애착이 당신을 그 자리에서 꼼짝 못 하게 한다면 애착 자체가 긍정적이냐 부정적이냐는 중요하지 않다. 수용은 '현실은 틀리는 적이 없다'라는 진실에 대한 것이다. 인간의 삶에서 현실은 역동적이며 끊임없이 움직인다. 삶이 잘못된 방향으로 가고 있는 것 같아 저항해 봐도 현실은 결국 그것이 가고자 하는 쪽으로 가게 돼 있다. 흐름이란 삶을 '스스로 방향을 정하는 순조로운 사건의 흐름'으로 받아들이고 접근하는 것을 말한다.

포기와 수용, 흐름이 어우러지면 그 사람은 투쟁 없는 삶을 영위하고 있는 것이다. 이것은 하나의 공식으로서 매우 매력적으로 들리지만, 사회는 다른 방향으로 강하게 기울어지는 가치 체계를 강요한다. 사회(특히 서구)에서는 포기가 투쟁에서 불리한 쪽에 있을 때 생기는 일이라고 가르친다. 수용은 우리가 원하는 일이 일어나지 않을 것이므로 현실에 만족해야 한다는 일종의 체념으로 간주한다. 또 흐름은 강이 하는 일이지 인생의 힘든 현실을 직시하는 데 필요한 것이 아니라고 말한다.

이런 부정적인 가치 체계 뒤에는 훨씬 더 큰 신념 체계가 놓여 있다. 그 신념 체계는 생존을 위해서는 투쟁이 불가피하다고 주장한다. 투쟁은 《구약 성서》의 '아담과 이브의 몰락'에 신화적 기반을 두고 있다. 그들의 타락은 이브가 아담을 설득해 함께 선악과를 따 먹었을 때 시작됐다. 그 순간 이 최초의 인간들은 자신들의 나체에 대한 수치심을 알게 됐고, 하느님에게 복종하지 않은 죄로 벌을 받았다. 그들의 타락은 일종의 재앙이었다. 하느님은 아담과 이브를 낙원에서 쫓아내고 평생 수고와 고통 속에 살게 함으로써 그들을 벌했다.

종교적 함의를 제쳐 놓고 볼 때 이 이야기는 인간의 조건을 설명한다. 거기에는 투쟁과 비투쟁 사이의 선택이 여전히 남아 있다. 우리 모두는 마음속 깊은 곳에서 우리에게 삶이 어떤 것인지, 그리고 어떤 것이어야 하는지 말해 주는 신념을 갖고 있다.

여기서 '어떤 것이어야 하는지'라는 구절이 중요하다. 만약 삶은 '이런 방식이어야 한다'라는 전제를 받아들인다면 우리는 그것을 바꿀 힘이 없기 때문이다. 여론 조사 기관 갤럽이 웰빙의 수준을 측정하기 위해 사용하는 세 가지 행복의 지표('고통스럽다', '힘들다', '아주 행복하다')를 생각해 보라. 세상에 엄청난 고통이 존재한다는 것은 의심의 여지가 없는 사실이다. 하지만 그것은 세상에 반드시 고통이 있어야 한다고 말하는 것과는 다르다. 당신의 신념 체계가 그렇게 말하지 않는 한 말이다.

토요일에 우리는 당신이 반드시 받아들여야 할 것으로 여기는 투쟁과 당신 자신의 관계를 검토해 줄 것을 요청한다. 역설적이게도 평생 투쟁에 참여하는 사람들도 나름의 방식으로 수용하고 굴복한다. 다만 그들이 수용하고 굴복하는 것이 '투쟁은 불가피하다'라는 신념이라는 점에서 비투쟁적인 사람들과 차이가 있다.

그 반대의 세계관은 불교의 사상과 유사하다. 고통과 기쁨은 필연적으로 서로 연결돼 있기 때문에 고통에서 벗어나려면 기쁨과 고통의 순환에서 벗어나야 한다는 시각이다. 이렇게 되기 위해서 각자는 영원히 변함없고 평화로우며 마음의 끊임없는 활동에 방해받지 않는 자의식의 수준을 추구하고 거기에 도달해야 한다.

비투쟁의 길을 열어 주는 이 세계관에도 그 나름의 필수 사항들이 있다. 이 길을 가려면 마음 챙김이 필수적이고, 기쁨의 추구를 포기해야 하며, 확장된 자의식에 초점을 두어야 하고, 비투쟁이 달성 가능한 목표라는 사실을 받아들여야 한다. 대대수 사람이 이 목표에 도달하지 못하는 이유는 이해할 만하다. 거기에 수반되는 필수 사항을 따르기가 매우 어렵다고 느끼기 때문이다. 불교의 구체적인 가르침은 차치하고 일상적인 관점에서도 사람들은 투쟁을 멈추고 싶어 한다. 여기에 고차원적인 교리나 가르침은 필요 없다. 어려운 현실에 머리를 부딪치는 생생한 경험은 충분한 동기가 된다.

먼저, 잠시 자기 탐구가 필요하다. 자신이 투쟁하고 있다고 생각되는 사생활의 측면을 생각해 보라. 다음은 당신이 떠올릴 만한 몇 가지 대표적인 영역이다.

- 자기 자신과 투쟁한다.
- 사람들과의 관계에서 투쟁한다.
- 삶을 물질적으로 윤택하게 만들기 위해 투쟁한다.
- 세상과 외부의 힘에 맞서 투쟁한다.

크든 작든 당신의 투쟁은 이 네 가지 범주에 속할 가능성이 크다. 계속 찾다 보면 더 많은 예가 떠오를 것이다. 중독이나 우울증에 빠진 사람은 자기 자신과의 투쟁에서 극단에 서 있다. 싸움이 '자기 자신 안'에서 일어나는 것이다. 또 스스로 분노를 폭발시키지 않으려고 안간힘을

팬데믹 시대의 평생 건강법

쓰거나 종교적 이상(죄악과 유혹을 피하는 것 등)에 맞춰 살고자 하는 사람은 자기 자신과의 투쟁에서 중간 지점을 경험한다. 한편 자기 수용과 자기 가치의 수준이 높은 사람은 적절한 체중이나 젊음을 유지하려고 노력하는 것과 같은 작은 투쟁을 경험한다. 요컨대 투쟁의 영역이 없는 삶은 없다. 갤럽의 웰빙 수준 조사에서 '아주 행복하다'라고 답한 사람도 마찬가지다.

투쟁은 다양한 방식으로 나타나기 때문에 사람들은 가장 중요한 질문을 놓친다. '이 투쟁 가운데 하나라도 실제로 필요한가?'라는 질문이다. 사람들은 이 질문에 주의를 기울이지 않은 채 마치 답이 '그렇다'인 것처럼 계속 살아간다. 그들은 투쟁이 필요하다고 느끼기 때문에 투쟁한다. 이것이 일상생활에서 어떻게 나타나는지 보기 위해 다음 목록을 살펴보자. 각 항목은 일상의 투쟁 뒤에 숨어 있는 심리적인 태도를 나타낸다.

당신은 왜 아직도 투쟁하는가?

- 빠져나갈 길이 보이지 않는다.
- 감정 상태가 좋지 않다(우울하고, 불안하고, 무력하다).
- 내적 갈등과 혼란을 겪고 있다.
- 상황이 복잡하다.
- 나쁜 선택을 해서 꼼짝할 수 없게 됐다. 시간을 되돌릴 수는 없다.
- 내가 기억하는 한 늘 이런 식이었다.
- 너무 겁이 나서 반격할 수 없다.
- 나 때문이 아니라 인생은 원래 힘들다.

- 문제에 너무 깊이 빠져 있어서 어찌해야 좋을지 모르겠다.
- 다른 누군가가 이 상황을 통제하고 있다.
- 의지할 사람이 없다.
- 난 이런 일을 겪어 마땅하다.

이것들은 투쟁에서 벗어나지 못하고 고통받는 것에 대해 사람들이 생각하는 가장 흔한 이유다. 끔찍한 이혼이나 파산 선언 등 당신의 대처 능력을 혹독하게 시험하는 결정적인 상황에 처하게 되면 이 목록에 있는 모든 이유가 어느 순간엔가 하나씩 머릿속을 스쳐 지나갈지도 모른다. 잠시 하던 일을 멈추고 인생의 어렵던 시기를 한번 떠올려 보라. 이 항목들이 당신을 그 상황에서 꼼짝 못 하게 만든 이유라는 데 공감이 가나?

이 이유들은 그 안에 '필수적'이라고 생각하는 측면이 있기 때문에 힘을 발휘한다. 그렇지 않다면 당신이 왜 그 상황에서 꼼짝할 수 없는지 이유를 찾는 데 시간과 에너지를 낭비하는 대신 탈출구를 찾을 수 있을 것이다.

우리는 당신이 투쟁에서 벗어나지 못하는 것이 당신이나 다른 누군가의 탓이라고 말하는 게 아니다. 살아가면서 피할 수 없는 상황은 분명히 존재하고 외부의 힘은 언제나 작용한다. 직장에서 해고당하고, 치매에 걸린 부모를 돌봐야 하고, 잘못된 길에 빠진 10대 자녀를 상대해야 하는 등 인생에는 무수한 시험이 따른다. 하지만 거기에 '필수적'이라는 생각이 더해졌을 때 어려움이 가중된다. 따라서 비투쟁 상태에 도달하는 것은 당신의 세계관에서 '필수적'이라는 사고를 뿌리 뽑는 것과 같다고 할 수 있다.

'해야 할 것' 살펴보기

삶은 우리가 선택한 대로 흘러간다. 그것이 토요일의 '해야 할 것' 권고 사항의 핵심 주제다. 보디마인드는 방해받지 않는 흐름을 위해 설계된다. 정보는 보디마인드의 어느 곳으로든 자유롭게 움직이며, 모든 과정이 서로 연관돼 있다. 모든 세포가 살아서 번성하려는 똑같은 목적을 공유한다. 흐름이 막히면 보디마인드는 저항과 장애물에 부닥친다. 이것은 내부적인 상황이다.

우리는 어떤 이유에서든 투쟁의 필요성을 받아들이기로 한다. '필수적'이라는 생각은 한번 자리를 잡으면 순식간에 퍼져 나가기 쉽다. 당신의 태도는 주위의 다른 사람들에게 전파되고, '필수적'이라는 당신의 생각은 그 나름의 방식을 고집하기 때문에 외부 상황이 당신의 내면세계를 반영하게 된다.

마찬가지로 우리 몸 안에 있는 모든 세포의 기반인 생명이 자신을 돌볼 수 있다고 믿는다면 외부 현실은 내면세계에 순응하기 시작할 것이다. 낙관적 견해와 허용, 비저항, 관용, 자기 수용 등도 빠르게 퍼져 나갈 수 있다. 이런 현상은 그것을 시험해 봄으로써만 알 수 있다. 사회학자들은 이미 이것을 어느 정도 시험했다. 라이프 스타일 선택과 관련한 가장 큰 규모의 데이터베이스 중 하나가 '프레이밍햄 심장 연구'다. 이 연구는 1948년 매사추세츠주 프레이밍햄의 주민 5200명을 대상으로 시작됐다. 이 연구의 주요 목표는 심혈관 건강인데, 데이터를 꼼꼼히 살펴본 결과 불가해한 사실이 드러났다.

어떤 사람이 심장 발작을 일으킬 전반적인 위험 인자에는 가족적 배경이 포함된다. 흡연, 앉아서 많은 시간을 보내는 라이프 스타일, 비만 등의 요소가 있는 가정에서 자란 사람은 자신의 삶에서도 이런 요소들을 받아들일 가능성이 더 크다. 상당히 분명한 이 연관성을 더 확장해 보자. 만약 어떤 사람이 담배를 피우고 주로 앉아서 생활하는 습관이 있고 비만인 친구들과 어울린다면 그 자신도 그런 방식을 따를 가능성이 커진다.

하지만 설명할 수 없는 부분은 친구의 친구들까지 같은 라이프 스타일을 채택할 확률이 높아진다는 점이다. 흡연과 같은 특정 라이프 스타일을 선택하는 경향은 우리가 아는 사람들의 영역을 뛰어넘어 퍼져 나간다. 예를 들어 만약 당신의 부모가 담배를 피우고 당신이 담배를 피우고 당신의 친구들이 담배를 피운다면, 당신의 부모와 친구들이 아는 사람들 역시 담배를 피울 위험성이 증가한다. 당신이 한 번도 만난 적이 없는 사람들이라도 말이다. 즉 습관은 널리 퍼져 나갈 수 있다는 말이다.

습관에는 나쁜 것뿐 아니라 바람직한 것도 있기 때문에 만약 당신이 심장 발작의 위험을 줄일 수 있는 사랑 많은 가정에서 자랐다면, 당신도 다정한 사람이 되고, 다정한 친구를 갖게 되고, 그들의 친구도 다정한 사람일 가능성이 더 커진다는 말이다. 누구도 이 현상을 명쾌하게 설명할 수는 없지만, 프레이밍햄 심장 연구에서는 그렇게 나타났다. 우리의 요점은 포기와 수용, 흐름의 태도를 받아들이면 그 효과가 널리 퍼져 나갈 수 있다는 것이다. 당신 주변의 현실은 덜 투쟁적이고 더 비투쟁적인 모습을 보일 것이다.

이것이 가능하다는 점을 증명하려면 우리의 '해야 할 것' 권고 사항을 시도함으로써 직접 시험해 봐야 한다. 만약 당신의 현재 상황이 당신의 개입과 상황 통제, 전적인 책임 떠안기, 다른 사람들에 대한 명령 등을 요구한다고 느낀다면 지금이 바로 당신의 개입 없이도 상황이 잘 해결될 수 있는지를 알아볼 좋은 기회다. 비록 결과가 완벽하지 않다고 해도 당신은 비투쟁이 얼마나 잘 작동하는지 놀랄 것이다. 흐름은 실제적인 현상이다. 그 사실을 확신하게 될수록 모든 투쟁 뒤에 숨은 '필수적'이라는 생각에 매달릴 필요가 없다는 점을 깨닫게 될 것이다.

'그만둬야 할 것' 살펴보기

흐름이 실제적인 현상이라면 우리는 왜 그것이 늘 작동하는 모습을 보지 못할까? 그것은 우리가 내적 저항과 장애물을 만들어 삶을 통제하기 때문이다. 우리는 이런 욕망을 지닌 우리 자신을 탓할 수 없다. 우리 모두는 생존을 위해 스스로 할 수 있는 일을 하도록 타고났다. 그런데 빠르게 돌아가는 요즘 세상에서는 우리 대다수가 살아남기에 급급한 수준으로 살고 있다.

현실적이든 아니든 우리는 주변 세계를 지배하고 싶어 한다. 토요일의 '그만둬야 할 것' 권고 사항은 흐름에 대한 내적 저항이 발생할 때 그것을 인식하는 데 초점을 맞춘다. 다음은 흐름을 막는 행동의 구체적인 예다.

- 자신이나 다른 사람들에게 스트레스를 준다.
- 자신은 옳고 다른 사람은 틀렸다고 우긴다.
- 다른 사람들에게 "내 방식대로 하거나 그만두거나 둘 중 하나를 선택하라"고 강요한다.
- 외부 목소리에 귀 기울이기를 거부한다.
- 사람들 앞에서 누군가를 바보로 만든다.
- 자신의 도덕적 원칙을 강요한다.

토요일에는 이런 행동들이 직장에서, 인간관계에서, 또는 가정에서 어떻게 일어나는지 주의를 기울여야 한다. 우리는 모두 자신의 행동을 정당화하는 경향이 있기 때문에 다른 사람들이 이런 식으로 행동하는지 관찰하는 편이 더 쉬울지도 모른다. 그러면 자신이 어떤 역할을 하고 있는지 되돌아볼 수 있다.

예를 들어 영화나 텔레비전 프로그램을 놓고 의견을 나누는 사소한 일에서도 서로가 고집을 부리면 결국 '내가 옳아', '아니야, 당신이 틀렸어' 하는 식의 충돌이 발생할 수 있다. 그럴 때 어느 한쪽이 양보한다면 이런 식의 충돌은 피할 수 있다.

자신이 흐름을 막고 있다는 사실을 깨달았을 때는 당장 그만두고 길을 비켜라. 이것은 문자 그대로 그 자리를 떠나거나 행동을 바꾸는 것을 의미한다. 세계의 지혜 전통에서 '외부의' 현실은 '내면의' 현실을 반영한다. 모든 상황이 자기 반영이라는 사실을 완전히 받아들이든 아니든, 우리는 장애물을 제거하고 저항을 멈춘 다음 외부 상황이 저절로 바뀌는지 스스로 관찰할 수 있다.

생명은 자신을 돌볼 수 있다

만약 보디마인드가 수많은 절묘한 방식으로 자신을 돌보도록 진화해 왔다면 모든 부분에서 그럴까? 이 질문은 영적인 방향을 가리키는데, 생명 자체가 인간을 지지하기 위해 고안된 것인지에 관한 질문이기 때문이다. 과연 인간이 그렇게 특별할까? 동서양의 영적 전통에서 답은 '그렇다'이다. 많은 현자와 성인, 그리고 영적 안내자들이 영혼 또는 고차원적 자아가 실재한다고 가르침으로써 몇 가지 기본적인 진리를 확인해 주었다.

- 무작위적인 것은 아무것도 없다. 모든 경험은 더 큰 계획에 들어맞는다.
- 더 큰 계획은 의식 속에 있다.
- 알든 모르든 누구나 더 큰 계획에 연결돼 있다.
- 더 큰 계획에서 자신이 어디에 속하는지 이해하기 위해서는 의식을 확장해야 한다.

'더 큰 계획'을 어떻게 정의하든 이런 가르침은 세속적인 사회에서는 전혀 존재하지 않는다. 신의 계획이나 영혼의 구원, 업보, 열반 같은 것들은 현대의 세속적 모델과 맞지 않는다. 두 세계관이 충돌하며 그 파장은 우리의 일상생활에 영향을 미친다. 영적 세계관에서 인간은 우주심에 의해 지배되는 우주에서 소중히 여겨지는 존재다. 하지만 세속적이고 과학적인 세계관에서 인간은 우주 공간의 검은 공동 속에 존재하는 작은 점에 불과하다. 빅뱅 이후 펼쳐진 임의적 우연의 산물로서 수소 원자나 은하수와 같은 차원에 존재한다. 이 두 상반되는 세계관 사이에는 타협이 없다. 선택은 둘 중 하나다. 이것은 추상적인 면에서는 사실이지만, 일상생활에서 사람들은 양쪽에 다리를 걸치고 있다. 우리가 다음과 같은 말을 얼마나 자주 듣는지 생각해 보면 알 수 있다.

- 우연은 없다.
- 그 무엇도 진정한 우연의 일치는 아니다.
- 모든 일에는 다 이유가 있다.
- 소원을 빌 때는 조심해야 한다.
- 좋은 일을 해도 벌을 받을 때가 있다.
- 뿌린 대로 거둔다.

이와 같은 믿음을 갖고 있으면서도 자동차 추돌 사고가 일어났을 때 우연이라고 생각할 수 있다. 우리의 마음은 그때그때 내키는 대로 영적 세계관과 세속적 세계관을 넘나들면서 두 가지 현실 속에 산다. 누군가 '모든 일에는 다 이유가 있다'라고 말할 때 거기에는 일상적인 사건 속에 숨겨진 양식이 존재한다는 의미가 내포돼 있다. 그 숨겨진 양식은 그 모습을 살짝 드러내는데 우리는 그것을 정말 살짝 엿볼 수 있을 뿐이다.

요즘은 '의미 있는 우연의 일치'를 뜻하는 '공시성'이라는 용어가 널리 알려져 있다. 철저한 무신론자이자 과학자이던 지크문트 프로이트는 더 고차원적인 힘이나 영혼, 영적 경험, 공시성이라는 말을 싫어했다. 프로이트의 제자이던 카를 융은 공시성(서로 의미 있게 연결돼 있지만 인과 관계는 없는 두 사건으로 정의된다)이라는 용어를 만들어 낸 장본인이지만, 자신의 스승을 설득할 수 없었다. 이 이야기와 관련해 '물리학 포럼(Physics Forums)'이라는 웹사이트에 실린 일화를 소개한다.

"그들의 우정에서 최초의 진정한 위기는 1909년 봄에 일어난 다음 사건에서 비롯됐다. 융은 빈에 있는 프로이트를 방문해 예지와 초심리학에 관한 의견을 물었다. 하지만 유물론을 신봉하던 프로이트는 그것들을 철저히 부정함으로써 융을 화나게 했다. 그때 이상한 일이 일어났다. 프로이트가 그 자리를 떠나려 할 때 융은 자신의 횡격막이 타들어 가는 듯한 느낌을 받았고, 그와 동시에 그들 옆에 있던 책장에서 우지끈 갈라지는 소리가 아주 크게 들렸다. 융은 프로이트에게 이것이 초자연적 현상의 완벽한 예라고 말했지만, 프로이트는 여전히 그것을 부정했다. 그러자 융은 잠시 후 또다시 큰 소리가 날 것이라고 예측했다. 그의 말이 옳았다. 책장에서 두 번째로 우지끈 갈라지는 소리가 크게 났다. 프로이트는 어리둥절해했다. 이 사건은 융에 대한 그의 불신을 키웠다."

그날 정말 무슨 일이 일어난 걸까? 공시성과 초자연성의 경계는 애초에 흐릿했지만 더 큰 문제는 우리의 마음이 '외부의' 현실에 영향을 미치는가 하는 것이다. 사람들은 '소원을 빌 때 조심하라' 등의 말을 믿음으로써 조용히 이 질문에 답하고 있다. 내적 현실과 외적 현실이 연결돼 있다는 것을 완전히 받아들이려면 다음과 같은 믿음을 가져야 한다.

- 신은 언제나 듣고 있다.
- 우리는 의식적인 우주에서 산다.

- 인간의 마음은 우주심의 반영이다.
- 어떤 기도도 무시되지 않는다.
- 소원을 열심히 빌면 꿈은 이루어진다.

우리는 모두 일상생활에서 서로 다른 믿음을 지니고 있다. '외부 세계'가 나의 정체성과 '내면'의 욕망을 반영하고 있다는 희미한 믿음이라도 있다면 그걸 이용해 진실을 시험할 수 있다. 이 챕터에서 우리는 비투쟁을 진실하고 실제적인 것으로 소개했다. 온갖 투쟁이 우리를 둘러싸고 있지만, 그중 어떤 것도 반드시 존재해야 할 이유는 없다.

이것은 당신이 고차원적 의식으로 올라가는 데 있어 가장 심오한 깨달음 중 하나가 될 수 있다. 자신의 개인적인 여정을 따라가다 보면 비투쟁을 경험할 수 있다. '나의 내면'과 '외부 세계'의 구분은 애초에 존재하지 않았다. 보디마인드가 전체적으로 기능하는 절묘한 방식을 보면 생명이 자신을 돌볼 수 있다는 사실을 깨닫게 된다. 다른 증거는 필요 없다. 누군가가 더 높은 의식으로 가는 여정에 올랐다고 말하면 고매하게 들리지만, 진실은 소박하다. 그 여행은 우리를 모든 세포를 지탱해 주는 신뢰와 수용, 흐름의 상태로 데려다준다.

chapter 7

일요일 : 의식의 진화

오늘의 권고 사항 — 하나만 선택한다

⬤ 해야 할 것

• 일상에서 공시성(의미 있는 우연의 일치)의 예를 찾아본다.

• 매일의 일상을 더 좋은 쪽으로 바꾼다.

• 동정심을 발휘할 기회를 찾는다.

• 사랑과 감사를 공개적으로 표현한다.

• 아량을 지닌다.

• 자신에게 영감과 희망을 주는 사람들과 어울린다.

✖ 그만둬야 할 것

• 두려움의 목소리에 저항한다.

• 최악의 상황을 예상하는 자신을 발견한다면 거기서 한 발짝 떨어져
  어느 쪽에도 치우치지 않는 마음을 유지한다.

• 계속 떠오르는 부정적인 생각이 있다면 그것이 진정 자신에게
  도움이 되는지, 아니면 단지 과거의 유물인지 살펴본다.

• 기분이 상했다면 조용한 장소를 찾아 마음을 가라앉히고
  중심을 잡는다.

지금이 바로 치유할 때 : 7일 실행 계획

일요일은 당신의 가장 고차원적인 가치를 되새기기에 적절한 날이다. 모든 사람이 포부를 지니고 있다. 또 누구나 의미와 목적으로 가득 찬 삶을 원한다. 이런 갈망의 결과는 수십 년에 걸쳐 펼쳐진다. 성취감을 맛보며 노년기에 도달하는 사람들은 후회와 좌절, 향수로 과거를 돌아보는 사람들보다 더 높은 삶의 질을 누리게 된다. 수명이 비슷하다고 해도 말이다.

우리는 이 책의 대부분을 스트레스와 염증 같은 부정적인 요소들이 시간의 흐름에 따라 어떻게 점진적으로 축적되는지를 논하는 데 할애했다. 개인의 성장도 마찬가지다. 영혼은 하루하루 점진적으로 성숙해진다. 이 경우 개인의 삶은 태어나면서부터 죽을 때까지 계속 상승 곡선을 그리게 된다. 그렇다면 우리는 이 비전을 어떻게 현실로 바꿀 수 있을까?

보디마인드에 대한 우리의 전인적 시스템 접근은 평생 이익을 가져다줄 치유의 라이프 스타일로 발전했다. 마지막 단계는 삶 자체에 대한 전인적 시스템 접근이다. 이를 위해서는 모든 것을 아우르는 비전이 필요하다. 종교가 바로 그런 비전을 제공한다. 독실한 신자에게서 들을 법한 다음과 같은 말들은 모든 삶에 적용할 수 있다.

- 모든 것이 신의 손에 달렸다.
- 믿음이 나로 하여금 이 상황을 헤쳐 나가게 할 것이다.
- 신은 전적으로 자비롭다.
- 뿌린 대로 거둔다.
- 뜻은 사람이 세우지만, 성패는 신이 결정한다.

이는 모든 것을 아우르는 신념의 진술이다. 만약 당신이 이 말들을 전적으로 믿는다면 당신의 인생 전체가 확고한 무신론자에게는 적용되지 않는 방식으로 펼쳐질 것이다. 무신론은 모든 것을 아우르는 또 다른 진술들로 이어지는데, 그 예는 다음과 같다.

- 우주는 무작위적인 사건에 의해 지배된다.
- 기적은 허구다.
- 종교는 비이성적인 미신이다.
- 선택은 이성과 논리에 기초해야 한다.

삶에 대한 전인적 시스템 접근은 얼핏 짐작하는 것보다 더 흔하다는 사실을 쉽게 알 수 있다. 종교적인 문제는 제쳐 두고라도 많은 사람이 '가족이 전부다' 혹은 '성공은 10%의 영감과 90%의 땀으로 이루어진다'와 같은 말을 한다. 치유에 적용되는 비슷한 사고방식이 있을까? 일상적인 사건들을 뛰어넘어 삶 자체에 적용되는, 모든 것을 아우르는 비전을 고수할 수 있을까?

여기에 딱 들어맞는 가장 성공적인 비전은 진화론이다. 이 이론은 단세포 미생물과 남조류(양쪽 다 수십억 년 전부터 존재했다)부터 병원에서 태어나는 아기, 그리고 지금 이 책을 읽고 있는 당신까지 모든 생명체를 설명하는 이론이다. 수명이 다할 때까지 개인적으로 진화할 수 있다면 모든 것을 아우르는 비전을 고수할 수 있을 것이다.

일요일의 권고 사항은 당신의 개인적 성장과 진화, 그리고 그것을 극대화하는 방법에 초점을 맞춘다. 우선 종(매우 큰 집단을 의미한다)의 생존과 비생존에 국한된 다윈의 진화론은 제쳐 두자. 다윈주의는 원시 시대의 조상으로부터 출현한 검치호랑이가 쇠퇴기를 거쳐 결국 멸종된 이유를 설명한다. 하지만 그 이론은 한 개체로서의 검치호랑이에 대해서는 아무것도 말해 주지 않는다.

그 이유는 생존과 멸종이 식물이나 동물의 한 개체군 전체에 확산된 유전적 돌연변이에 의해 지배되기 때문이다. 만약 그 돌연변이가 생존의 이점으로 작용한다면 그것은 그 종의 속성으로 자리 잡게 된다. 하지만 인간은 오래전에 이 설정에서 벗어났다. 인간은 육체적 강자만 생존하는 대신 (예를 들면 의료 보험 제도와 퇴직금 지급을 통해) 약자를 돌보는 쪽을 택했다. 또 배우자를 얻기 위한 경쟁도 육체적 싸움을 통해서 이루어지지 않는다. 시인이나 역도 선수나 사랑하는 사람을 차지할 확률은 비슷하다.

호모 사피엔스가 어떻게, 왜 진화했는지에 관해서는 여러 가지 논쟁이 있다. 하지만 여기서 이 문제를 자세히 논하지는 않겠다(우리는 이전 저서 《슈퍼유전자》의 한 챕터 전체를 이 문제에 할애했다). 진화 문제에서 치유 목적을 위해 중요하다고 입증된 단 하나의 요점은 개인의 내적 진화다. 개인의 진화는 현재 진행 중이다. 우리는 후성 유전학에서 이미 개인의 진화와 관련해 한 가지 사실을 입증했다. 그 실험은 평생의 경험이 어떻게 유전자 활동에 영향을 미치는 표지를 남기는지를 보여 주었다. 일부 과학자들은 심지어 어머니나 아버지의 후성 유전학적 표지가 자녀의 인생관을 결정할 수 있다고 주장한다.

이런 단서들은 바람직한 방향을 가리키고 있으며, 인간 두뇌의 진화도 마찬가지다. 전통적으로 뇌는 가장 오래된 영역부터 가장 최근에 진화한 영역까지 세 부분으로 나뉜다고 본다. 우리는 세 부분으로 이루어진 뇌를 영국 영주의 저택에서 일하는 하인들이라고 상상해 볼 수 있다. 그 저택은 하인들의 활동으로 늘 부산스럽다. 우리 각자는 그 하인들을 감독하는 영주나 안주인으로서 뇌의 모든 영역에 대응한다.

아래층에는 가장 오래된 뇌인 '파충류 뇌(또는 아랫뇌)'가 있는데 5억 년 가까이 됐다. 이 뇌는 어류와 원시 파충류에서 처음 나타난 '투쟁-도피' 반응이나 짝짓기 충동 등과 같은 생존 본능을 중심으로 구성돼 있다.

그 위층의 변연계는 감정과 유대감을 중심으로 구성돼 있다. 이 영역은 인간의 감정과 비슷한 감정을 가졌다고 알려진 최초의 포유동물(예를 들어 코끼리는 다른 코끼리가 죽으면 슬퍼하고, 알락돌고래는 다른 알락돌고래가 병들거나 다치면 다가가 돕는다)과 함께 2억 5000만 년 전에 생겨났다. 시간이 흐르면서 변연계는 즐겁고 고통스러운 경험을 기억할 수 있는 능력을 얻게 됐다. 즐거운 경험은 반복하고 고통스러운 경험은 피하고 싶은 우리의 욕구가 여기서 생겨났다.

맨 위층에는 가장 최근에 진화한 뇌 부위인 피질이 있다. 최정예 하인들이 영주와 안주인의 시중을 드는 곳이다. 우리가 생각하고 결정하는 모든 것이 여기서 관리된다. 피질은 나무껍질처럼 뇌를 감싸고 있다('피질'을 뜻하는 영어 단어 'cortex'는 라틴어로 '나무껍질'이라는 의미다). 우리가 깊은 생각에 잠길 때는 이마에 주름이 진다. 그런데 신기하게도 호모 사피엔스를 생각하는 존재로 만들어 준 것이 뇌의 주름과 틈새, 홈이다. 생쥐의 피질은 표면이 매끄럽다. 고양이에서는 피질의 표면이 울퉁불퉁해지고, 영장류에서는 홈이 나타나기 시작한다. 고등 영장류와 돌고래처럼 진화한 종들은 더 깊고 복잡한 홈을 갖고 있다.

하지만 어떤 것도 그 복잡성에 있어서 인간의 대뇌 피질을 뛰어넘지 못한다. 인간의 대뇌 피질은 마치 복잡한 지도처럼 접혀 있는데, 그것은 우리의 풍부한 정신 활동을 말해 준다. 언어와 음악, 예술이 이 부위에서 발생한다(셰익스피어와 모차르트는 문자 그대로 '그루비groovy'하다! : 'groovy'에는 '멋진', '근사한'이라는 뜻이 있는데, 여기서는 '뇌에 홈이 많이 파인'이라는 의미를 더해 중의적으로 쓰였음 - 옮긴이 주).

우리는 이들 뇌 영역에서 활동하는 주체는 진짜 당신이 아니라고 주장한다. 진짜 당신은 마음의 모든 느낌과 생각, 상상 등의 활동을 관찰하고 감독하는 영주와 안주인이다. 윗뇌와 개인적 진화를 연결해 주는 것은 매우 독특하면서도 신비로운 자의식 능력이다. 자의식은 '나는 누구인가?'와 '이게 진짜 나다'라는, 자기 회의와 지배 사이의 거대한 영역에 걸쳐 있다.

인간은 스스로를 바라보면서 놀랄 만큼 다양한 자기 생성 이미지를 경험한다. 우리는 자기 자신을 바라보면서 광범위한 심리적 상태로 설명할 수 있는데, 다음이 그 대표적인 예다.

- 자기만족적이다, 자기중심적이다, 이기적이다, 자신의 결점을 알지 못한다.
- 자기 회의적이다, 겸손하다, 이타적이다, 자신의 단점을 잘 알고 있다.
- 내성적이다, 성찰적이다, 사색적이다, 속마음을 드러내지 않는다.
- 외향적이다, 공격적이다, 경쟁심이 강하다, 사교적이다.

이런 특성들은 서로 뒤섞여 존재하며, 각각의 특성에 양극단이 있다. 사실 지구상의 모든 사람에게 각각 독특한 특성을 부여할 수 있을 만큼 다양한 가능성이 존재한다. 자의식이 없다면 우리는 자신의 독특함을 저버리고 판에 박힌 일반적 기대에 순응하게 된다. 습관과 훈련은 의식을 능가한다. 다른 사람들에게 휩쓸려 평범하게 행동하는 것이 제2의 천성을 이룬다. 이런 외적인 힘이 우위를 점하면 그 사람은 기계적 반복에 의한 삶을 살아가는 생물학적 로봇이나 다름없는 존재가 된다.

인간은 자의식이 있기 때문에 단순히 생명을 이어 나갈 뿐 아니라 자신의 삶이 펼쳐지는 것을 지켜볼 수 있다. 혹등고래나 기린, 판다의 신경계에 들어가 볼 수는 없지만 어떤 면에서 이 생물들은 그들 나름의 의식을 지니고 있다. 호랑이와 사자가 잔디밭에서 참새를 찾아 돌아다니는 집고양이와 같은 동물군에 속하는 것은 단순히 그들의 신체적 특성이 유사하기 때문이 아니다. 그들은 행동으로 연결돼 있고, 이 행동의 근원은 고양이가 세상을 어떻게 인식하는가로 거슬러 올라간다. 그들은 사냥을 하고, 먹잇감을 찾아 돌아다니며, 먹잇감을 발견하면 살금살금 다가가 참을성 있게 기다렸다가 덤벼든다는 특성을 공유한다.

일요일의 권고 사항은 우리 각자가 인간 의식의 진화에 어떻게 기여하는지 탐구하는 데 초점을 맞춘다. 이 말은 거창하게 들리지만 모든 것을 고려해 볼 때 지구가 번성하느냐 쇠퇴하느냐는 오로지 인간의 의식이 진화할 수 있느냐 없느냐에 달렸다. 인간의 의식이 진화할 수 있다면 지구 온난화는 안정을 찾고, 어쩌면 역전될 수도 있을 것이다. 하지만 그러지 못한다면 타성이 우리를 더 깊은 재앙의 위험으로 이끌 것이다.

'해야 할 것' 살펴보기

진화하기 위해서는 새로운 시각이 이미 익숙해진 시각을 넘어서는 지점을 알아차리는 습관을 들일 필요가 있다. 일요일의 '해야 할 것' 권고 사항은 그런 변화를 포함한다.

일단 익숙해진 시각에서 벗어나면 완전히 새로운 차원의 의식이 가능해진다. 이 순간 모두가 머릿속에 들어 있던 이야기를 실행에 옮기게 된다. 그 이야기에 긍정적인 것을 더하는 날이 있는가 하면, 그 기반을 약화시키는 날도 있을 것이다. 이 일상 속의 부침은 각자의 이야기 주제에 달려 있다. 승리 혹은 패배, 사랑 혹은 증오, 선도 혹은 추종 등등. 이 주제들은 잘 알려져 있고 꽤 일반적이다. 대부분 우리가 가족과 친구, 사회에서 흡수한 것들이기 때문이다.

개인의 이야기가 진행되는 방식

- 마음 챙김 혹은 마음 방치
- 낙관적 혹은 비관적
- 승리 혹은 패배
- 번성 혹은 투쟁
- 능동적 혹은 수동적
- 실천가 혹은 사상가
- 외톨이 혹은 사교가
- 리더 혹은 추종자
- 경계 혹은 방심
- 주기 혹은 받기
- 지지 혹은 종속
- 다정한 혹은 냉정한
- 매력적 혹은 매력적이지 않은
- 도움이 되는 혹은 방해가 되는
- 배고픈 혹은 흡족한
- 뭔가를 추구함 혹은 제자리에 머무름
- 진보 혹은 타성
- 자신감 혹은 좌절감

- 수용 혹은 도전   • 결단력 혹은 우유부단함

삶은 긍정적인 주제와 부정적인 주제가 맞물리며 이루어진다. 그 주제들이 각 개인의 이야기에 틀을 제공하기 때문이다. 주제가 없다면 이야기는 짜임새가 없어진다. 하지만 긍정적인 주제와 부정적인 주제는 똑같은 결함을 지니고 있다. 그것들은 우리를 우리의 이야기 안에 묶어 둔다. 예를 들어 패배보다는 승리가 훨씬 더 낫지만, 세계의 지혜 전통을 주의 깊게 살펴보면 승리와 패배는 정반대이면서도 서로 의존하고 있다.

따라서 승자는 언제나 결국 손해를 보게 되고, 낙관주의는 끝내 실패하며, 사랑은 궁극적으로 실망을 낳는다. 진화는 당신이 이원성 상태로 알려진 이런 주제에 공감하는 것을 멈추고, 당신의 삶을 반대편에 의존하지 않고 이원적이지 않은 방법으로 측정하기 시작할 때 일어난다. 우리가 말하고자 하는 것은 우리 의식 속에 더 깊이 자리 잡은 의식의 근본적인 특성이다.

의식의 핵심 특성

- 지적이다
- 창조적이다
- 자각적이다
- 자립적이다
- 살아 있다
- 역동적이다
- 진화적이다
- 자기 조직적이다
- 지식이 있다
- 동정심이 있다
- 진실하다
- 아름답다

인간은 이런 특성이 실제적이며 획득 가능하다는 것을 깨달음으로써 의식적으로 진화할 수 있다. 그게 바로 '해야 할 것' 권고 사항이 보여 주고자 하는 바다. 만약 당신이 이런 특성 중 어느 것 하나라도 지지하고 추구한다면 당신은 자신의 개인적 진화를 지휘할 수 있게 된다. 하지만 이것은 이기적인 선택 이상의 것이 돼야 한다. 이기적인 선택은 이원성에 바탕을 두고 있기 때문이다. 거짓말을 하는 대신 진실하게 행동하는 쪽을 선택하는 이기적인 이유는 그것이 이익을 가져오거나 위험을 피할 수 있게 해 주기 때문이다. '그렇게 하면 내게 어떤 이익이 있지?'라는 것이 기본적인 이기적 질문이다. 의식의 핵심 특성은 개인의 정체성을 초월한다. 그 특성은 살아 있음과 의식의 순수한 본질을 이루는 마음 그 자체와 관련 있다.

일요일에 당신은 대다수 사람이 받아들이고 따르는 주제 대신 이 원초적인 주제 위에 당신의 이야기를 만들어 나가기로 결정할 수 있다. 이원성은 불안정하다. 주어진 것은 빼앗길 수도 있다. 당신이 가장 원하는 것이 결국 실망으로 이어질 수도 있다. 좋아하던 것이 싫어질 수도 있고, 그 반대일 수도 있다. 어떤 사람들은 '난 승리자다' 또는 '난 비현실적인 낙관주의자다'와 같이 과장되거나 일차원적인 이야기를 갖고 있다. 하지만 사람들은 어떤 식으로든 자기가 좋아하는 생각을 반영하는 주제를 바탕으로 자신의 이야기를 구성한다.

일요일에 우리는 당신에게 더 높은 시각을 갖고 한결같은 이야기에 초점을 맞추며 살아가는 자신을 지켜봐 줄 것을 요청한다. 그럴 때만 당신은 동정심을 발휘하거나 사랑과 감사를 표현하는 것과 같이 영구적이고 흔들리지 않는 가치관에 근거한 당신의 이야기를 선택할 수 있다. 정말로 변화하고 싶다면 당신의 이야기가 진화해야 한다. 당신 이야기는 당신의 의식이 진화하지 않는 한 진화할 수 없다.

'그만둬야 할 것' 살펴보기

누구나 자신의 이야기를 믿는다. 그것이 비록 현실과 동떨어졌더라도 말이다. 스스로 생각하기에 충분히 매력적이지 않다는 이유로 불안해하는 패션모델들을 떠올려 보라. 그들의 자존감은 뾰루지 하나 혹은 얼굴에 나타난 첫 번째 주름으로 흔들린다. 또 경기 성적이 형편없는 프로 야구팀에서 여전히 승자처럼 느끼는 선수를 생각해 보라. 애초에 그를 메이저 리그에 진출하게 해 준 것이 승리였기에 거기에 매달리는 것이다.

우리가 자신의 이야기에 매달리는 것은 감정적인 이유 때문이다. 그래서 일요일의 '그만둬야 할 것' 권고 사항은 모두 감정의 속박에서 벗어남에 대한 것이다. 우리를 불안정하고, 불안하고, 비관적이고, 좌절하고, 성취감을 갖지 못하게 만드는 감정의 속박이 우리의 진화를 가로막는다.

여기서 유용한 개념은 '감정체(emotional body)'다. 감정체는 우리의 세포가 물리적 신체를 지탱하는 것과 같은 방식으로 우리를 지탱해 주는 뿌리 깊은 감정을 포함한다. 각 개인은 자신의 감정체 안에 사랑받고, 안전하고, 안정됐다는 느낌과 낙관적인 감정이 있을 수도 있고, 그 반대일 수도 있다. 자신의 이야기를 더 낫게 만들려면 앞서 말한 의식의 핵심 특성에 바탕을 두는 것이 바람직하다. 하지만 감정체가 상처를 입었다면 이런 일은 일어날 수 없다. 메워야 할 간극이 너무 크기 때문이다.

그러나 우리의 감정체는 치유될 수 있다. 과거에 입은 상처를 없애는 것은 누구에게나 실행 가능한 과정이다. 그 증상은 발견하기 쉽다. 반복되는 강한 부정적 사고는 당신의 감정체에 내재한 고통을 드러내는 증상이다. 부정적인 사고를 감정체에서 몰아낼 수 있는 가장 쉽고 효과적인 몇 가지 방법을 살펴보자.

첫째, 부정적인 생각을 일찌감치 감지한다. 우울함이나 불안감에 깊이 빠져들면 즐거운 기분을 되찾기 힘들어질 가능성이 크다. 그러므로 부정적인 징후가 나타나기 시작할 때 주의를 기울여야 한다. 짜증이나 분노, 좌절, 걱정, 혹은 비관적인 감정이 들기 시작한다 싶으면 즉시 하던 일을 멈춘다. 심호흡을 몇 번 하고 마음의 중심을 잡는다. 그 감정이 지나가도록 놓아두고 조용하고 쾌적한 곳을 찾아간다. 밖에 나가 산책을 하는 것도 좋다.

둘째, 외부의 스트레스 요인을 피한다. 어두운 생각은 보통 스트레스를 받을 때 일어나기 때문에 가능하다면 외부의 스트레스 요인을 피해야 한다. 그것이 자신을 비판하는 사람이든, 직장에서의 긴장된 상황이든, 텔레비전에서 나오는 나쁜 뉴스든 말이다. 어두운 생각이 깊어지면 굳어져서 떨쳐 내기 어렵다. 따라서 그 누구도 그 무엇도 당신의 기분을 심하게 상하도록 허용해서는 안 된다.

셋째, 자신에게 힘이 되는 내면의 대화를 전개한다. 75~80%의 사람이 머릿속으로 혼잣말을 하며, 소수의 사람은 내면의 대화를 듣기도 한다. 내면의 목소리가 걱정이나 두려움, 분노, 죄책감, 수치심, 혹은 자존감의 하락을 부추기는 말을 하기 시작하면 하던 일을 잠시 멈추고 그 목소리에 대고 "난 이제 그런 사람이 아니야"라고 말한다. 어두운 생각이 사라질 때까지 그 말을 반복한다. "난 이제 이런 감정이 필요하지 않아, 내게 도움이 되지 않거든"이라고 말하는 것도 좋다.

넷째, 긍정적이고 낙천적인 사람들과 어울린다. 누구든 가족이나 친구 중에 부정적인 사람이 있게 마련이다. 그들은 비관적인 말이나 불평을 일삼고, 앞날을 내다볼 때 최악의 시나리오와 실패를 예상한다. 타성은 우리로 하여금 이들을 멀리하지 못하게 하고, 때때로 피할 수 없는 상황에 갇히게 만든다. 하지만 우리는 긍정적이고 낙천적인 사람들과 우정을 쌓을 수 있다. 사회학적 연구에 따르면 긍정적인 특성을 지닌 친구들과 어울리면 긍정적인 태도와 행동을 채택할 가능성이 더 크다.

다섯째, '생각 바꾸기' 전략을 시도한다. 부정적인 생각이 실제 사실인지 물어봄으로써 거기에 의문을 제기하는 것은 인지 치료(감정보다는 생각과 믿음을 다루는 접근법)의 핵심 기법이다. 예를 들어 좌절감이 느껴지면서 '이래 봐야 무슨 소용 있겠어? 어차피 일은 풀리지 않을 텐데'라는 생각이 든다면, 그런 생각이 사실인지 시험해 보는 것이다. 스스로에게 이렇게 말해 보라.

"사실 가끔 일이 잘 풀릴 때도 있어. 끈기 있게 노력해서 성공했잖아. 이번 경우도 그런 상황 중 하나일지도 몰라."

여기서 염두에 둘 것은 상황을 구체적으로 파악하고 자신에게 솔직해지는 것이다. 부정적인 생각이 들면 그 생각이 타당한지 의문을 제기한다. '아무도 날 사랑하지 않아'라는 생각은 '우리 어머니가 나를 사랑하고, 내 친한 친구들도 나를 사랑해. 난 과장이나 자기 연민으로 자조하는 게 아니야'라는 생각으로 대체한다. 일단 생각 바꾸기 접근법에 익숙해지고 나면 그것이 얼마나 효과적인지 놀랄 것이다. 기분은 생각을 따른다. 당신의 통장 잔액이 생각보다 많다는 것을 알게 되면 기분이 좋아지고, 신용 카드 대금이 예상보다 2배나 많이 나왔다는 사실을 알게 되면 불안해지듯이 말이다.

여섯째, 마음의 중심을 잡고, 상황과 자신을 분리하는 훈련을 한다. 상황에서 자신을 분리하면 긍정적인 상태가 될 수 있다. 이는 무관심하거나 지루한 것과는 다르며, 마음의 중심을 잡고 목격자 입장이 되어 감정의 동요 없이 상황을 지켜보는 것이다. 분리는 명상의 규칙적인 실천을 통해 자연스럽게 발전한다. 마음의 중심을 잡은 뒤 조용하고 흔들리지 않는 마음 상태를 경험하게 되면, 그런 상태로 돌아가는 방법을 쉽게 배울 수 있다.

일곱째, '정체된' 감정을 움직이게 한다. 앞에서 말했듯이 부정적인 감정은 보디마인드와 연결돼 신체적으로 감지할 수 있다. 한바탕 화를 내거나 울고 난 뒤 몸이 안정을 되찾기까지는 시간이 좀 걸린다. 이는 각종 호르몬과 스트레스 반응, 그리고 즉시 원래의 맑은 상태로 되돌아가지 않는 다른 생화학 물질들 때문이다. 이럴 때 몸을 원상태로 되돌리는 데 도움이 되는 방법을 몇 가지 소개한다.

- 천천히 심호흡을 한다.
- 누워서 휴식을 취한다.

- 밖으로 나가 산책한다.
- 낮은 탄성, 신음, 고함 등 저절로 나오는 소리를 그대로 낸다.
- 깊은 한숨을 반복해서 쉰다.

모든 사람은 일련의 대처 기술을 가질 필요가 있으며, 이 항목들은 가장 유용하고 효과적인 기술이다. 무거운 생각으로 하루를 망칠 필요는 없다. 거기에서 벗어날 좋은 방법들이 있다.

가장 고차원적인 진화

지난 수십 년 동안 수많은 사람이 영적인 길로 들어섰다. 조직화된 종교는 제2차 세계 대전 직후부터 꾸준히 쇠퇴하고 있지만, 그렇다고 현세대가 덜 영적이란 뜻은 아니다. 영성은 보디마인드의 결합을 넘어 육체와 정신, 영혼의 결합으로 나아가는 것이다. 사람들은 영적인 길에 발을 들여놓을 때 그것이 어떻게 자신들을 변화시킬지, 자신들의 삶이 어떻게 개선될지, 자신들의 내면적 삶의 어두운 측면이 빛으로 채워질지 등을 알고 싶어 한다.

우리는 실용적인 이유로 이 책에서 이런 질문들에 관해 별로 논하지 않았다. 우리 두 저자는 영혼과 정신, 고차원적 의식, 우주심의 존재를 받아들인다. 하지만 이는 논쟁의 여지가 있는 용어들이다. 이 용어들은 인간의 인위적 사고에서 비롯됐기 때문에 그중 어느 것도 사고 이상의 의미를 지닌다는 보장은 없다.

그렇다면 이원성을 뛰어넘는 영역의 경험을 의미하는 초월성은 어떨까? 우리는 실용성을 지키기 위해 영성을 논외로 돌렸지만, 영성은 현실과 분리될 수 없다. 가장 고차원적인 영적 체험을 포함한 모든 경험은 보디마인드를 통해 받아들여진다. 신성의 존재를 느끼는 사람은 우리 모두가 갖고 있는 것과 똑같은 신경계를 통해 그런 경험을 한다. 따라서 몸과 마음을 하나로 결합하는 치유의 라이프 스타일은 무한한 가능성으로 향하는 문을 열어 준다.

생존과 감정적 유대, 이성을 아우르는 인간의 진화에는 아직도 넘어야 할 새로운 지평이 존재한다. 가장 고차원적인 진화의 상태는 오직 한 가지 필요조건을 지닌다. 이는 바로 윗뇌가 이미 표현하고 있는 자의식이다.

진화의 가장 높은 단계를 묘사하는 방법에는 여러 가지가 있다. '육체와 영혼의 합일', '은총의 상태', '신인합일', '구원', '사토리'(일본 선 사상에서 '깨달음'을 의미한다), '천국에 다다름' 등등이다. 인도에서 수천 년 전부터 쓰인 가장 오래된 용어는 '깨달음'이다. 이 용어들은 모두 최고의 상태에 도달하는 것이 어떤 기분일까 하는 질문을 하게 만든다. 영적인 경로의 특이성은 출발할 때 어디로 향하는지 모른다는 것이다(인도 전통에서 '길 없는 길'을 거론하는 이유다). 목표가 계속 바뀌고 희미해지거나 심지어 사라지기도 한다.

우리가 보기에 영적 경로의 예측 불가능성은 불가피하다. 목표에 도달할 때의 자아는 첫발을 내디뎠을 때의 자아와는 다르다. 이는 일상생활에서도 마찬가지다. 유아와 유치원생, 초등학생, 청소년 시절 당신이 가진 자아는 지금은 사라지고 없다. 그러므로 오늘날 당신이 동일시하는 자아 역시 진화에 의해 새로운 형태로 바뀐다는 사실을 불안하게 여겨서는 안 된다. 과거는 오래된 상처와 나쁜 기억으로 우리에게 부담을 준다. 하지만 인간은 보디마인드의 모든 차원에서 언제나 새로워지도록 설계됐다. 새로운 생각과 새로운 세포가 끊임없이 낡은 것들을 대체한다.

가장 고차원적인 진화 상태에 도달하면 어떻게 되는지를 알 수 있는 척도가 있다. 그 상태에 도달하면 완전히 자기 자신이 된 듯한 기분을 느끼게 된다. 마침내 진정으로 존재하게 되는 것이다. 상황과 완전히 분리돼 있으면서도 열정적인 방식으로 마음속에 본능과 두려움, 욕망, 이런저런 생각이 떠올랐다가 사라지는 것을 관찰할 수 있다.

이것을 자연스럽게 할 수 있을 때 당신은 수많은 생각과 감정, 결정 등을 만들어 내는 마음의 끊임없는 활동에 더는 갇히지 않게 된다. 우주심이 이 활동에 의해 가려진다. 이 주제를 다룬 고대 인도의 우화 하나를 소개하겠다.

여섯 마리의 말이 끄는 마차가 길을 달리고 있다. 갑자기 마차 안에서 낮은 목소리가 "멈춰"라고 말한다. 마부는 한 번도 들어 본 적 없는 이 목소리에 깜짝 놀란다. 그는 당황해서 말을 더 빨리 채찍질한다. 그러자 다시 마차 안에서 낮은 목소리가 "멈춰"라고 말한다. 마부는 더욱 놀라고 당황해서 말을 더 세게 채찍질한다. 하지만 그는 곧 자신이 마차의 주인을 만난 적이 없으며, 마차 안에 있는 사람이 주인일 거라는 생각이 든다. 그는 결국 고삐를 당기고 마차는 멈춰 선다.

우화에서 마부는 에고(거짓 자아, 또는 학습된 자아)이며 여섯 마리의 말은 오감과 마음이다. 그들이 멈춰 서야 비로소 영혼이 모든 것의 주인임을 인식하게 된다. 명상을 통해 마음이 차분히 가라앉으면서 '참나(true self)'와 만나는 경험을 할 수 있다. 완전히 깨어 있는 상태에 도달하려면 시간이 걸리지만, 우리는 이것이 매우 특별한 경험이라는 사실을 직관적으로 알게 된다.

이 경험을 '의식의 빛'이라고 표현하기도 한다. 어떤 사람들은 실제로 내면의 빛을 보게 되며(이런 현상은 주로 명상 중에 나타나지만 반드시 그렇지는 않다), 그것은 그들을 내면으로 끌어당기는 매력을 지니고 있다. 이런 이끌림이 없다면 '참나'는 그것을 가리는 정신적 활동을 결코 극복할 수 없다. 에고와 오감은 우리의 관심을 요구하지만, '참나'는 우리를 부드럽게 끌어당긴다.

세계의 지혜 전통이 고요한 마음을 이토록 중시하는 것은 좀 혼란스럽게 느껴진다. 고요 그 자체에는 미덕이 없다. 심리학적 관찰 결과 약 20%의 사람이 머릿속에서 정신적 목소리를 듣지 못하는 것으로 드러났다. 그 이유가 뭔지 또는 그게 좋은 건지 나쁜 건지는 아무도 모른다. 고요는 그 안에 무엇이 있는지 살펴볼 때만 가치를 지닌다. 자의식이 확장되면 고요가 꽃핀다. 그 안에는 391쪽에 소개해 놓은 의식의 핵심 특성이 담겨 있다.

창조성과 지성, 지식을 비롯해 그 목록에 열거된 모든 것은 우리의 타고난 권리다. 그것들은 완전히 억압될 수 없으며, 소멸할 가능성은 더더욱 없다. 단순히 의식하는 것만으로도 그것들을 소유할 수 있다. 하지만 그것들이 우리의 근원에 자리 잡고 있다는 것을 알아차리기 위해서는 깨어 있는 상태가 되려는 노력이 필요하다. '참나'는 다른 자아들과 달리 순수한 근원, 순수한 의식, 순수한 존재다.

의식은 우리의 뇌를 이용해 우리가 경험하고 있는 세상을 만든다. 우리의 현실은 우리가 의식하고 경험하는 것에 한정돼 있다. 모든 인간은 무한한 가능성이 있는 일종의 의식 속에 살도록 진화해 왔다. 하지만 가장 고차원적인 진화는 우리에게 딱 맞는 현실에 사는 것이다. 이것이 궁극적인 치유, '완전한 전체'의 상태다. 하지만 무엇이 그런 가능성이 존재한다는 사실을 증명할까?

세계의 지혜 전통은 오직 개인만이 스스로 증명할 수 있다고 가르친다. 어떻게? 그것은 자의식을 '주시'(일부 저술에서는 '제2의 관심'이라고도 불렸다)라고 알려진 의식적인 정신 상태로 발전시킴으로써 가능하다. 상황에서 자신을 분리해 주시하면 더는 삶의 세부 사항을 일일이 통제하려 들지 않고, 걱정하거나 투쟁하지도 않는다. 이는 완전히 수동적인 상태처럼 들릴 수도 있는데, 만약 '주시'를 가짜로 꾸며 내면 실제로 그렇게 수동적으로 된다.

정말 가고 싶던 레스토랑에 도착했는데 문이 닫혀 있거나, 우승하고 싶은 대회에서 1등을 차지하지 못했거나, 자신에게 관심이 없는 사람에게 마음이 끌릴 경우 속마음과는 달리 '상관없어. 어쩔 수 없는 일이야'라는 반응을 꾸며 낼 수 있다. 이것은 자신의 실제 심정과 상반되는 강요된 태도다. 진정한 '주시'는 마음속 깊은 곳의 근원에 자리한다. 이는 '고요한 통달'의 상태에서 모든 경험을 관찰하는 것을 말한다. 그 상태에서는 상실이나 실망의 여지가 없는데, 그 이유는 다음과 같다.

- 모든 경험에는 미묘한 수준의 행복이 깃들어 있다.
- 그 상태에서는 빛과 그림자의 속임수가 아닌 온전함을 경험한다.

- 그 상태에서 당신은 세상에 개인적인 이해관계가 없다.
- 의식의 작용은 모든 상태에서 당신의 완전한 관심을 필요로 한다.
- 간단히 말해 당신은 서커스의 무대 감독이다.

만약 '주시'가 자연스러운 마음의 상태가 아니라면 이 모든 것이 사실이 아니라 그저 정신적 허구나 희망 사항에 불과할 것이다. 그렇다면 영적인 경험이 진짜인지 개인적으로 어떻게 판단할 수 있을까? 우리는 이 오래된 문제를 해결할 해답을 갖고 있다.

자아의 끌어당김

모든 경험이 그렇듯이 영적 경험도 직접 겪어 봐야 실체를 알 수 있다. 성인과 현자들은 보통 사람과는 다른 종의 후손이 아니다. 그들은 다른 모든 사람과 같은 신경계를 갖고 태어났다. 그들이 더 고차원적인 의식에 도달하게 된 비결은 마법이 아니라 '자아의 끌어당김'이라고 부를 수 있는 내적인 힘을 느꼈기 때문이다. 초자연적인 것은 전혀 개입되지 않았다. 그들은 하루하루 갈등보다는 평화를, 현실을 부정하기보다는 의식적으로 깨어 있기를, 사랑이 없는 쪽보다는 사랑이 충만한 쪽을 택했다. 이런 특성들은 매력적이어서 모든 사람을 끌어당긴다.

그러나 다른 힘들도 우리를 잡아당긴다. 스트레스와 분주함으로 가득 찬 현대 사회는 머리를 식혀 줄 오락거리를 끊임없이 필요로 한다. 의식을 바탕으로 하는 라이프 스타일은 여기에 어울리지 않는 듯 보인다. 명상 수련회에 참가하는 것은 이런 분주함과 극명한 대조를 이루지만, 집에 돌아가면 일상생활의 끌어당김을 피할 수 없다.

오늘 당신 자신을 보라. 직장과 가정에서의 의무와 요구에 얼마나 많은 시간을 쓰고 있는가. 이리저리 분주하게 뛰어다니느라 얼마나 피곤한가. 마음에서 모든 것을 떨쳐 내도록 해 줄 오락거리를 얼마나 간절하게 원하는가. 현실적으로 말하자면 이런 것들이 평범한 삶의 끌어당김이다. 마음속은 모든 것을 따라잡기 위한 끊임없는 활동의 소음으로 가득 차 있다. 명상 수련만으로는 당신을 내면의 고요와 자의식으로부터 먼 쪽으로 이끄는 끌어당김에 대항하기에 충분하지 않다.

세계의 지혜 전통에서 이런 장애물은 충분히 인식했다. 부처가 생존했을 당시의 고대 인도에 살든 오늘날의 소란스러운 도시 한복판에 살든, 그게 중요한 것은 아니다. 동요하는 마음은 늘 존재했다. 해결책은 언제나 '자아의 끌어당김'을 관리하는 데 있었다. 이 '내적 자력'에 자신을 맞출 때 몇 년, 수십 년, 그리고 일생에 걸쳐 영감을 성장시키고 진화할 수 있다.

'자아의 끌어당김'은 당신의 주의를 외부적인 상황으로부터 다른 쪽으로 돌리는 것을 말한다. 하지만 외부 세계를 무시하거나 그것에 저항하는 것을 의미하지는 않는다. 무시는 부정의 한 형태이며, 저항은 당신이 밀어내려고 하는 것의 영향력을 강화시킬 뿐이다. 우리가 말하고자 하는 바는 두 세계, 즉 '내면세계'와 '외부 세계' 사이의 새로운 관계에 관한 것이다.

이 관계를 양쪽에 끝 지점을 가진 양팔저울이라고 생각해 보라. 한쪽 끝 지점은 외부 세계의 끌어당기는 힘이 매우 강하다. 이 경우 삶은 다음과 같은 피할 수 없는 특성을 갖게 된다.

- 위험하고 불안정하다고 느끼며, 외부의 위협으로부터 자신을 보호하기 위해 끊임없이 경계한다.
- 거대한 자연의 힘 앞에 자신은 하찮은 존재라고 느낀다.
- 자신을 보호하기 위해 사회적 규범과 행동을 따라야 한다는 압박을 느낀다.
- 외부의 쾌락만이 즐거움을 줄 수 있다는 생각에 그것을 지속적으로 추구한다.
- 질병과 노화, 죽음을 두려워한다.

대다수 사람은 실제로 이렇게 극단적인 지점에 놓여 있지 않기 때문에 이 모든 것이 일상적인 경험과는 거리가 먼 것처럼 느껴질 수도 있다. 그럼에도 우리는 저울의 어느 지점에선가 어느 정도의 불안과 스트레스를 경험한다. 그리고 종종 아주 거대하고 텅 빈 우주에서 자신은 아주 작은 존재라는 데서 오는 불안감에 압도당한다. 외부 세계의 끌어당김은 우리로 하여금 물리적 현실을 우선시하도록 만든다. 또 어느 순간 모든 것이 무너질지 모른다는 위협 아래 삶은 안전과 행복을 찾기 위한 투쟁이 된다. 공격적인 스릴 추구, 오락에 심취함, 출세욕 등은 불안감을 감추는 방법이다. 하지만 우리는 이런 것들을 위해 외부 세계로 눈을 돌림으로써 그것이 우리의 주의를 끄는 힘을 더 강화시킨다.

반대쪽 끝 지점은 내면 세계, 즉 자아가 끌어당기는 힘이 매우 강하다. 이 경우 삶은 다음과 같이 완전한 깨달음의 특성을 보이게 된다.

- 마음의 중심과 내적 고요함이 외부 상황에 의해 흔들리지 않는 변함없는 상태를 유지한다. 이는 완전한 안정감으로 이어진다.
- 자의식은 삶에서 마땅히 기대되는 기쁨과 성취감을 제공한다.
- 변화가 더는 위협적이지 않다. 당신이 자신을 변화무쌍한 세계에서 움직이지 않는 정지점으로 보기 때문이다. 경험은 당신의 존재 상태를 바꾸지 않고 지나간다.
- 당신은 지금 영원 속에 살고 있기 때문에 노화와 죽음은 자신과 무관한 것으로 여기게 된다. 그것들은 변화에 대한 환상의 일부로 축소됐다.
- 당신은 자신의 근원, '참나'를 바탕으로 살아감으로써 창조성과 새로운 가능성의 원천과 늘 맞닿아 있다.
- 당신은 자신의 내면 또는 타인과 갈등을 일으키지 않는다. 순수한 의식의 온전함이 빛과 어둠, 선과 악을 포함한 양극단 사이의 갈등을 없애 주기 때문이다.

이쪽의 특성은 이 세상의 일이 아닌 듯 멀게 느껴질 수 있다. 하지만 이 방향에서 당신의 관심을 끄는 모든 경험은 '자아의 끌어당김'으로 야기된 것이다. 주의를 기울여 살펴보면 자신이 안전하고 안정됐다고 느끼는 순간이 많다. 인생이 아름다워 보이고, 마음은 조용하고 차분하다. 후회와 걱정이 없고, 과거가 나쁜 기억을 불러일으키지 않는다. 당신의 삶과 그 안에 있는 사람들을 받아들이고 고맙게 여기는 것이 쉽게 느껴진다. 내면의 기쁨이 가슴 벅차게 부풀어 오른다. 또 당신은 더 고차원적인 존재가 있으며 그 존재가 자신을 감싸고 있다고 느낀다.

누구나 이런 경험을 소중히 여긴다. 누가 시키지 않아도 말이다. 그런 경험은 그 자체로 만족스럽다. 이 감정이 2일 동안 지속되든 2분 안에 지나가든 그건 중요하지 않다. 이런 경험은 시간을 초월한다. 더 정확히 말하면 당신은 시간에서 빠져나와 '지금, 여기'라는 다른 곳으로 이동한다.

진화를 원한다면 명상과 긍정적인 라이프 스타일의 선택이 중요하다. 하지만 '자아의 끌어당김'에 주의를 기울이지 않는다면 본격적인 진화를 기대할 수 없다. 인간은 단순히 명상이나 기도, 긍정적인 사고 또는 현명한 스승과 멘토의 영향력에 두뇌의 전원을 연결함으로써 배선을 바꿀 수 있는 로봇이 아니다.

우리 두 저자는 그런 것들을 깎아내리려는 게 아니다. 그것들은 세계의 지혜 전통에서 가치를 인정받고 있다. 하지만 삶은 늘 외부 세계의 끌어당김과 복잡하게 얽혀 있다. 그것은 소란스럽고 짜증 나며, 어떤 날은 행복한가 하면 다음 날은 슬프고, 고통과 쾌락이 예측할 수 없는 비율로 가득 차 있다.

반면 '자아의 끌어당김'은 조용하지만 진실하고, 일상적인 상황의 부침과는 상관이 없다. '변화 속에서 비변화를 발견하는 것'은 의식의 진화에서 오래전부터 자주 쓰이던 말이다. 매일 감지할 수 있는 '자아의 끌어당김'이 비변화를 살아 있는 현실로 만드는 비결이다.

'주시'는 '내면'의 현실에 주목함으로써 발전한다. 그 과정은 단순하고 자연스럽다. 난해한 가르침은 필요 없다. 모든 영적 경험에서 '참나'를 엿볼 수 있다. '참나'를 한 번 보고 나면 그것을 포용하게 되고 결국 그 자체가 된다. 이런 변화는 힘들이지 않는 흐름을 따르기 때문에 저항의 여지가 없다.

우리는 치유에 관한 책을 마무리하면서 '참나'를 삶의 목표로 내세우고 싶다. 앞에서 우리는 영주의 저택에서 일하는 하인들처럼 분주한 정신의 활동에 관해 이야기했다. 그 하인들이 조용히 물러가고 나면 영주와 안주인은 비로소 훌륭한 저택 곳곳의 아름다움을 만끽할 수 있다. 마음의 영역뿐 아니라 외부 세계도 그들의 것이 된다. 제약은 사라지고 영혼은 절대적인 자유를 향유하면서 밝게 성장한다. 이 대목에서 T. S. 엘리엇의 시 〈리틀 기딩(Little Gidding)〉의 유명한 구절을 소개한다.

우리는 탐험을 멈추지 않을 것이다.
우리의 모든 탐험의 끝은
우리가 시작한 곳에 도착하는 것이다.
그리고 그 장소를 처음으로 알게 되는 것이다.

엘리엇이 말하는 그곳은 우리 안에 있다. 지금의 우리와 과거의 우리가 누구인지, 존재의 본질을 찾을 수 있는 곳이다. 그것은 바로 '참나'이자, '치유의 자아'이다.

알츠하이머병의 오늘과 내일

— 루돌프 탄지

나는 지금까지 어느 정도의 자기 관리나 의학으로도 성공할 수 없던 한 질병의 치유를 논하면서 강한 희망의 어조로 책을 끝내고 싶다. 근래에 와서 노화에 대한 사회적 신념은 눈에 띄게 개선됐다. 하지만 알츠하이머병의 그림자 때문에 대다수 사람은 여전히 노화를 두려워한다.

평균 수명은 꾸준히 증가하고 있지만, 개인의 '건강 수명'(좋은 건강 상태를 유지하는 기간)은 그보다 10년 정도 짧은 경우가 많다. 알츠하이머병 위협이 짧은 건강 수명의 유일한 원인은 아니다. 암을 비롯한 다른 질병들도 주로 노년에 발생하는 장애이긴 하지만 알츠하이머병처럼 두려움을 자아내는 질병은 없다.

여론 조사 기관 마리스트가 2012년 1200여 명을 대상으로 한 조사에서 응답자의 44%가 알츠하이머병을 건강상의 가장 큰 걱정거리라고 답한 반면, 암에 대한 우려는 33%로 나타났다. 알츠하이머병과 관련해 가장 두려운 게 무엇인지를 묻는 말에는 68%가 가족과 사랑하는 사람에게 짐이 되는 것이라고 답했다. 자신의 삶과 사랑하는 사람에 대한 기억을 잃어버리는 것에 대한 두려움(32%)이 그 뒤를 이었다.

나는 연구 과학자로서 평생을 알츠하이머병의 원인과 잠재적 치료법을 찾는 데 바쳐 왔기 때문에 이 질병에 관해 자세히 설명하고자 한다. 마치 흥미진진한 탐정 소설처럼 미스터리로 가득 찼던 알츠하이머병 연구는 최근 어쩌면 결정적일 수도 있는 큰 전환점을 맞았다.

알츠하이머병보다 더 심각한 병은 상상하기 어렵다. 인간은 태어나서 죽을 때까지 관찰하고, 배우고, 창조하고, 사랑하며 한 경험에서 다음 경험으로 이어지는 여정을 따라간다. 이런 경험은 우리를 한 개인으로 만들고 각자에게 개성을 부여한다. 또한 우리의 친구와 사랑하는 사람들이 독특한 개인으로서의 우리 각자를 어떻게 볼지를 규정한다.

뇌의 신경망은 우리의 경험과 그에 대한 반응을 기억으로 기록한다. 우리가 보고, 듣고, 만지고, 맛보고, 냄새 맡는 모든 것은 머릿속에서 논리적으로 어떤 맥락 안에 자리 잡게 된다. 다채로운 문양의 태피스트리 (여러 가지 색실로 그림을 짜 넣은 직물)처럼 복잡하게 얽혀 있는 신경의 연결망과 그 상호 작용 덕분이다. 이 태피스트리는 우리가 누구인지를 정의해 주며, 동시에 우리를 세상과 연결해 준다. 사실 우리가 보고, 듣고, 만지고, 맛보고, 냄새 맡는 모든 것의 질은 가공되지 않은 신경 데이터를 삼차원 세계의 이미지로 변환하는 뇌의 능력에 따라 결정된다.

하지만 알츠하이머병은 마치 무자비한 공공 기물 파손자처럼 나이들어 가는 사람의 뇌 속에 몰래 숨어들어 이 신경 태피스트리를 갈가리 찢어 놓기 시작한다. 그 사람이 더는 가족과 친구들을 알아보지 못

할 때까지. 가족과 친구들은 사랑하는 사람이 그렇게 서서히 사라져 가
는 것을 속수무책으로 지켜볼 수밖에 없다.

　알츠하이머병은 냉혹하고 가차 없는 마음의 도둑이다. 환자의 개인
적 특성을 송두리째 앗아 가 결국은 뇌에서 분리된 육체와 영혼만 덩
그러니 남겨 놓는다. 초기와 중기 알츠하이머병 환자들은 장기 기억은
비교적 잘 보존하고 있을 수 있지만(예를 들어 자신의 결혼식 날 일어난 일을 세
세히 기억하는 등), 단기 기억은 심하게 손상된 경우가 많다. 우리가 새로운
경험을 할 때마다 감각 정보가 뇌에 들어오는데 알츠하이머병 환자들
은 정보를 어떤 맥락 안에 배치하고 그것을 단 몇 분(말기 환자의 경우에는
몇 초) 동안이라도 기억하는 데 어려움을 겪는다.

　결과는 다음과 같은 증상으로 나타난다(자세한 내용은 미국알츠하이머병협
회의 웹사이트 www.alz.org를 참조하라).

- 일상생활, 특히 단기 기억 활동에 지장을 주는 기억력의 문제가
  생긴다.
- 돈을 지급할 때 필요한 계산 등 문제 해결에 어려움을 느낀다.
- 게임을 하거나 좋아하는 요리법에 따라 음식을 만드는 등 익숙한
  일에 어려움을 느낀다.
- 계절이나 달, 특정 장소에 가는 방법 등 시간이나 장소를 혼동
  한다.
- 글 읽기나 자동차 운전, 또는 거리를 가늠하는 데 어려움을 겪
  는다.
- 대화를 따라가거나 참여하는 데 어려움을 겪고, 단어를 생각해 내

팬데믹 시대의 평생 건강법

는 데 자주 문제가 생긴다.

- 물건을 제자리에 놓지 못하고 나중에 엉뚱한 곳에서 찾게 된다(예를 들어 자동차 열쇠를 냉장고에 넣어 두는 등).
- 텔레마케터에게 쉽게 속는 등 판단이나 의사 결정 능력이 떨어진다.
- 취미나 지역 스포츠팀 응원 등 평소에 하던 활동을 중단하게 된다.
- 의심이 많아지거나, 편집증적인 경향을 보이거나, 집을 떠나는 데 대한 불안감과 두려움이 점점 커진다.

1906년 독일의 정신과 의사 겸 신경 병리학자인 알로이스 알츠하이머 박사는 55세 여성 환자 아우구스테 데터를 통해 이 병을 처음 설명했다. 데터는 현재 우리가 조발성 알츠하이머병(60세 이전에 발병한다)으로 분류하는 병으로 바바리아주의 이런슐로스 정신 병원에 입원했다. 이 희소한 질병은 주로 1980~1990년대에 매사추세츠 종합 병원과 하버드 의대에서 나와 내 동료들이 공동 발견한 세 가지 유전자(아밀로이드 전구 단백질, 프리세닐린 1, 프리세닐린 2)의 돌연변이에 의해 발생한다.

사실 이것들은 최초로 발견한 알츠하이머병 유전자다. 이 유전자들은 이백오십 가지 이상의 돌연변이를 일으키는데, 이런 돌연변이가 있으면 60세 훨씬 이전에 알츠하이머병이 발병할 것을 거의 확실하게 예측할 수 있다.

우리는 이제 데터가 프리세닐린 1 유전자에 돌연변이를 일으켰다는 사실을 알고 있다. 이 돌연변이는 내 하버드 대학 동창인 신경 과학자리사 제노바 박사가 쓴 인기 소설《스틸 앨리스(Still Alice)》(동명의 영화로도 나왔다)에서 앨리스에게 일어난 것과 같은 종류다.

알츠하이머 박사는 일기에, 데터의 병실에 처음 들어갔을 때 그녀가 침대 한쪽에 걸터앉아 기억 상실과 환각으로 고통스러워하고 있었다고 썼다. 이런 사실은 알츠하이머 박사와 데터의 인터뷰에서 명백하게 드러난다. 알츠하이머 박사는 또 한밤중에 많은 입원 환자와 직원들이 데터의 고뇌에 찬 외침에 잠을 설쳤다고 썼다.

"맙소사! 난 나 자신을 잃어버렸어."

그녀의 이 말 한마디가 이 끔찍한 질병을 완벽하게 정의해 준다. 알츠하이머병은 한 사람에게서 그 자신을 앗아 간다.

현재 알츠하이머병은 놀라운 속도로 확산하고 있어 미국과 다른 서구 국가에서는 이미 유행병 수준에 도달했다(이 유행병에는 '실버 쓰나미'라는 별명이 붙었다). 2016년 미국의 알츠하이머병 환자는 거의 550만 명에 달했다. 2017년 미국의 알츠하이머병 및 관련 치매로 인한 의료 비용은 약 2590억 달러, 그중 메디케어(노인 의료 보험)와 메디케이드(저소득층 의료 보험)에서 지출되는 액수는 약 1750억 달러에 이를 것으로 예측됐다. 이는 메디케어 비용 5달러 중 거의 1달러가 알츠하이머병 환자들을 위해 쓰인다는 의미다.

미국에서는 85세가 되면 알츠하이머병 증상을 보일 확률이 30~40%에 이른다. 베이비붐 세대 7100만 명이 이 고위험 연령대를 향해 가면서 알츠하이머병은 그 하나만으로도 의료 시스템 전체를 붕괴시킬 만한 잠재력을 지니고 있다.

우리는 대체로 나이 들수록 정신 능력이 감퇴한다. 50~60세 이후 어느 시점엔가 이름과 단어를 떠올리는 데 어려움을 겪기 시작할 수 있다. 또 물건을 어디에 두었는지 잊어버리기 시작할 수 있고, 노화로 인한 건망증을 경험할 수도 있다. 하지만 우리의 뇌가 둔화하기 시작한 다고 해서 공포에 빠질 필요는 없다. 노화로 인한 결손은 좀 더 현명하고, 온화하고, 침착해지는 것으로 보상된다.

사람들이 노화로 인한 건망증이 반드시 알츠하이머병의 시작을 의미하지는 않는다는 사실을 안다면 더 안심할 수 있을 것이다. 열쇠를 엉뚱한 곳에 두는 것 정도는 괜찮다. 그건 그저 주의가 산만해졌거나 주의를 기울이지 않았다는 신호에 불과할 수 있다. 하지만 볼일을 보러 나갔다가 집에 돌아와 차고에 차를 댄 뒤 엔진을 켜 놓은 채 열쇠를 두고 내렸다면, 그리고 이런 정신없는 일이 점점 더 자주 생긴다면, 뇌 건강을 걱정할 만한 이유가 될 수 있다.

하지만 일부 전문가들은 40세 이후 거의 모든 사람에게서 시작되는 경미한 뇌 병변이 알츠하이머병의 근본적인 원인일 수 있다고 주장한다. 내 동료인 하버드 의대 신경학자 커크 대프너는 이렇게 말했다.

"어쩌면 우리 대부분이 나이 들면서 '경미한 알츠하이머병'에 걸리는지도 모른다. 그것은 심장 주변에 약간의 동맥 경화반이 있다고 해서 반드시 울혈 심부전을 앓지는 않는 것과 마찬가지다."

이 모든 것이 무섭게 생각될지 모르지만, 좋은 소식이 있다. 뇌 속에 '경미한 알츠하이머병' 병변이 있어도 치매를 일으키지 않을 수 있다는 것이다. 이것을 '회복 탄력성'이라고 하는데 뇌의 보상 능력을 작동시키는 힘이다.

미국 시카고에 있는 러시 대학의 알츠하이머병 전문의 데이비드 베넷은 회복 탄력성을 이렇게 설명했다.

"그것은 고속도로에서 사고가 났을 때 빠져나갈 수 있는 옆길과 같다. 사고로 사방이 꽉 막혔을 때는 차에서 내려 옆길로 걸어가는 방법이 있다. 그렇게라도 목적지까지 갈 수는 있다."

시간은 더 오래 걸리겠지만 어쨌든 목적지에 도착할 수는 있다.

베넷은 또 뇌 영상을 통해 알츠하이머병 병변이 있어도 인지 장애와 치매 증상을 피한 사람들을 주목했다.

"그런 사람들은 삶의 목적이 있고, 성실하며, 사회관계망이 탄탄하고, 뇌에 활기를 주는 활동을 하는 경우가 많다. 이 모든 것은 뇌가 축적하고 있는 병변을 어떻게 발현하느냐 하는 측면에서 뇌를 보호하는 쪽으로 작용하는 것 같다."

알츠하이머병으로 인한 손상이 있어도 치매 증상이 나타나지 않도록 하는 뇌의 회복 탄력성이 어디서 오는지를 더 잘 이해하려면 먼저 이 질병의 정확한 병변에 대해 알아 둘 필요가 있다. 알츠하이머병의 세 가지 병변은 다음과 같다.

첫 번째 병변은 노인성 플라크다. 이는 뇌의 신경 세포 주변에 축적되는 베타 아밀로이드라고 불리는 끈적끈적한 물질의 큰 덩어리를 말한다.

둘째 병변은 신경 섬유 엉킴이다. 신경 세포 내부에서 신경 섬유가 엉켜 덩어리가 생기고 이것이 세포를 죽인다.

마지막 병변은 신경 염증이다. 이는 노인성 플라크와 신경 섬유 엉킴, 죽어 가는 신경 세포에 대한 뇌의 면역 반응을 의미한다. 이 염증은 우리 몸을 지키려는 면역 체계 치유 반응의 일환이지만, '아군의 총격'

으로 더 많은 신경 세포가 죽게 되는 결과를 낳는다.

수십 년 동안 우리는 이 세 가지 병변이 서로 어떻게 연결되는지, 또 어떤 것이 먼저 시작되는지 알지 못했다. 이 미스터리는 주로 실험 쥐에게 알츠하이머병의 병변과 증상을 유발하려는 초기 시도에서 비롯됐다.

연구자들은 조발성 알츠하이머병을 초래하는 인간 유전자 돌연변이를 실험 쥐의 게놈에 주입했다. 그 쥐들에게 노인성 플라크는 생겼지만, 신경 섬유 엉킴은 나타나지 않았다. 그 후 20년 동안 노인성 플라크가 신경 섬유 엉킴을 유발하는지를 놓고 격렬한 논쟁이 계속됐다.

나와 동료들이 발견한 최초의 알츠하이머병 유전자들은 알츠하이머병이 노인성 플라크로 시작돼 신경 섬유 엉킴으로 이어진다는 사실을 보여 주었다. 하지만 알츠하이머병의 실험 쥐 모델에서는 이런 사실을 입증할 수 없었다.

논쟁이 격렬하게 계속됐다. 아밀로이드판이 실제로 알츠하이머병을 유발했을까? 가족성 알츠하이머병 유전자는 모두 '그렇다'고 말한 반면, 실험 쥐 연구는 '그렇지 않다'고 답했다. 이 논쟁이 알츠하이머병 치료와 예방에서 지니는 의미는 매우 컸다. 나는 2001년 저서 《디코딩 다크니스 : 알츠하이머병의 유전적 원인 찾기(Decoding Darkness : The Search for the Genetic Causes of Alzheimer's Disease)》에 이 논쟁에 관해 썼다. 당시 이 논쟁은 해결의 기미를 전혀 보이지 않았다.

우리는 그 후 훨씬 더 많은 것을 알게 됐다. 나는 우리가 알츠하이머병 실험 쥐 모델의 결과를 믿어서는 안 된다고 주장했다. 인간은 몸무게 68킬로그램의 실험 쥐가 아니니까 말이다. 그러던 중 2014년 하버드 의대 동료 교수인 김두연 박사와 나는 이 문제를 완전히 매듭짓기로 했다. 우리는 줄기세포 기술을 이용해 배양 접시 안에서 조발성 알츠하이머병 유전자 돌연변이를 주입한 인간 뇌 오가노이드(인공적으로 성장한 세포나 조직의 덩어리)를 배양했다.

놀랍게도 접시 안의 그 작은 뇌는 사상 처음으로, 그리고 단 6주 만에 실제로 노인성 플라크를 형성했다.《뉴욕타임스》신문은 우리의 연구를 '접시 안의 알츠하이머병'이라는 제목으로 보도했다. 당시 계속되던 논쟁과 관련해 더 중요한 것은 노인성 플라크가 형성된 지 2주 만에 뇌 속의 신경 세포가 유독성의 신경 섬유 엉킴 덩어리로 가득 찼다는 사실이다. 김 박사와 내가 약을 써서 노인성 플라크의 생장을 멈추게 하자 신경 섬유 엉킴도 멈췄다.

우리의 연구가 권위 있는 과학 학술지《네이처(Nature)》에 발표됐을 때 이 분야의 누구도 이의를 제기하지 않았다. 논쟁은 끝났다. 노인성 플라크는 신경 세포를 죽이는 유독성의 신경 세포 엉킴을 유발한다.

《뉴욕타임스》는 이 연구 결과를 '획기적'이며 '판도를 바꾸는' 발견이라고 평했다. 이제 알츠하이머병약의 발견은 실험 쥐 연구에서보다 10배 빠르고 10배 저렴한 비용으로 달성될 수 있게 됐다(이 발견으로 김 박사와 나는 2015년 혁신과 발명 분야에서 미국 최고의 권위를 지닌 '스미스소니언 미국 창의성 상'을 받았고, 나는 시사 주간지《타임》이 선정한 2015년 '세계의 가장 영향력 있는 100인' 명단에 올랐다).

그렇다면 중요한 질문으로 돌아가서 무엇이 알츠하이머병에 회복탄력성을 갖게 할까? 한 가지 요인은 우리가 이 책의 〈들어가는 말〉에서 언급한 '인지 비축분'이다. 예를 들어 고등 교육을 통해 습득하고 축적한 지식의 양이 많을수록 뇌 속의 시냅스(신경 세포 연접부) 수는 더 많아진다. 알츠하이머병 환자의 치매 정도는 시냅스 손실과 가장 밀접한 상관관계가 있다. 시냅스가 많을수록 문제가 시작될 때까지 잃어버려도 괜찮은 시냅스 여유분이 많다는 뜻이다. 따라서 나이를 먹을수록 새로운 것을 계속 배우는 게 매우 중요하다. 은퇴를 계획할 때 재정 비축분 못지않게 신경 써야 할 것이 인지 비축분이다.

회복 탄력성의 본질에 대한 가장 중요한 정보는 80~100세에 인지적 문제 없이 사망했지만 부검을 통해 알츠하이머병 수준의 노인성 플라크와 신경 섬유 엉킴이 발견된 사람들에게서 나왔다. 이 운 좋은 사람들의 공통점은 뭘까? 회복 탄력성을 지닌 이들 각각의 뇌에서는 신경 염증 증거가 발견되지 않았다. 이들 뇌에도 노인성 플라크와 신경 섬유 엉킴, 죽은 신경 세포 흔적이 많았지만, 뇌의 면역 체계가 염증 반응을 일으키지 않아 알츠하이머병이 발병하지 않은 것이다.

2008년에 우리는 CD33이라고 알려진 새로운 알츠하이머병 유전자를 발견했다. 이 유전자는 특정 유형의 면역 세포 표면에서 발견되는 시글렉3 단백질을 암호화한다. 나는 나중에 동료 학자 애나 그리시우크와 함께 이 유전자가 신경 염증을 촉발하는 스위치 역할을 한다는 사실을 알아냈다. 그 후 우리는 알츠하이머병 위험을 증가시키거나 감소시킬 수 있는 유전자 돌연변이를 발견했다. 이 돌연변이는 보통 40세 이후 뇌에 나타나는 아밀로이드판과 신경 섬유 엉킴에 대한 반응으로 발생하는 신경 염증의 정도를 증가시키거나 감소시키는 방식으로 진행된다.

이런 연구 결과 현재 많은 제약 회사가 이들 유전자를 겨냥해 신경 염증을 억제하기 위한 약물을 개발 중이다. 이런 약은 알츠하이머병 치료에 유용할 뿐 아니라 파킨슨병이나 뇌졸중과 같은 다른 신경학적 질병 치료에도 도움이 될 것이다.

이 모든 정보를 종합해 볼 때 우리는 아밀로이드판이 성냥과 같은 역할을 하며, 신경 섬유 엉킴과 그로 인해 죽는 신경 세포들은 뇌의 학습 영역과 기억 영역에 번지는 국지적 산불과 같다는 사실을 확인했다(머리 부상은 예를 들어 만성 외상성 뇌 병증 같은 다른 형태의 치매에 성냥 역할을 할 수 있다). 하지만 일단 신경 염증이 시작되면 대형 산불로 확산한 것과 같아 파괴적인 인지력 저하와 치매 증상이 나타나게 된다.

이런 지식을 바탕으로 우리는 이제 무엇보다 먼저 아밀로이드판을 방지해야 한다는 사실을 깨닫게 됐다. 뇌 영상 연구는 치매가 발생하기 10~20년 전에 아밀로이드판이 형성된다는 점을 보여 준다. 이것은 왜 그렇게 많은 아밀로이드판을 겨냥한 임상 시험이 실패했는지를 대체로 설명해 준다. 그 시험들은 이미 증상이 시작된 환자들을 대상으로 했는데, 적어도 10년은 늦은 셈이다. 이것은 심장 발작을 겪은 후 울혈심부전 진단을 받은 환자가 콜레스테롤 수준을 낮추기로 결정하는 것과 흡사하다. 그의 콜레스테롤 수준은 10년 전부터 관리됐어야 마땅한데 말이다.

요즘은 아밀로이드판을 겨냥한 치료법이 알츠하이머병 초기의 경미한 증상을 보이는 환자들에게도 쓰인다. 또한 증상은 아직 나타나지 않았지만 뇌에 아밀로이드판이 많아 알츠하이머병 진행이 시작될 것으로 예측되는 사람들에게도 사용한다.

나는 이런 치료법에서 아밀로이드판을 완전히 제거하는 것을 목표로 해서는 안 된다고 경고해 왔다. 오스트레일리아 출신의 동료 학자 롭 모이어와 나는 미국 매사추세츠주에 본부를 둔 알츠하이머병 치료 기금(Cure Alzheimer's Fund)으로부터 재정 지원을 받아 연구한 결과 끈적 끈적한 아밀로이드판이 바이러스나 다른 감염으로부터 뇌를 보호하는 데 실제로 도움이 된다는 것을 발견했다. 사실 바이러스와 박테리아, 효모는 아밀로이드판 형성을 촉진할 수 있다. 이것은 알츠하이머병 원인에 대한 새로운 이론을 제시했다. 아밀로이드판이 감염성 미생물에 대항해 뇌를 보호하기 위한 자연스러운 수단으로 형성된다는 전제를 바탕으로 한 것이다.

이 새로운 이론은 알츠하이머병을 예방하고 치료하는 데 어떤 의미를 가질까? 언젠가는 아주 어린 시절부터 뇌 속에 아밀로이드판의 축적을 초래하는 감염을 겨냥한 예방법을 시행할 수 있을지도 모른다. 또 뇌 영상과 혈액 검사를 이용해 아밀로이드판이 매우 높은 수준으로 축적되는 시기를 감지해 항아밀로이드 약물로 아밀로이드판을 겨냥하는 치료법을 쓸 수도 있을 것이다. 이런 약품들은 현재 몇몇 제약 회사에서 시험하고 있으며, 매사추세츠 종합 병원 내 연구실 등 여러 실험실에서도 개발되고 있다.

증상이 나타나기 10~15년 전 뇌의 아밀로이드판 축적을 막는 동시에, 아밀로이드판에 대한 반응으로 신경 섬유 엉킴이 시작되고 확산하는 것 또한 막는 것이 가장 좋은 방법이다. 조건에 맞는 환자를 적절한 약으로 적시에 치료하는 것이 관건이다. 이미 인지 장애와 치매 증상을 보이는 환자에 대해서는 신경 염증을 억제해야 한다. 이런 경우 아밀로이드판과 신경 섬유 엉킴을 타깃으로 삼기에는 너무 늦다.

이런 약들이 출시될 때까지 알츠하이머병에 걸릴 위험을 줄이기 위해 일상생활에서 할 수 있는 일은 뭘까? 알츠하이머병 위험 감소에 가장 효과적인 것으로 드러난 권고 사항 몇 가지를 소개한다. 이 항목들은 치유의 라이프 스타일을 위한 우리의 일반적인 조언에서도 볼 수 있지만, 여기서는 알츠하이머병 예방에 좀 더 초점을 맞췄다.

첫째, 지중해식 식단을 채택한다. 과일과 견과류, 채소, 올리브유가 풍부한 식사를 말한다. 붉은 고기는 최소한만 섭취하든가 아예 배제하며, 대체 단백질 공급원(나처럼 채식주의자라면 콩류와 두부, 버섯을 이용한 인조 소고기 등)을 적극적으로 이용한다.

둘째, 하룻밤에 7~8시간 수면을 취한다. 뇌는 꿈(렘수면)에 이어지는 가장 깊은 수면(델타 수면 또는 서파 수면) 단계에서 아밀로이드판 같은 찌꺼기를 제거한다. 이때는 또 단기 기억이 장기 기억으로 통합되는 시점이기도 하다.

셋째, 매일 운동한다. 만보계가 있다면 하루에 8000~1만 보 걷기를 목표로 한다. 아니면 매일 1시간씩 활기차게 걷는다. 운동을 하는 동안 뇌 속의 아밀로이드판이 용해되고, 신경 염증이 줄어들며, 알츠하이머병으로 가장 많은 영향을 받는 뇌 부위인 해마(단기 기억력을 담당한다)에 새로운 신경 줄기세포가 생길 수도 있다.

넷째, 스트레스를 줄인다. 명상 등의 요법으로 스트레스를 관리하는 것은 코르티솔과 같은 해로운 신경 화학 물질로부터 뇌를 보호해 준다. 명상의 임상 시험에서도 뇌에서 아밀로이드를 제거하는 데 도움이 되고 염증을 낮추는 유전자 발현의 변화가 드러났다. 또 사람은 나이가 들면서 자신이 이름과 단어를 기억하지 못한다는 것을 발견하고 스트레스를 받는다는 사실에 주목할 필요가 있다. 특히 알츠하이머병 발병을 걱정하면 점점 더 스트레스를 받게 된다. 역설적이게도 이런 스트레스는 뇌 속에서 신경 세포를 죽이는 코르티솔 생성으로 이어질 수 있으며, 결과적으로 알츠하이머병 발병 위험을 높일 가능성이 있다.

다섯째, 새로운 것을 배운다. 새로운 것을 배우면 뇌에서 새로운 시냅스가 만들어지고 인지 비축분이 증강된다. 나이가 들면 악기를 배우거나 외국어 수업을 받는 등의 도전이 필요하다. 하지만 자주 쓰지 않는 손으로 이를 닦거나, 통근할 때 새로운 길을 택하거나, 아니면 그저 다큐멘터리를 보거나 강의를 듣는 등 소소한 일들도 필요하다. 모든 학습은 이미 알고 있는 지식과 새로운 정보를 연관시키는 데서 출발하기 때문에 새로운 시냅스를 만들어 낼 뿐 아니라 이미 갖고 있는 시냅스를 보강해 준다. 더구나 이것은 특정 시냅스와 기존 신경 경로에 의해 기록된 정보에 접근하기 위한 새로운 신경 경로 형성으로 이어진다. 단, 십자말풀이나 두뇌 게임 등은 새로운 것을 배우는 것과 같은 효과가 없다.

여섯째, 사회적 활동을 지속한다. 외로움이 알츠하이머병 위험 인자인 것으로 확인됐다. 사회적 참여와 긍정적이고 자신을 지지해 주는 사회 연결망에 소속되는 것이 알츠하이머병의 높은 위험을 막아 주는 것으로 나타났다.

암에 관한 몇 가지 낙관적인 생각

암은 그것이 불러일으키는 두려움 때문에 특별한 위협으로 여겨진다. 하지만 치유의 라이프 스타일은 심장병이나 비만과 마찬가지로 암의 예방과 관리에도 도움이 된다. 사람들이 암을 심장병이나 비만처럼 낙관적으로 느끼도록 하기는 어렵다. 두려움은 강력한 힘이며, 거기에 비이성적 측면이 개입할 때는 그 힘이 더 커진다. 하지만 놀랍게도 암은 희망과 낙관주의 영역으로 꾸준히 옮겨 가고 있다.

1971년 미국 연방 정부가 '암과의 전쟁'을 선포한 후 치유의 희망이 오히려 더 옅어지자 사람들은 갈피를 잡지 못했다. 한편에서는 '암을 정복할 날이 하루하루 가까워지고 있다'라는 주장이 꾸준히 나오지만, '아직 진전이 없다'라는 인식이 널리 퍼져 있다.

이는 사라지지 않는 두려움의 힘을 반영하는 오해다. 미국암학회는 2017년 보고서에서 암 사망률이 정점을 찍은 1991년과 2014년 사이 암 사망자가 25% 감소했다고 발표했다. 그러나 이런 감소 원인은 전반적인 치유와는 관련이 없다. 암의 치유라는 목표는 암이 하나의 질병이 아니라 여러 개의 질병처럼 작용한다는 사실이 밝혀지면서 수십 년 동안 외면돼 왔다.

최근의 감소세는 미미하다. 미국암학회 웹사이트에 따르면 데이터 입수가 가능한 최근 10년 동안 미국의 신규 암 진단율은 남성의 경우 해마다 약 2% 감소했고, 여성은 거의 같은 수준을 유지했다. 암 사망률은 남녀 모두 매년 약 1.5% 감소했다.

2017년 당시 미국의 신규 암 진단 환자는 약 170만 명, 암으로 인한 사망자는 60만 명에 이를 것으로 예측됐다. 암 진단을 받은 환자 중 암으로 사망하는 경우는 3명 중 1명꼴이라는 말이다. 이런 수치는 암에 관한 낙관적 견해를 가질 만한 좋은 출발점이 될 수 있다.

암 환자들은 오랫동안 암 치료를 그 병 자체만큼이나 두려워했다. 현대 암 치료 초기에 종양학은 암세포가 정상 세포보다 훨씬 빨리 증식한다는 기본적인 사실에 매달렸다. 그래서 독성을 가진 약을 몸 전체에 쓰면 암세포를 더 강력하게 공격할 수 있다고 여겼다(최초의 항암 화학 요법 중 하나는 제1차 세계 대전에서 수많은 인명을 희생시킨 치명적인 겨자 가스를 기반으로 했다). 이런 논리에 근거해 암세포를 죽이기 위해서라면 환자에게 심각한 고통을 유발하는 치료법도 정당화됐다. 그 치료법이 암보다 환자 몸의 일정 부분을 먼저 죽인다고 해도 말이다. 오늘날의 치료법은 표적을 훨씬 더 정확하게 설정하며, 더 안전하다. 더욱 중요한 것은 암의 유전적 기반을 겨냥해 새로운 논리로 접근한다는 점이다.

하지만 그에 못지않게 중요한 것이 암을 대하는 사람들 태도에 일어난 극적인 변화다. 이런 변화는 2015년 학술지 《랜싯》에 실린 한 기사에 잘 나타나 있다. 그 기사는 한 세대 전이었다면 암 학계에 충격과 당혹스러움을 안겨 주었을 법한 문장으로 시작된다.

"암 관리의 본질은 대중과 정치적 요구에 힘입어 예방과 조기 진단, 치료 도중과 이후 환자의 경험을 갈수록 강조하는 쪽으로 변화하고 있다."

이 문장 안에는 다음과 같은 몇 가지 중요한 내용이 숨어 있다.

첫째, 앞으로 의사들의 암 접근법에서 예방이 우선시될 것이다.

둘째, 암은 관리할 수 있는 질병이므로 항상 극단적인 치료를 필요로 하지는 않는다. 초기 전립선암처럼 성장이 느린 암을 진단받은 고령 환자는 특히 그렇다.

셋째, 암에 대한 대중의 두려움을 완화하려는 노력이 진행되고 있다. 의학계는 덜 힘든 치료법 개발을 약속했고, 그중 몇몇은 이미 나와 있다.

더 깊이 들여다보기

암에 대한 이런 새로운 태도는 매우 좋은 징조지만 여전히 주의가 필요하다. 공식적인 진전은 아주 조금씩 이루어진다. 새로 개발된 암 치료제 임상 시험은 참가자의 3~5%에게만 도움이 된다. 그리고 지금까지 암 사망률을 낮추겠다는 약속은 진전이 거의 없다.

암으로 인한 피해는 두 가지 수치로 측정된다. 하나는 매년 암 진단을 받는 사람의 숫자이며, 다른 하나는 그들이 사망하는 연령이다. 사람들은 흔히 두 번째 수치를 간과한다. 그들은 완치 판정의 가장 보편적인 근거로 사용되는 '진단 후 5년 생존' 관점에서 생각한다. 하지만 이 근거는 타당성이 제한돼 있다.

암의 조기 발견은 이전 세대가 갖지 못한 큰 혜택이다. 그러나 그것이 인위적으로 생존율을 높이는 역할을 할 수도 있다. 1930년대에 유방암 진단을 받은 여성은 오늘날 진단을 받는 여성보다 병이 더 진전된 단계에 있었을 가능성이 크다. 예를 들어 1930년대에 한 여성이 55세에 유방암 진단을 받고 치료에 실패해 57세에 사망했다고 해 보자(당시는 화학 요법과 방사선 치료가 시작되기 전이었기 때문에 급진적인 유방 절제술이 미국에서 유일하게 실행 가능한 치료법이었다).

오늘날 유방암은 훨씬 더 일찍 발견할 수 있어서 1기나 그 전에 진단을 받는 경우가 많다. 이 말은 앞에서 예로 든 환자가 요즘 같았으면 55세가 아니라 48세에 진단을 받았을 가능성이 크다는 의미다. 그리고 만약 그녀가 9년을 더 살고 57세에 사망한다면 진단 후 5년 이상 생존자 그룹으로 분류될 수 있을 것이다. 그렇다면 과정만 다를 뿐 55세에 진단을 받든 48세에 진단을 받든 57세에 사망한다는 결과는 똑같지 않은가.

암 진단을 받은 사람이 사망하는 평균 연령이 중요한 이유가 여기 있다. 우리가 암 생존에서 진정한 진전을 이루었다고 주장하려면 그 연령을 높여야 한다. 그 연령은 수십 년 동안 오르지 않았다. 큰 그림으로 보면 다음과 같은 서로 맞물린 요인들에 의해 암 사망자 수는 소폭으로나마 감소해 왔다.

첫째, 조기 발견이다. 이는 많은 이점이 있지만 지나친 대응을 이끌어 낼 수도 있다. 전립선암 표준검사인 전립선 특이 항원 혈액 검사는 수년 또는 수십 년 동안 치명적이지 않은 수준으로 천천히 진행되는 것으로 알려진 전립선암에 대한 과잉 치료를 초래했다. 결국 정기적인 전립선 특이 항원 검사(양성으로 오진되는 경우 포함)를 통해 인명을 구할 희망보다는 수술과 방사선 치료로 환자에게 해를 끼칠 위험이 더 크다는 결론이 내려졌다.

둘째, 지속적인 흡연 감소로 폐암 발병률이 줄었다.

셋째, 표적 치료법 효과가 더 높아졌다.

넷째, 화학 요법과 방사능 치료 부작용으로 사망하는 환자가 과거보다 감소하는 추세다.

다섯째, 유전자 검사는 암의 유전적 근원을 표적으로 하는 신약 개발을 가능하게 했다. 하지만 현재까지 이 약들은 가격이 엄청나게 비싸고 (치료 1주기당 수만 달러), 어떤 암이 단일한 유전적 오류와 연관되는 경우는 거의 없다. 한 가지 예외는 특정 형태의 소아 백혈병으로, 과거에는 거의 모든 경우에 치명적이었지만 지금은 90% 이상의 회복률을 보인다 (회복된 환자들이 20대에 심각한 건강 문제에 직면할 수 있다는 경고가 따르긴 한다).

하지만 이제 낙관론을 뒷받침하는 주된 요인은 치료에서 예방 쪽으로 자리를 옮겼다. 이는 10년 전만 해도 예상하지 못하던 반전이다. 당시만 해도 기초 연구와 신약 치료에 기대가 모이면서 그 분야에 자금 지원이 쏠렸다. 요즘은 암 발병 건수의 최대 50%는 이미 알려진 지식을 이용해 예방할 수 있다는 데 대다수 전문가가 동의한다.

라이프 스타일 선택은 암 예방에서 매우 중요한 역할을 한다. 암 예방을 위한 라이프 스타일에는 금연, 홀푸드 섭취, 음식과 공기와 물에서 발암 물질 피하기, 하루 아스피린 반 알 먹기, 자외선 차단제 사용 등이 포함된다.

대다수 사람은 심장 발작과 뇌졸중 위험을 줄이기 위해 아스피린을 먹는 것에 대해 이미 알고 있다. 따라서 아스피린을 먹는 것이 암 예방에도 도움이 된다는 사실은 아스피린의 이점이 더 추가된다는 의미이지 그것이 만병통치약이라는 뜻은 아니다. 30년 동안 13만 명을 추적 조사한 연구에서 일주일에 성인용 아스피린을 최소 두 알 정기적으로 먹은 사람은 위장관암 발병률이 20%, 결장직장암 발병률이 25% 감소하는 것으로 나타났다(다른 몇몇 연구에서는 아스피린이 암 예방에 유용할 뿐 아니라 종양이 나타난 후 전이될 위험을 감소시키는 효과가 있는 것으로 드러났다).

아스피린이 이런 암에 효과적인 이유는 항염 효능 덕분인 듯하다. 아스피린이 어디에 효과적인지를 생각해 보면 염증이 얼마나 해로운지를 간접적으로 알 수 있다. 아스피린이 도움이 된다고 알려진 감기 증상 및 통증 완화, 심장 발작 예방 등은 모두 그 항염 효능과 연관돼 있다.

자외선 차단제와 금연 관련 예방 조치는 각각 피부암과 폐암을 겨냥한다. 하지만 가장 좋은 소식은 적정 체중을 유지하고, 알코올을 삼가거나 섭취를 최소한으로 줄이며, 활동적인 삶을 영위하는 등 일반적으로 적용되는 긍정적인 라이프 스타일 요소들이 암 예방에 도움이 된다는 사실이다. 다시 말해 치유의 라이프 스타일은 광범위한 접근법이다. 거기에 암 예방을 목적으로 추가할 것은 없다. 가장 최근까지 나온 연구 결과로 판단할 때 그 외에 다른 효과 있는 예방책은 없기 때문이다.

이런 사실은 암을 예방해 준다는 특정 보충제와 마법의 식품에 의존해 암에 대한 불안감을 줄이려고 노력하는 사람들에게는 실망을 줄 것이다. 하지만 암의 초기 형성과 만성 염증의 연관성을 주장하는 새로운 경향이 나타나고 있다. 우리가 아는 한 이 책의 제2부에서 제시한 식이요법은 항암 식단에 최대한 근접한 듯하다.

암 발병 전후의 관리

마지막으로 암이 관리 가능한 질병이라는 낙관론에 대해 살펴보자. 이는 의료계에 서서히 스며들고 있는 중요한 태도 변화다. 암은 환자뿐 아니라 종양 전문의들에게도 언제나 '뭔가, 아니 무엇이든 해 볼 것'을 절실하게 요구하는 과제였다. 안으로부터 몸을 공격하는 음흉한 적의 이미지가 즉각적이고 종종 극단적인 행동에 동기를 부여했다.

하지만 암은 다면적인 질병이기 때문에 모든 암이 비슷한 양상을 보이지는 않는다. 예를 들어 일부 암은 성장 속도가 느리다. 일곱 가지 뇌종양의 5년 생존율을 살펴보면 공격적이고 치명적인 교모세포종은 17%에 불과하지만, 뇌가 종양의 존재에 적응할 수 있을 만큼 성장 속도가 느리고 주로 양성인 수막종은 92%에 이를 정도로 차이가 심하다 (갑상샘암과 방광암도 성장 속도가 느리고 관리 가능한 암의 범주에 속한다).

암을 어떻게 관리하느냐는 의사에게 달렸다. 의사들은 치료의 신속성에 대한 접근 방식에서 매우 다양한 태도를 보인다. 따라서 2명 이상의 의사와 상담하는 것이 바람직하며, 암의 관리 가능성에 대한 그들의 태도에 관해 질문하는 것이 중요하다.

어쨌든 암 발생률과 회복에 영향을 미치는 요인은 많다. 만약 당신이 젊고, 부유하고, 조기에 진단을 받는다면 위험은 낮아진다. 하지만 나이 들고, 가난하고, 병이 많이 진행된 단계에서 진단을 받는다면 더 높은 위험에 처하게 된다(예를 들어 앞에서 언급한 뇌종양의 5년 생존율은 20~44세 연령대에 적용되고, 55~64세 환자의 5년 생존율은 교모세포종이 4%, 수막종이 67%로 낮아진다).

우리는 여기서 모순돼 보이는 한 가지 문제에 부닥친다. 암 진단을 받기도 전에 암을 관리하는 문제다. 겨울 감기에 걸리지 않으려고 비타민 C나 아연 제제를 먹는다면 예방 조치를 취하고 있는 것이다. 하지만 감기에 걸리지 않았는데 감기를 관리한다고 말하면 이상해 보인다. 그러나 암의 경우에는 알려진 예방책이 모든 것을 말해 주지는 않는다. 우리가 싸워야 할 X인자가 있다. 이 X인자는 끊임없이 관리해야 한다.

X인자는 바로 스스로 초래한 스트레스와 두려움이다. 현대 사회는 질병의 위험과 관련 연구, 비극적인 죽음, 기적적인 회복에 관한 이야기가 끊임없이 반복되면서 의학적인 스트레스로 넘쳐 난다. 그중에서도 암에 대한 뉴스가 주는 스트레스는 무엇보다 크다.

스트레스가 그렇게 만연해 있을 때는 피하기가 쉽지 않다. 더구나 암이 언제 가족과 친구들을 공격해 남의 일이 아닌 내 문제로 다가올지 모르기 때문에 스트레스는 더 커진다. 아주 단순하게 조언하자면 이렇다.

'스트레스 관리가 바로 암 관리다.'

그것은 건강한 사람들과 방금 암 진단을 받은 환자들, 그리고 암 생존자들 모두에게 적용된다.

암은 사람을 고립시키는 질병이다. 화학 요법과 방사선 치료의 부작용, 특히 탈모와 근육 조직의 손실 등으로 환자들은 혼자 있고 싶어 한다(현세대 암 환자들은 이 병이 과거에 자아내던 것과 같은 극심한 두려움에 맞닥뜨리지 않게 돼 다행이다). 그래서 암 치료 후 회복 중인 환자에게 의사들이 가장 보편적으로 건네는 조언이 가족과 친구로부터 애정 어린 지지를 구하라는 것이다. 또한 사회적 관계가 단절되지 않도록 단체나 모임에 참여하는 것도 필요하다.

암에 대한 정서적 스트레스 관리가 효과적인 이유는 아직 확실히 밝혀지지 않았다. 그래서 우리는 그것을 X인자라고 부른다. 그러나 우리는 그 이유가 후성 유전학과 관련 있으리라 생각한다. 우리가 앞에서 설명한 바와 같이 후성 유전학은 일상적인 경험으로 초래된 DNA의 변화를 다룬다. 경험이 강렬할수록 후성 유전체에 더 많은 표지가 각인돼 유전자 활동의 변화를 이끄는 듯하다. DNA를 피복처럼 감싸고 있는 후성 유전체가 유전자 활동을 촉발하는 주요 스위치 역할을 하는 것으로 믿어지기 때문이다.

나쁜 경험들이 암의 초기 발생에 영향을 미칠 수 있다는 사실을 입증하는 데는 많은 위험이 따른다. 또 그것은 스트레스를 완화하기보다는 증가시킬 가능성이 있다. 하지만 긍정적인 경험과 스트레스 감소를 연관시키는 것은 위험하지 않다. 스트레스 관리는 생존율을 높이는 효과가 있을 뿐 아니라 질병의 징후가 나타나기 훨씬 전부터 중요한 의미를 지닌다. 특히 암에 대한 근본적인 두려움을 관리하는 것은 매우 중요하다. 암에 관한 낙관적인 뉴스를 많이 접해 익숙해지면 불안감을 줄이기 위한 큰 발걸음을 내디딜 수 있다. 암을 대하는 우리의 태도에서 비이성적 측면을 제거하면 암 치유에서 모든 사람이 그토록 바라던 중대한 전환점을 만들어 낼 수 있을지도 모른다.

옮긴이

이원기

한국외국어대학교 영어과를 졸업했다. 1991년 중앙일보에서 발행한 국제 시사주간지 《뉴스위크》 한국판의 창간 멤버로 번역 기자, 뉴욕 주재원, 편집장을 지냈다. 옮긴 책으로 제러미 리프킨의 《유러피언 드림》, 에릭 홉스봄의 《폭력의 시대》, 로런스 레식의 《아이디어의 미래 : 디지털 시대, 지적재산권의 운명》 등이 있다.

정경희

성신여자대학교 영문과를 졸업하고 동 대학 영어학 석사, 영국 레스터 대학 언론학 석사를 받았다. 1996년부터 20여 년간 국제 시사주간지 《뉴스위크》 한국판에서 번역 기자로 활동했다. 옮긴 책으로 제럴드 A. 마이클슨, 스티븐 W. 마이클슨의 《세일즈 손자병법》, 수전 스워츠의 《쥬시 토마토》가 있다.

'치유의 자아'를 깨우는 7일 프로젝트
팬데믹 시대의 평생 건강법

초판 1쇄 발행 2020년 10월 15일

지은이 디팩 초프라, 루돌프 탄지
옮긴이 이원기, 정경희
발행인 김태진, 승영란
마케팅 함송이
경영지원 이보혜
디자인 ALL design group
인쇄 다라니인쇄
펴낸곳 에디터
주소 서울특별시 마포구 만리재로 80 예담빌딩 6층
전화 02-753-2700, 2778
팩스 02-753-2779
출판 등록 1991년 6월 18일 제313-1991-74호

값 18,000원
ISBN 978-89-6744-225-5 03510

※ 잘못된 책은 구입하신 곳에서 바꾸어 드립니다.